中国临床案例
ZHONGGUO LINCHUANG ANLI

临床实践与教学丛书

内分泌病例精解丛书

总主编　母义明

糖尿病病例精解

主编　朱大龙　洪天配　郭立新

上海科学技术文献出版社
Shanghai Scientific and Technological Literature Press

图书在版编目（CIP）数据

糖尿病病例精解 / 朱大龙，洪天配，郭立新主编．上海：上海科学技术文献出版社，2025. --（中国临床案例）. -- ISBN 978-7-5439-9241-2

Ⅰ. R587.1

中国国家版本馆 CIP 数据核字第 2024NU6897 号

策划编辑：张　树
责任编辑：应丽春
封面设计：李　楠

糖尿病病例精解
TANGNIANBING BINGLI JINGJIE
主　　编：朱大龙　洪天配　郭立新
出版发行：上海科学技术文献出版社
地　　址：上海市淮海中路 1329 号 4 楼
邮政编码：200031
经　　销：全国新华书店
印　　刷：河北朗祥印刷有限公司
开　　本：787mm × 1092mm　1/16
印　　张：16
字　　数：295 000
版　　次：2025 年 1 月第 1 版　2025 年 1 月第 1 次印刷
书　　号：ISBN 978-7-5439-9241-2
定　　价：116.00 元
http://www.sstlp.com

《糖尿病病例精解》

编委会

总主编

母义明　中国人民解放军总医院第一医学中心

主　编

朱大龙　南京大学医学院附属鼓楼医院

洪天配　北京大学第三医院

郭立新　北京医院·国家老年医学中心

副主编

杨　进　北京大学第三医院

潘　琦　北京医院·国家老年医学中心

张翼飞　上海交通大学医学院附属瑞金医院

李　霞　中南大学湘雅二医院

苏　青　上海交通大学医学院附属新华医院

李一君　中国人民解放军总医院第一医学中心

王维敏　南京大学医学院附属鼓楼医院

顾天伟　南京大学医学院附属鼓楼医院

编　委

（按姓氏笔画排序）

于冬妮　北京医院·国家老年医学中心

邓　超　中南大学湘雅二医院

石　娟　上海交通大学医学院附属瑞金医院

乔修琪　北京医院·国家老年医学中心

刘　烨　北京大学第三医院

李一君　中国人民解放军总医院第一医学中心
李晓永　上海交通大学医学院附属新华医院
李晨曦　南京大学医学院附属鼓楼医院
何清华　北京医院・国家老年医学中心
张　洁　北京医院・国家老年医学中心
张晶晶　北京大学第三医院
张婷婷　中国人民解放军总医院第五医学中心
张豫文　上海交通大学医学院附属瑞金医院
陆　婧　南京大学医学院附属鼓楼医院
陈予龙　中国人民解放军总医院第一医学中心
周新丽　山东第一医科大学附属省立医院
孟　然　南京大学医学院附属鼓楼医院
胡晓娜　中国人民解放军总医院第一医学中心
侯　粲　中南大学湘雅二医院
费思佳　北京医院・国家老年医学中心
顾卫琼　上海交通大学医院附属瑞金医院
崔蓉蓉　中南大学湘雅二医院
彭　莹　上海交通大学医院附属瑞金医院
路　然　北京大学第三医院
臧　丽　中国人民解放军总医院第一医学中心

总主编简介

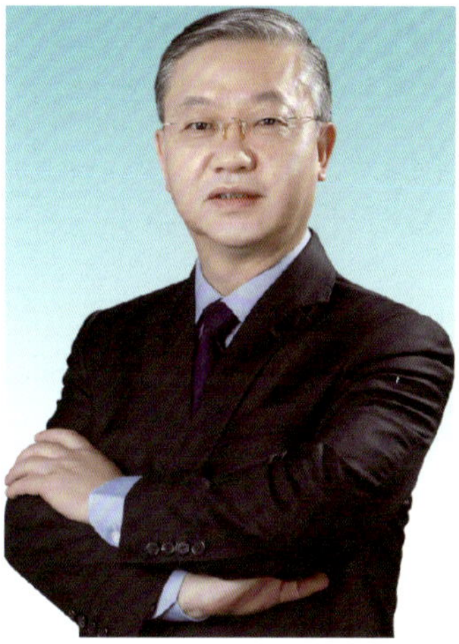

母义明，中国人民解放军总医院第一医学中心内分泌科主任医师，教授，博士生导师。兼任中国医师协会内分泌代谢科分会会长，中华医学会内分泌学分会第十届委员会主任委员，解放军医学会内分泌专业委员会主任委员，中国老年学和老年医学学会数字医疗分会主任委员等。

担任*Chronic Diseases and Translational Medicine*、《中华内科杂志》《中华内分泌代谢杂志》《实用内科杂志》《解放军医学杂志》副主编。

发表SCI论文490余篇，包括以通讯和（或）第一作者在*JAMA*、*BMJ*，*Lancet Diabetes & Endocrinology*，*Stem Cell*等期刊发表论文。

2012年和2018年被中华医学会授予杰出贡献奖。2018年被人民网评为“国之名医·卓越建树”。2023年被《医师报》评为“推动行业前行力量”十大医学贡献专家。

主编简介

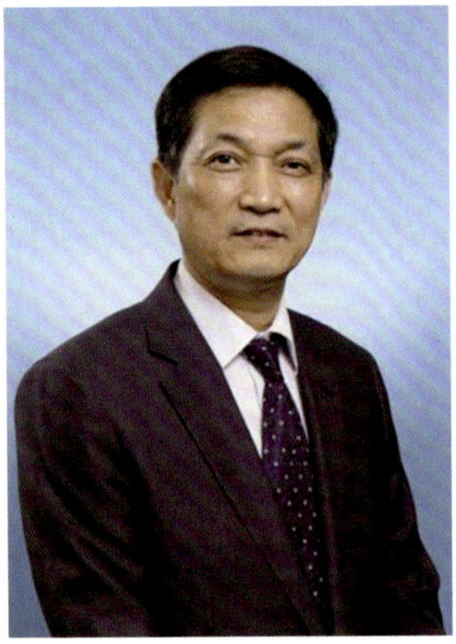

朱大龙，医学博士，主任医师，教授，博士生导师，享受国务院政府特殊津贴专家，南京鼓楼医院终身荣誉教授。现任南京大学医学院附属鼓楼医院内分泌代谢病医学中心主任。

兼任中华医学会糖尿病学分会主任委员，国家基层糖尿病防治管理办公室主任，中国医师协会内分泌代谢科医师分会副会长，江苏省医学会内分泌学会主任委员，江苏省内分泌专业质量控制中心主任，国家心血管病专家委员会委员，国家心血管病专家委员会心血管代谢医学专业委员会常务委员。

*J Diabetes*副主编、*Endocrine Reviews*中文版主编。在*Nature Medicine*、*Lancet Diabetes Endocrinol*、*J Hepatol*、*Diabetes Care*、*Diabetes*、*Diabetologia*、*JCEM*等杂志以第一作者及通讯作者发表SCI论文100余篇。荣获国之名医·卓越建树、十大医学促进专家、国家健康卫士、江苏医师奖等荣誉称号。

主编简介

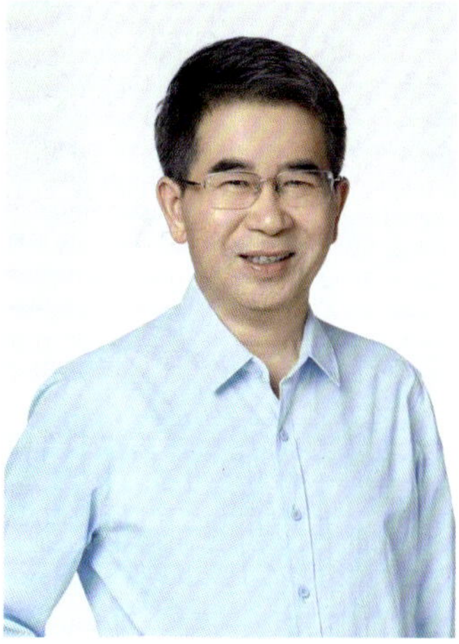

洪天配，主任医师，二级教授，博士生导师。现任北京大学第三医院内分泌科主任。

兼任中华医学会内分泌学分会副主任委员，中国医师协会内分泌代谢科医师分会候任会长，北京医学会糖尿病学分会（第7届）主任委员，北京医学会内分泌学分会（第7届）主任委员等。

《ADA精粹》（*Diabetes Care/Diabetes*）中文版共同主编，*Diabetology & Metabolic Syndrome*副主编，《中华糖尿病杂志》《中华内分泌代谢杂志》等6个核心期刊的副总编，*Journal of Diabetes Investigation*等SCI期刊的编委。牵头制订中华人民共和国卫生行业标准《糖尿病筛查和诊断》。

主要研究方向是糖尿病基础与临床研究、内分泌代谢与生殖健康研究等。主持国家级和省部级科研课题30余项，包括国家自然科学基金9项（面上项目7项、重点项目1项、重大研究计划1项）、国家重点研发计划项目1项等。

中文核心期刊发表论文400余篇。*JAMA*、*Diabetes*、*Diabetologia*等著名期刊发表SCI论文100余篇。获2018年国之名医·卓越建树奖等荣誉。

主编简介

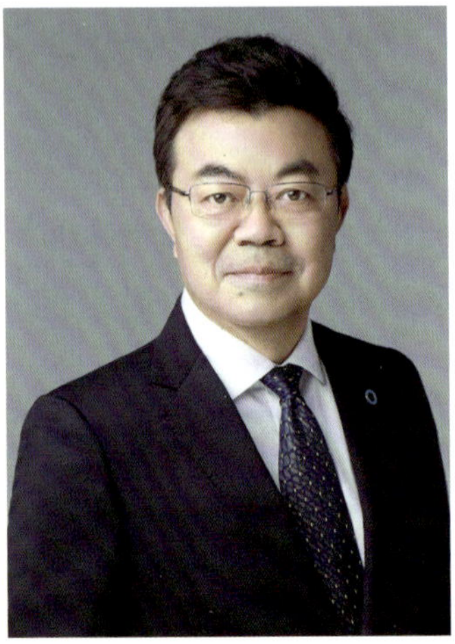

郭立新，医学博士，二级教授，博士研究生导师。现任北京医院·国家老年医学中心、中国医学科学院老年医学研究院、北京医院内分泌科主任。

兼任中华医学会糖尿病学分会候任主任委员，中国医师协会内分泌代谢科分会副会长，中国研究型医院学会糖尿病专委会副主任委员，北京医师协会内分泌分会会长，北京医学会常务理事，北京医学会糖尿病学分会名誉主任委员，北京慢性病预防与控制研究会常务副会长。

《国际内分泌代谢杂志》副主编，*Chronic Diseasesand Translational Medicine*副主编，《中国医学前沿杂志》副主编，《中华糖尿病杂志》副总编，《医学参考报·内分泌专刊》主编。

主要研究方向是糖尿病及其并发症、糖尿病共病、老年内分泌代谢疾病。

发表论文310余篇，其中SCI论文80余篇。获首届“国之名医”称号，全国五一劳动奖章”获得者，享受国务院特殊津贴专家。

序

随着我国经济的发展、生活水平的提高及人民寿命的延长，内分泌与代谢性疾病患病率逐年上升，诸如肥胖、糖尿病、高血压、骨质疏松症和高尿酸血症等已成为普遍存在的慢性疾病。内分泌是一个遍布全身的体液调节系统，它从生理到病理影响着全身各个脏器的功能改变，不仅疾病谱广而且危害大，与多种人类致死与致残的重大疾病密切相关。随着对内分泌与代谢性疾病病理生理认识的不断提高，越来越多的内分泌与代谢性疾病被发现和细化，我国内分泌与代谢性疾病的诊疗水平也有了大幅提升。

诊治内分泌与代谢性疾病的医生群体分布在各级医疗机构，对内分泌与代谢性疾病的诊疗有多层次和广泛的需求。为让广大医生能够身临其境地“参与”到内分泌与代谢性疾病的病例分析中来，并提高疾病的诊疗规范与水平，我们组织全国100余名大型医院的知名内分泌专家共同挑选病例并编写了《中国临床案例·内分泌病例精解丛书》。该丛书共包括7个分册，即《糖尿病病例精解》《甲状腺疾病病例精解》《下丘脑垂体疾病病例精解》《肾上腺疾病病例精解》《性腺疾病病例精解》《骨质疏松及骨矿盐疾病病例精解》和《神经内分泌肿瘤病例精解》。该丛书共纳入200多例病例，既包括内分泌与代谢性疾病的常见和经典病例，也覆盖罕见和疑难病例，可满足不同层次医生的需求。

丛书中每个病例均从病历摘要、诊疗经过、病例讨论及病例点评四方面深入浅出地对病例进行了详尽地分析，图文并茂，便于读者阅读。通过对这些病例诊疗流程的完整展示和深入探讨，可以让读者更具体、更客观地了解日常工作中对内分泌与代谢性疾病的诊治原则和个体化诊治的把握，给广大医生的临床工作提供有效参考。

现代医学发展和对疾病的认识日新月异，尽管我们仔细对书稿进行校正，但仍有不足之处，甚至存在不当之处，恳请广大读者提出宝贵的批评和建议。

本丛书的全体编写人员均付出了巨大的努力，在此感谢各位专家的辛勤付出和指导。

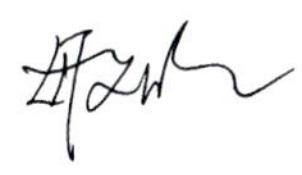

2024年6月

前 言

糖尿病（diabetes mellitus，DM）是一组以长期高血糖为主要特征的代谢综合征，由于胰岛素缺乏和（或）胰岛素生物作用障碍导致糖代谢紊乱，同时伴有脂肪、蛋白质、水、电解质等代谢障碍，并可并发眼、肾、神经、心血管等多脏器的慢性损害。近年来，随着全球各国经济的发展和居民生活水平的提高及人口老龄化，糖尿病的发病率及患病率迅速增加。我国内分泌科每年的工作量非常庞大。如此大量的病例，都是临床工作者宝贵的财富，有值得学习和参考的价值。经过内分泌科专家的努力，《糖尿病病例精解》一书终于编写完成。

本书汇集了30例经典临床案例，分别从病历摘要、诊疗经过、病例讨论及病例点评四方面深入浅出地对病例进行了详尽地分析，图文并茂，便于读者阅读。我们编写这本书的目的就是通过对每一个典型病例的记录，针对问题展开分析、讨论，让读者熟悉这些典型病例在治疗过程中的处理思路，在阅读过程中获得知识并积累经验。

本书实用性强，适合临床一线工作的内分泌科医师及相关医务人员阅读，也可以作为临床医学辅助教材，适用于内分泌科规培医师、研究生、进修医师及广大住院医师阅读。

参与本书编写的都是我国内分泌科的骨干，这本书是科室集体智慧的结晶。书中每一个病例都经过仔细审核、认真修改，希望尽可能以较高质量面对读者。但由于水平的局限，书中存在不妥之处敬请专家和同道批评指正。

由于时间仓促，且书中作者均承担着繁重的临床工作，因此文中难免会有纰漏和瑕疵，希望广大同仁能够海涵并斧正。

编 者

目　录

第一章　1型糖尿病 01

病例1　暴发性1型糖尿病

一、病历摘要

（一）病史简介

患者女性，28岁，因“妊娠26周，呕吐、多饮、多尿3天”于2019年11月26日入院。

现病史：患者自诉2019年11月23日因妊娠26周于当地某民营医院行产检，进行葡萄糖耐量试验（oral glucose tolerance test，OGTT）空腹血糖（fasting plasma glucose，FPG）3.43mmol/l，喝葡萄糖水40分钟后出现恶心、呕吐，呕吐物为胃内容物，1小时血糖10.0mmol/L，2小时血糖7.67mmol/L，回家后晚餐时感食欲欠佳，饮食后再次出现恶心、呕吐胃内容物，口渴明显，自诉饮水量及尿量明显增多，伴有尿频，夜尿增多至3～4次。11月24日午饭后再次出现上诉症状，伴胎动减少，夜尿6～7次，无心慌、手抖、头晕、乏力，无腹痛、畏寒、发热，无咳嗽、咳痰，无胸闷、气促等症状。遂于11月25日清晨（约5：00）至我院急诊就诊，急查血糖：33.6mmol/L↑，血清酮体7.16mmol/L↑。动脉血气：pH 7.116，氧分压（PO_2）126mmHg，动脉血氧饱和度（SaO_2）97.8%。血常规：白细胞18.97×10^9/L，中性粒细胞百分比91.5%↑，考虑糖尿病酮症酸中毒（DKA）。妇产科急会诊，B超未探及胎心，伴腹痛，2～3分钟/次，无阴道流液等不适，消毒后阴道检查：宫颈管近消，宫口容一指松，S-1，可扪及一羊膜囊。急诊以“宫内孕26^{+2}周单死胎先兆流产、糖尿病酮症酸中毒”收入妇产科，完善急诊B超：宫内妊娠，未见明显胎搏动及胎儿活动声像，产科于2019年11月25日13：44因宫内死胎行引产术，术后一直予以静脉补液、胰岛素持续静脉滴注、补钾维持电解质平衡、头孢西丁抗感染，患者血糖控制欠佳（12.3～18.1mmol/L），血酮体高收入院治疗。自发病以来，患者体重无明显变化，睡眠一般，食欲一般，大便正常，多尿。

既往史：起病前约1个月余有感冒病史，流清涕，无畏寒、发热，无咳嗽、咳痰等不适，未诊治，约1周后自行好转。妊娠前无血糖异常史。

个人史：出生于湖南耒阳，长期居住在当地。无血吸虫疫水接触史，否认吸烟、酗酒史，能胜任本职工作，无毒物接触史。

月经史：12岁，末次月经2019年5月21日，6～7天/30天，月经量中等，无血块、无痛经。

婚育史：27岁，配偶健康，孕1产0。

家族史：外婆有糖尿病，口服降糖药，血糖控制不详。否认其他家族遗传病史。

（二）体格查体

体温36℃，脉搏79次/分，呼吸22次/分，血压105/67mmhg，身高156cm，体重49.3kg，体重指数（body mass index，BMI）20.3，腰围78cm，臀围88cm，腰臀比0.88。神清，精神可，自主体位，全身皮肤、黏膜未见黄染、红点、红斑，未见破损、破溃等感染灶，全身淋巴结未触及肿大，结膜无充血及水肿，咽喉无充血、红肿，无脓性分泌物，扁桃体无肿大，心肺未闻及明显异常，双乳丰，无胀痛，腹平软，无压痛及反跳痛，肝区及肾区无叩击痛，双下肢无水肿，四肢活动自如，肌力正常，神经反射存在，无阳性体征。双足背动脉搏动可，音叉震动觉、10g尼龙丝压力觉、痛温觉、踝反射均正常。

（三）辅助检查

2019年11月25日急诊科查血常规：白细胞$18.97 \times 10^9/L$，中性粒细胞百分比91.5%↑。肝肾功能未见明显异常。血电解质：钠（Na^+）140mmol/L，钾（K^+）4.12mmol/L，二氧化碳结合力（CO_2CP）6.2↓。血糖33.6mmol/L↑，血清酮体7.16mmol/L↑，pH 7.116↓。血、尿胰淀粉酶正常，脂肪酶60.2U↑。

入院诊断：①1型糖尿病可能性大 糖尿病酮症酸中毒；②宫内孕26^{+6}周 单死胎已产。

二、诊疗经过

入我科后完善相关检查，生化检查：肝肾功能、心肌酶（CK、CK-MB、TnT）未见异常。炎症指标：血沉、C-反应蛋白、降钙素原未见明显异常。糖代谢：糖化白蛋白19.8%，糖化血红蛋白（glycosylated hemoglobin，HbA1c）5.4%。胰岛功能检查：空腹血糖17.59mmol/L，餐后60分钟血糖23.65mmol/L，120分钟血糖25.88mmol/L。0分钟C肽＜16.5pmol/L，60分钟C肽＜16.5pmol/L，120分钟C肽＜16.5pmol/L。胰岛自身抗体：GAD-Ab、IA-2A、ZnT8-Ab均为阴性。甲功三项正常及甲状腺抗体均阴性。胸片、腹部彩超未见异常。入院后予持续静脉补液、小剂量静脉胰岛素补充、维持出入水量及电解质平衡，监测血糖、电解质及血酮变化，血糖逐渐降至8.8mmol/1，血清酮体0.12mmol/L，血pH 7.38，患者酮症酸中毒缓解，改为门冬胰岛素+甘精胰岛素强化治疗方案，制定饮食和运动方案，建议出院后3个月复查胰岛功能及糖化血红蛋白。

三、病例讨论

1型糖尿病（type 1 diabetes mellitus，T1DM）按照起病速度可分为暴发性、经典性和缓发性T1DM。暴发性1型糖尿病（fulminant type 1 diabetes，FT1D）是T1DM的亚型，以起病急骤、快速进展和胰岛β细胞功能迅速衰竭为基本特征，延误诊治可能危及生命。全球范围内该病报道存在明显地域差异，东亚地区尤其是日本多见。日本学者Imagawa等于2000年首先提出FT1D概念，国内中南大学湘雅二医院周智广教授在2005年率先报道了4例。FT1D的病因和发病机制尚不十分清楚，可能与HLA基因、病毒感染、特殊药物使用、妊娠、自身免疫等因素有关。

1. 遗传背景　日本的FT1D全国性调查结果显示，FT1D的发病与Ⅱ类HLA基因型有关；HLA-DR4-DQ4单体型常见于日本人，罕见于高加索人，可能是造成不同种族中FT1D发病率不同的原因。中国报道显示，DQA1*0102-DQB1*0601为易感单体型。其他FT1D病例都限于个案报道相关HLA单体型或基因型，尚无确切结论，如韩国、菲律宾人，混合遗传背景的FT1D患者及高加索人。

2. 自身免疫　最初日本报道的11例FT1D患者胰岛自身抗体均为阴性，其中3例胰腺活检病理未发现胰岛炎证据，故称为特发性T1DM。随着研究病例的不断扩大，随后相继有报道免疫反应可能参与了部分FT1D的发生。在日本的另一项全国性调查中发现仅4.8%（7/138）的FT1D检测GADA阳性且滴度较低，所有患者ICA与IA-2A均阴性。GADA滴度与出现症状到诊断的时间、动脉血气pH呈负相关，与血清酮体浓度和HbA1c呈正相关，GADA高滴度的FT1D患者胰岛β细胞破坏更严重。Tsutsumi等报道414例FT1D有50例（12.1%）GADA阳性。周智广教授团队初期研究发现有40%的FT1D患者（8/20）胰岛自身抗体阳性，其中7例GADA阳性，4例ZnT8A阳性，3例为GADA与ZnT8均阳性。随后该团队从全国24家医院收集了53例FT1D患者，进行了临床和免疫学特征评估，发现约34.0%（18/53）的患者表现出低滴度的胰岛自身抗体，其中包括GADA阳性12例，IA-2A阳性2例，ZnT8A阳性4例，其中有3例患者同时有GADA和ZnT8A阳性。这些研究表明胰岛自身免疫可能参与及促进FT1D的发生。研究证明，在初发FT1D患者的胰岛和胰腺外分泌腺可检测到大量T细胞和巨噬细胞浸润。通过酶联免疫斑点（ELISPOT）测定法检测到针对GAD的

CD4+T细胞应答增加。

3．常见诱因　FT1D发生的确切病因及机制尚不明确，但目前研究发现，病毒感染、妊娠、某些药物的使用及疾病状态可能是其发生的重要诱因。国内外研究表明，病毒感染可能参与FT1D的发生与发展。大多数患者在起病前2周内有过前驱感染病史，有研究发现，FT1D患者血清肠道病毒相关抗体滴度明显增高，包括柯萨奇病毒、腮腺炎病毒、脊髓灰质炎病毒、埃可病毒等。日本多中心研究中有14例在妊娠期间发病的T1DM患者，13例为FT1D，仅有1例为经典T1DM。11例患者发病时间在孕19～36周，另有2例在产后2周内。Shimizu等发现妊娠相关的FT1D患者临床症状更为严重，尤其是代谢性酸中毒，且孕期感染增加。周智广课题组对25例育龄期FT1D患者进行分析，其中9例为妊娠相关FT1D，8例发生在妊娠过程中，1例发生在产后。以上发现均提示妊娠可能与FT1D的发病有关。个别病例报道提示FT1D可能与对卡马西平、别嘌醇、柳氮磺吡啶等某些药物过敏有关。丙型肝炎患者接受干扰素治疗发生T1DM的风险与普通人群相比增加10～18倍。意大利研究者与我国中南大学湘雅二医院分别报道了1例“疑似”干扰素治疗相关的FT1D。近年来陆续有肿瘤患者化疗过程中发生FT1D的报道，与使用新型抗癌药物——抗PD-1/PD-L1抗体有关。

4．临床特点

（1）FT1D起病急骤、进展迅速：FT1D患者从出现“三多一少”等高血糖症状到发生酮症酸中毒时间一般在1周以内，平均为（4.4±3.1）天，明显短于经典T1DM患者（36.4±25.1）天。有些患者甚至不出现高血糖症状，直接以酮症酸中毒就诊。患者起病时的HbA1c水平往往正常（6.4%±0.9%）或者轻度升高（＜8.7%）。

（2）FT1D病情危重：90%以上的FT1D患者以酮症酸中毒起病，约半数起病时伴有意识障碍。FT1D患者起病时平均血糖水平明显高于经典T1DM患者，酮症酸中毒程度更重。FT1D患者起病时血电解质紊乱主要表现为高钾、低钠和低氯。其紊乱程度比经典T1DM更为严重。

（3）FT1D常出现多脏器功能损害：FT1D患者起病时常合并胰腺外分泌功能受损、肝肾功能不全及横纹肌溶解等多脏器功能损害。与经典T1DM不同，FT1D患者血清胰酶水平常轻度升高，而进一步组织病理检查发现胰腺的外分泌腺体组织中伴有淋巴细胞浸润。这提示FT1D同时有胰腺内、外分泌功能受损。随着酮症酸中毒的缓解，胰酶水平可在短时间内恢复正常。肝肾功能不全及横纹肌溶解可能与酮症酸中毒时脱水导致血容量不足和严重的代谢紊乱有关，可随病程逐渐恢复。母义明教授团队总结国内FT1D特征，发现其具有不同于经典性新发T1DM的独特临床特点：多以成年起病、南方地区更多见，妊娠可能是女性发病的易感因素，以及代谢紊乱更显著，更易出现多器官受累。

（4）临床预后极差：经积极治疗后，FT1D合并多脏器损害的情况通常随着酮症酸中毒的好转在2～3周逐渐恢复正常，但妊娠期起病的FT1D患者及胎儿预后极差，往往产生死胎。与经典性T1DM相比，FT1D患者胰岛功能无“蜜月期”现象，经胰岛素强化治疗后C肽一直处于较低水平，患者均依赖胰岛素治疗，且需要胰岛素剂量更多，但血糖波动大，常出现高血糖与低血糖交替现象。FT1D患者出现微血管并发症的风险更高。日本全国性调查，随访5年后发现FT1D患者微血管病变的发病率为24.4%，而自身免疫T1DM为2.6%；视网膜病变分别为9.8%和0%，肾脏病变分别为12.2%和2.6%，神经病变分别为12.2%和1.3%。回归分析表明，C肽水平降低，是发生视网膜病变和神经病变的危险因素。

5．诊断标准　目前国际上多采用2012年日本糖尿病协会对Imagawa 2004进行更新后的诊断标准。

（1）糖尿病酮症或酮症酸中毒在高血糖症状后不久发生（约7天）（尿酮或血酮升高）。

（2）初次就诊时血糖水平≥16.0mmol/L（≥288mg/dL）和HbA1c＜8.7%。

（3）尿C肽排泄＜10μg/d或空腹血清C肽水平＜0.3ng/mL（＜0.10nmol/L），静脉注射胰高血糖素负荷后（或餐后）C肽水平＜0.5ng/mL（＜0.17nmol/L）。

其他临床表现：①胰岛自身抗体如谷氨酸脱羧酶抗体（GADA）、蛋白酪氨酸磷酸酶抗体（Islet Antigen 2 Autoantibody，IA-2A）、胰岛素自身抗体（IAA）等多为阴性；②起病到开始胰岛素治疗在1～2周；③约98%的患者伴有胰酶升高等胰腺外分泌功能受损的表现；④70%的患者伴有流感样症状（发热、上呼吸道症状等）或消化道症状；⑤发生于妊娠过程中或产后；⑥HLADRB1*0405-DQB1*0401单体型。

日本糖尿病学会发现FT1D患者糖化血清白蛋白和HbA1c的比值明显升高，通过受试者工作特征（ROC）曲线得出3.2为GA/HbA1c比率的切点，42例FT1D中有41例GA/HbA1c＞3.2（98%），而32例2型糖尿病（type 2 diabetes mellitus，T2DM）患者中仅1例GA/HbA1c＞3.2（3%）。以此区分FT1D和T2DM，其敏感性为97%，特异性达98%，优于单纯GA或HbA1c测定。GA/HbA1c比率≥3.0则有助于妊娠相关FT1D与其他类型糖尿病相鉴别。

6．临床处理　患者一旦疑诊为FT1D，必须按照1型糖尿病酮症酸中毒治疗原则积极治疗。①持续胰岛素静脉滴注，监测血糖变化，维持血糖平稳下降；②补液：应根据患者年龄、心肾功能、尿量积极补液，注意补液的速度、性质及患者血容量恢复的变化；③处理诱因：积极处理感染、妊娠、药物过敏等常见诱发因素；注意口腔、肛周、深部脓肿等不易识别的感染灶；④处理并发症：胰腺外分泌功能受损、肝肾功能不全及横纹肌溶解等多脏器损害多随着酮症酸中毒的缓解而恢复正常，因此，应积极处理酮症酸中毒，同时注意动态监测血气、血酮、血糖、电解质、胰酶、肝肾功能、肌酶、心电图等变化，避免多脏器损害向多脏器衰竭发展；⑤营养支持：部分FT1D患者起病时常伴有严重的消化道症状，应尽可能肠内营养；如果不能耐受，应积极提供肠外营养支持。待酮症酸中毒缓解，建议患者使用持续胰岛素皮下输注（即胰岛素泵）治疗，最大限度模拟胰岛素的生理性分泌模式，控制血糖平稳，减少血糖波动和低血糖事件。

四、病例点评

患者28岁，妊娠中期女性。起病前1个月有上呼吸道感染病史，OGTT试验后恶心、呕吐，快速出现口渴、多饮、多尿症状，起病2天后查血糖显著升高，血酮体升高，血气提示代谢性酸中毒。初诊血糖升高显著而同步的HbA1c并不匹配，为5.3%，GA/HbA1c＝3.72，普通餐耐量试验C肽水平差，3项常见胰岛自身抗体均为阴性。该例患者有妊娠、前驱感染病史的诱因，起病急骤，2天内出现糖尿病酮症酸中毒，HbA1c与糖化白蛋白提示血糖为近期升高，胰岛功能快速衰竭，根据《中国1型糖尿病诊治指南（2021版）》FT1D诊断明确，该患者未合并胰酶、转氨酶或肌酶异常，尽管未出现多器官功能障碍，但妊娠预后差，形成死胎。经大量补液、静脉小剂量胰岛素静脉滴注、维持水电解质平衡后，血糖逐渐平稳，血酮体转阴，酸中毒纠正，恢复皮下胰岛素泵入。随着高糖毒性纠正，强化胰岛素治疗后，患者胰岛功能无明显恢复。这类患者胰岛功能差，血糖波动大，应加强糖尿病自我管理与教育，坚持饮食控制与运动，掌握碳水化合物计数，加强血糖监测，使用胰岛素强化治疗，具备根据血糖监测调整胰岛素剂量的技能。如条件允许，建议使用连续血糖监测，实时监控血糖，最大限度模拟生理胰岛素分泌，持续皮下胰岛素泵入治疗，严格控制血糖平稳达标，推荐糖化血红蛋白＜7.0%，葡萄糖在目标范围内时间（TIR）应＞70%，＜3.9mmol/L的葡萄糖低于目标范围时间（TBR）＜4%。

（病例提供者：邓　超　中南大学湘雅二医院）

（点评专家：李　霞　中南大学湘雅二医院）

参考文献

[1]Imagawa A，Hanafusa T，Miyagawa J，et al.A novel subtype of type 1 diabetes mellitus characterized by a rapid onset and absence of diabetes-related antibodies[J].N Eng J Med，2000，342（5）：301-307.

[2]Imagawa A，Hanafusa T，Uchigata Y，et al.Fulminant type 1 diabetes：a nationwide survey in Japan[J]. Diabetes Care，2003，26（8）：2345-2352.

[3]Shuoming Luo，Zhenyi Zhang，Xia Li，et al.Fulminant type 1 diabetes：a collaborative clinical cases investigation in China[J]. Acta Diabetol，2013，50（1）：53-59.

[4]Sekine N，Motokura Z，Oki Z，et a1．Rapid loss of insulin secretion in a patient with fulminant type 1 diabetes mellitus and carbamazepine hypersensitivity syndrome[J]. JAMA，2001，285：1153-1154.

[5]Yuka M，Osamu O，Yu O.Nivolumab，an Anti-Programmed Cell Death-1 Antibody，Induces Fulminant Type 1 Diabetes[J].Tohoku J.Exp.Med，2016，239：155-158.

[6]郑超，王臻，张贻宇，等.暴发性1型糖尿病临床流行病学调查[J].中国糖尿病杂志，2009，17（9）：646-648.

[7]王雅静，杜锦，臧丽，等.国内299例暴发性1型糖尿病病例复习及其临床特点分析[J].中华内分泌代谢杂志，2021，37（2）：123-128.

[8]Imagawa A，Hanafusa T，Awata T，et al.Report of the Committee of the Japan Diabetes Society on the Research of Fulminant and Acute-onset Type 1 Diabetes Mellitus：New diagnostic criteria of fulminant type 1 diabetes mellitus（2012）[J].Diabetes Investig，2012，3（6）：536-539.

[9]Matsumoto H，Murase-Mishiba Y，Yamamoto N，et al.Glycated albumin to glycated hemoglobin ratio is a sensitive indicator of blood glucose variability in patients with fulminant type 1 diabetes[J].Intern Med，2012，51（11）：1315-1321.

[10]Koga M，Inada S，Nakao T，et al.The Glycated Albumin（GA）to HbA1c Ratio Reflects Shorter-Term Glycemic Control than GA：Analysis of Patients with Fulminant Type 1 Diabetes[J].J Clin Lab Anal，2017，31（1）.e22023.

[11]Ohara N，Kaneko M，Kuwano H，et al.Fulminant type 1 diabetes mellitus and fulminant viral myocarditis[J].A case report and literature review，Int Heart J，2015，56（2）：239-244.

[12]Wang Z，Zheng Y，Hou C，et al.DNA methylation impairs TLR9 induced Foxp3 expression by attenuating IRF-7 binding activity in fulminant type 1 diabetes[J].J

Autoimmun，2013，41：50–59.

[13]Saito D，Oikawa Y，Mizutani G，et al.Clinical Characteristics of Anti–Glutamic Acid Decarboxylase Antibody–Positive Fulminant Type 1 Diabetes[J]. Endocr J，2019，66：329–336.

[14]Zheng C，Zhou Z，Yang L，et al.Fulminant type 1 diabetes mellitus exhibits distinct clinical and autoimmunity features from classical type 1 diabetes mellitus in Chinese[J]. Diabetes Metab Res Rev，2011，27：70–78.

[15]Wang Z，Zheng Y，Tu Y，et al.Immunological Aspects of Fulminant Type 1 Diabetes in Chinese[J].J Immunol Res，2016，2016：1858202.

[16]Kotani R，Nagata M，Imagawa A，et al.T lymphocyte response against pancreatic beta cell antigens in fulminant Type 1 diabetes[J]. Diabetologia，2004，47（7）：1285–1291.

[17]中华医学会糖尿病学分会，中国医师协会内分泌代谢科医师分会，中华医学会内分泌学分会，等.中国1型糖尿病诊治指南（2021版）[J].中华糖尿病杂志，2022，14（11）：1143–1250.

病例2　自体造血干细胞移植治疗1型糖尿病

一、病历摘要

（一）病史简介

患者男性，21岁，因“口干、多饮、多尿伴消瘦1周，神志不清3小时”入院。

现病史：患者于2006年6月11日感冒，2日后出现口干，饮水量增多，每日饮水量3～4L，尿量随之增多，自觉体重下降明显（具体不详）消瘦，未予重视。6月18日突发神志不清，我院急诊就诊查随机末梢血糖>20mmol/L，遂予降糖补液处理后，收入内分泌科进一步诊治。自患病以来，患者无畏寒发热，无咳嗽咳痰，无恶心呕吐，精神渐萎、言语模糊，大便无特殊，胃纳一般，体重下降10余斤。

既往史：否认高血压等慢性病史，否认乙肝、结核等传染病史。

家族史：否认家族相关遗传病史。

（二）体格检查

体温37.6℃，脉搏110次/分，呼吸22次/分，血压100/70mmHg，BMI 20.6。神志欠清，呼之不应，体型中等，全身皮肤弹性减退。双侧呼吸音正常，未闻及明显干湿啰音。心率110次/分，律齐，心脏各瓣膜听诊区未及明显杂音。腹软，无抵抗。可触及足背动脉搏动，双下肢无水肿，生理发射存在，病理反射未引出。

（三）辅助检查

入院检查：

随机静脉血糖26.2mmol/L，糖化血红蛋白13.1%。

尿常规：尿酮4+、尿糖4+，余无异常。

血气分析：pH 6.96，碳酸氢根（HCO_3^-）8mmol/L，Na^+ 131.5mmol/L，K^+ 3.54mmol/L。

胰岛自身抗体检测：抗酪氨酸磷酸酶（IA-2A）阳性，胰岛细胞抗体、抗谷氨酸脱羧酶抗体、胰岛素抗体均阴性。

胰岛功能：空腹血清C肽<0.165nmol/L，餐后2小时血清C肽0.303nmol/L。

甲状腺功能正常，甲状腺相关自身抗体均阴性。

血常规、肝肾功能与血脂均正常。

自体造血干细胞移植（autologous hematopoietic stem cell transplantation，AHST）后随访检查：见病例2表1。

造血干细胞移植改善患者胰岛β细胞功能及糖代谢，如病例2图1所示。

病例2表1 移植前后相关临床参数变化

	移植前	移植后	第 1 个月	第 5 个月	第 8 个月	第 13 个月
BMI	20.6	21.3	21.3	21.3	21.3	20.9
空腹血糖（mmol/L）	7 ~ 8	5 ~ 6	4 ~ 5	4 ~ 5	4 ~ 5	4 ~ 5
2 小时血糖（mmol/L）	10 ~ 20	8 ~ 9	7 ~ 8	5 ~ 7	5 ~ 8	5 ~ 8
HbA1C（%）	13.1	7.1	4.1	6.9	5.6	5.4
空腹 C 肽（nmol/L）	< 0.165	0.200	0.375	0.391	0.235	0.227
2 小时 C 肽（nmol/L）	0.303	1.069	1.270	0.678	0.983	0.923

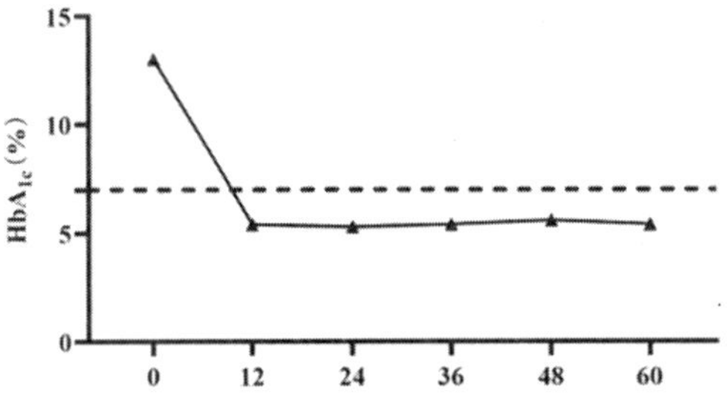

A

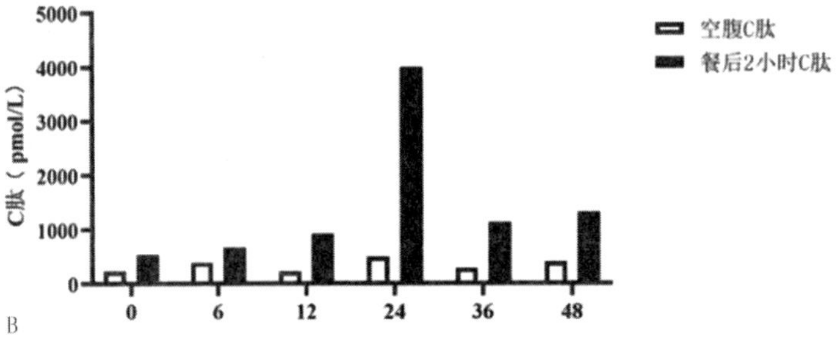

B

病例2图1 造血干细胞移植改善患者胰岛β细胞功能及糖代谢

注：A.移植后血浆HbA1c随访检测；B.移植后血清空腹C肽及餐后2小时C肽随访检测。

二、诊疗经过

结合患者症状、体征、辅助检查，入院诊断考虑为：①糖尿病酮症酸中毒伴昏迷；②1型糖尿病。入院后生命体征尚平稳，立即予大量静脉补液、小剂量静脉胰岛素持续泵入、碳酸氢钠纠正酸中毒及维持电解质平衡治疗。

患者以高血糖危象昏迷起病，临床上对于原因不明的昏迷患者，尤其近期有“三多一少”表现的年轻患者，不论有无糖尿病病史，均应想到高血糖危象的可能性，需完善血糖、酮体、血气分析、电解质、肌酐等明确诊断，并鉴别糖尿病酮症酸中毒（diabetic ketoacidosis，DKA）、高血糖高渗综合征、乳酸酸中毒所致的糖尿病昏迷。该患者入院随机静脉血糖26.2mmol/L、pH 6.96、尿酮（++++），通过电解质计算渗透压可排除高渗状态，无特殊用药史、肾功能正常，根据中华医学会糖尿病学分会颁布的《中国高血糖危象诊断与治疗指南》，该患者DKA诊断明确，按照病情程度分层属于重度DKA。入院后经积极补液、胰岛素降糖及纠正电解质及酸碱紊乱后，意识恢复、生命体征稳定，复查血气分析pH正常、尿酮体阴性，提示糖尿病酮症酸中毒纠正，遂停用静脉胰岛素泵，改为胰岛素皮下泵继续强化降糖。

患者高血糖危象纠正后需进一步明确糖尿病分型及后续治疗方案。其临床特征为青年男性，“三多一少”症状明显、以DKA急性起病，无明显代谢综合征表现，入院查空腹及餐后血清C肽水平低下、胰岛自身抗体抗蛋白酪氨酸磷酸酶自身抗体（IA-2Ab）阳性。根据《中国1型糖尿病诊治指南》，该患者T1DM诊断明确，予糖尿病自我管理教育，培训血糖监测、胰岛素注射、高/低血糖防治等相关知识技能。由于胰岛素分泌绝对不足，T1DM需终生胰岛素替代治疗以维持生命。指南推荐，所有的T1DM患者采用基础加餐时胰岛素或持续皮下胰岛素输注的强化胰岛素治疗方案。该患者经胰岛素皮下泵强化治疗血糖趋于稳定后，综合其病情及经济条件考虑，予调整为基础加餐时四针胰岛素注射方案。

临床上尚缺乏有效逆转T1DM胰岛功能衰竭的方法。既往已有临床研究采用AHST治疗类风湿关节炎、系统性红斑狼疮等自身免疫性疾病，达到了临床治愈。临床前研究证实，AHST可逆转T1DM小鼠模型的自身免疫性胰岛炎，阻断T1DM发病。2003年，Voltarelli等首次采用AHST治疗了23例T1DM患者，12例停用了胰岛素。本院具备成熟的临床造血干细胞移植工作基础和操作平台，因此遵循国际公认的伦理学原则，经医院伦理委员会批准、与患者及其家属充分沟通知情后，患者同意接受AHST试验性治疗。

患者于2006年7月27日至2006年8月26日按照以下步骤进行自体造血干细胞移植治疗。①动员阶段：采用环磷酰胺和粒细胞集落刺激因子（G-CSF）动员外周造血干细胞，当外周血CD34+细胞$>0.02\times10^9$/L时，通过血细胞分离机分离采集外周血干细胞（$>2\times10^6$/kg）并冷冻保存；②非清髓预处理：患者进入层流病房，采用环磷酰胺（50mg/kg）和兔抗胸腺细胞球蛋白（2.5mg/kg）连续治疗4日。在此期间，患者曾出现恶心、呕吐、脱发等症状，经对症治疗5天后，上述症状消失；③回输阶段：CD34+细胞（9.6×10^6/kg）复苏后经静脉回输，辅以G-CSF治疗，并监测造血功能重建情况。患者在干细胞回输后第8日出现发热（体温38.8～39.3℃），予退热等对症支持治疗5日后恢复正常，期间继续G-CSF直至外周血中性粒细胞计数连续3日达到≥1.0×10^{9}/L。治疗期间，患者体重无明显变化，未发生严重的骨髓抑制、出血性膀胱炎、间质性肺炎等。移植后第15日，造血功能正常重建。

我们对该例患者进行了长达5年余的随访，定期复查评估其糖代谢及胰岛自身免疫状态。患者在AHST移植前的每日胰岛素注射总量为38U，移植后第14日开始逐步减量，期间监测血糖稳定，移植后第27日停止注射胰岛素，移植后70个月，患者仍保持脱离胰岛素状态。随访期间，血糖控制良好（空腹血糖4.2～5.7mmol/L，餐后2小时血糖7.1～8.8mmol/L），移植后1、5、8、13个月HbA1c分别为4.1%、6.9%、5.6%、5.4%，此后也均低于7.0%（病例2图1）。移植后3～48个月，空腹及餐后血清C肽水平均较移植前明显增加（病例2表1）。移植后第6个月，胰岛自身抗体IA-2A转为阴性，移植后1年胰岛细胞抗体转为阳性，但在随访第4年时胰岛自身抗体均转为阴性。

三、病例讨论

本例患者为青年男性，“三多一少”症状出现后数日即进展至代谢性酸中毒昏迷，尿酮体强阳性、胰岛功能低下、IA-2A阳性，根据《中国高血糖危象诊断与治疗指南》及《中国1型糖尿病诊治指南》，重度糖尿病酮症酸中毒、1型糖尿病诊断明确，经积极抢救治疗纠正了高血压危象，病情稳定后予以基础加餐时四针胰岛素强化降糖方案，监测血糖平稳。然而，现有的胰岛素替代治疗虽能帮助患者控制血糖、维系生命，但不能从疾病源头上阻断胰岛功能的衰竭。多项研究证明，T1DM残存胰岛功能水平与慢性并发症发生风险密切相关；胰岛功能越差，血糖波动大、并发症风险高。因此，如何阻止或逆转胰岛自身免疫反应，保存甚至重建内源性胰岛功能是T1DM治疗领域的攻关难题。

干细胞具有无限增殖、多向分化及部分免疫调节特性，被广泛应用于自身免疫性疾病的治疗或器官功能再生的研究。造血干细胞是应用较多的一类成体干细胞，既往已有临床研究揭示了其在自身免疫性疾病中的疗效与安全性，并在临床前研究中证实AHST能有效延缓T1DM小鼠进展至高血糖阶段。基于此，我们牵头了由内分泌、血液、介入专科医师组成的多学科合作团队，经医院伦理委员会审核批准，与患者及其家属充分知情同意后，在常规临床治疗方案基础上，联合AHST技术以期逆转T1DM自然病程进展。本中心为全国首个、全球第二个开展AHST治疗T1DM的临床中心。本例患者在自体造血干细胞移植后3个月，胰岛功能稳步上升并维持在高于移植前的水平，胰岛自身抗体IA-2A在移植后6个月转阴、随访4年时均转为阴性，提示AHST有效逆转了其胰岛自身免疫状态。患者移植前的每日胰岛素总剂量为38U，移植后第14天开始逐步减量，移植后第27天停用胰岛素，直至随访第70个月仍保持脱离胰岛素状态。停用胰岛素期间，患者监测血糖良好，HbA1c均低于7.0%、保持在达标范围，提示AHST后患者达到临床完全缓解。

造血干细胞是最早应用于T1DM的治疗，且被证实能实现T1DM临床完全缓解的干细胞类型。2007年，Voltarelli等在JAMA报道了全球首个关于AHST治疗初发T1DM的临床研究，52.2%患者移植后停用外源性胰岛素，平均停用时间31个月。同时期，本团队率先开展了AHST治疗中国初发T1DM的临床研究，与其他研究中心的纳排标准不同，我们未排除DKA病史的患者，上述首例DKA起病受试者也达到了临床缓解，这与既往Voltarelli等的报道不同，提示AHST疗效与种族、受试者特征及技术规程有关。2014年，本团队受邀参与完成了AHST治疗65例初发T1DM的全球多中心荟萃分析，结果显示59%受试者在移植后半年内停用胰岛素，平均停用时间12个月，停用时间最长达70个月者即为本案例患者。另有国外长期随访研究发现，AHST治疗较之常规胰岛素疗法的血糖控制更优、胰岛素剂量更少、微血管并发症患病率显著降低，为该疗法的远期获益提供了理论依据。AHST治疗T1DM的疗效机制主要与免疫调节有关，我们通过检测受试者循环免疫相关指标发现，T1DM受试者在移植过程中先后经历了“免疫清除”及“免疫重建”两个阶段后，使CD4+/CD8+T淋巴细胞比例失衡纠正，促炎因子水平显著下降、抗炎因子水平升高，为残存胰岛β细胞的生存和再生提供了良好的免疫微环境。

尽管AHST对逆转T1DM胰岛自身免疫损伤及胰岛功能衰竭颇具疗效，但由于预处理阶段需采用较大剂量免疫抑制类药物，导致不同程度不良反应发生。本例患者曾出现恶心、呕吐、脱发及发热，经对症支持治疗后缓解。根据多中心荟萃分析统计，AHSCT的不良反应发生率达52%，主要发生在骨髓、消化道以及免疫系统，国外报道有1例受试者死于绿脓假单胞菌败血症。因此，未来研究需进一步优化AHST技术方案以提高其临床安全性，同时有待明确该技术的适应证人群、适宜窗口期及合适的细胞剂量与疗程。

四、病例点评

本例患者是以DKA急性起病的初发T1DM，根据相关诊治指南，积极纠正酮症酸中毒后，予糖尿病教育、生活方式干预、胰岛素多针注射强化降糖方案。针对如何遏制自身免疫损伤所致胰岛功能衰竭这一治疗难点，我们结合再生医学前沿进展引入并开展AHST治疗T1DM的临床新技术。本例患者作为国内首例接受AHST治疗的受试者，移植后达到临床完全缓解并维持脱离胰岛素状态达70个月。综合国内外相关文献，AHST方案有助于改善T1DM胰岛功能及血糖控制，但治疗期间不良反应发生率高，亟待优化技术方案提升安全性。总体而言，干细胞治疗研究为更好地治疗糖尿病提供了美好的前景，根据《中华医学会糖尿病学分会关于干细胞移植治疗糖尿病的立场声明》，干细胞治疗技术尚处于临床推广应用前的研究阶段，应遵循我国临床研究规定规范开展，逐步建立规范化临床转化应用体系，以帮助更多患者改善疾病控制与预后。

（病例提供者：沈山梅　陆　婧　南京大学医学院附属鼓楼医院）

（点评专家：朱大龙　南京大学医学院附属鼓楼医院）

参考文献

[1]中华医学会糖尿病学分会.中国高血糖危象诊断与治疗指南[J].中华糖尿病杂志，2013，5（8）：449-461.DOI：10.3760/cma.j.issn.1674-5809.2013.08.001.

[2]中华医学会糖尿病学分会，中国医师协会内分泌代谢科医师分会，中华医学会内分泌学分会，等.中国1型糖尿病诊治指南（2021版）[J].中华糖尿病杂志，2022，14（11）：1143-1250.DOI：10.3760/cma.j.cn115791-20220916-00474.

[3]Voharelli JC，Couri EB，Boris N，et al.Autologous nonmyeloablative hematopoietic stem cell transplantation in newly diagnosed type l diabetes mellitus[J].JAMA，2007，297（14）：1568-1576.

[4]Shen S，Li L，Ouyang J，Xu J，et al.Remission induced by autologous hematopoietic stem cell transplantation in one newly diagnosed type 1 diabetes patient with diabetic ketoacidosis：a case report[J].J Diabetes Invest，2012，4（4）：359-361.

[5]Jeyam A，Colhoun H，McGurnaghan S，et al.Clinical Impact of Residual C-Peptide Secretion in Type 1 Diabetes on Glycemia and Microvascular Complications [published correction appears in Diabetes Care.2021 Feb 5；][published correction appears in Diabetes Care，2021，44（4）：1072][J].Diabetes Care，2021，44（2）：390-398. doi：10.2337/dc20-0567

[6]Gibb FW，McKnight JA，Clarke C，et al.Preserved C-peptide secretion is associated with fewer low-glucose events and lower glucose variability on flash glucose monitoring in adults with type 1 diabetes[J].Diabetologia，2020，63（5）：906-914.doi：10.1007/s00125-020-05099-3

[7]D'Addio F, Valderrama Vasquez A, Ben Nasr M, et al.Autologous nonmyeloablative hematopoietic stem cell transplantation in new-onset type 1 diabetes: a multicenter analysis[J].Diabetes, 2014, 63（9）: 3041-3046.doi: 10.2337/db14-0295

[8]Penaforte-Saboia JG, Montenegro RM Jr, Couri CE, et al.Microvascular Complications in Type 1 Diabetes: A Comparative Analysis of Patients Treated with Autologous Nonmyeloablative Hematopoietic Stem-Cell Transplantation and Conventional Medical Therapy[J]. Front Endocrinol（Lausanne）, 2017, 8: 331.Published 2017 Nov 23.doi: 10.3389/fendo.2017.00331

[9]Li L, Shen S, Ouyang J, et al.Autologous Hematopoietic Stem Cell Transplantation Modulates Immunocompetent Cells and Improves Beta Cell Function in Chinese Patients with New Onset of Type 1 Diabetes[J]. J Clin Endocrinol Metab, 2012, 97（5）: 1729-1726.

[10]Zhu D, Chen L, Hong T.Chinese Diabetes Society. Position Statement of the Chinese Diabetes Society regarding stem cell therapy for diabetes[J].J Diabetes, 2012, 4（1）, 18-21.

[11]中华医学会糖尿病学分会.中华医学会糖尿病学分会关于干细胞移植治疗糖尿病的立场声明[J].中华糖尿病杂志，2010，2（6）: 401-403.DOI: 10.3760/cma.j.issn.1674-5809.2010.06.002.

病例3　以糖尿病酮症酸中毒起病的1型糖尿病合并亚临床肢端肥大症

一、病历摘要

（一）病史简介

患者男性，37岁，因“口干、多饮、多尿伴体重下降 1 个月余”入院。

现病史：患者1个月前无明显诱因出现口干、多饮、多尿伴体重下降，体重下降5kg，3天前于我科门诊就诊，查HbA1c 9.8%，空腹静脉血糖12.74mmol/l，餐后2小时血糖14mmol/L，血酮体6.0mmol/L。空腹C肽677pmol/l，餐后2小时C肽539pmol/L，血钾3.43mmol/l，血钠正常，肝肾功能、血脂结果均未见异常。门诊予补液、补钾、胰岛素降糖治疗，2021年5月21日为进一步诊治拟“糖尿病酮症酸中毒、2型糖尿病”收入我科。患者自发病以来，神志清楚、精神可，无头痛、情绪改变，饮食睡眠尚可，大便正常，小便量多，近期体重下降5kg。

既往史：既往体健。

个人史、婚育史：无异常。

家族史：父亲有糖尿病病史，母亲有高血压病史，无垂体瘤家族史。

（二）体格检查

身高184cm，体重86kg，BMI 25.4。神清语利，自主体位，视力、视野正常。无皮肤粗糙、手足变大、头颅增大、口唇肥大、牙齿脱落。心肺腹查体未见明显异常。双下肢无水肿。双侧足背动脉搏动正常，双足痛，触、温觉正常。

（三）辅助检查

入院随机血糖17.8mmol/L，血酮体5.6mmol/L。

血常规：未见异常。

尿常规：尿葡萄糖（+++），尿酮体（+++）。

血气分析：pH 7.27（7.35～7.45），实际碳酸氢根12.9mmol/L，标准碳酸氢根15.2mmol/L，剩余碱 −12.4mmol/L。

生化全套：肝肾功能、血脂检查结果大致正常，钠134.4mmol/L（135～145mmol/L），钾3.29mmol/L（3.5～5.5mmol/L）。

胰岛自身抗体：胰岛细胞抗体弱阳性，抗谷氨酸脱羧酶抗体＞2000U/ml（0～

10U/ml），抗酪氨酸磷酸酶抗体、抗胰岛素抗体均为阴性。

生长激素（growth hormone，GH）3.53μg/L（0～3μg/L）；类胰岛素生长因子-1（insulin like growth factor-1，IGF-1）579ng/ml（109～284ng/ml）。

馒头餐试验、胰岛素、C肽释放试验及GH抑制试验：见病例3表1。

病例3表1　馒头餐试验＋胰岛素＋C肽释放试验及GH抑制试验

	0 分钟	30 分钟	60 分钟	120 分钟
血糖（mmol/l）	9.98	12.30	18.20	20.90
胰岛素（μU/ml）	4.31	5.31	14.40	15.80
C 肽（pmol/l）	322	343	531	630
GH（μg/l）	3.91	3.02	3.22	2.67

垂体-肾上腺皮质轴：促肾上腺皮质激素、皮质醇未见明显异常。

垂体-性腺轴：性激素六项正常。

垂体-甲状腺轴：促甲状腺激素（TSH）1.05mIU/L（0.27～4.2mIU/L）、游离三碘甲状腺原氨酸（FT_3）6.55pmol/L（3.1～6.8pmol/L），游离甲状腺素（FT_4）33.8pmol/L（12～22pmol/L），甲状腺球蛋白抗体、抗甲状腺过氧化物酶抗体、促甲状腺素受体抗体（TRAB）均为阴性。择日复查甲功三项：TSH 1.61mIU/L，FT_3 9.27pmol/L，FT_4 42.1pmol/L。

心电图结果：窦性心动过缓。

甲状腺超声：甲状腺弥漫性病变伴轻度肿大，甲状腺多发囊实性肿块（TI-RADS 3级）。

双侧颈动脉超声、腹部超声、眼底照相、肌电图、骨密度结果均正常。

垂体MRI平扫＋增强：鞍区可见团片状信号影，边界不清，约1.4cm×1.0cm×1.9cm，强化不均（弱于周围垂体组织），鞍底下陷，鞍隔抬高。垂体柄左偏，视交叉受压上抬，增强后病灶中度不均匀强化，垂体大腺瘤可能性大（病例3图1）。

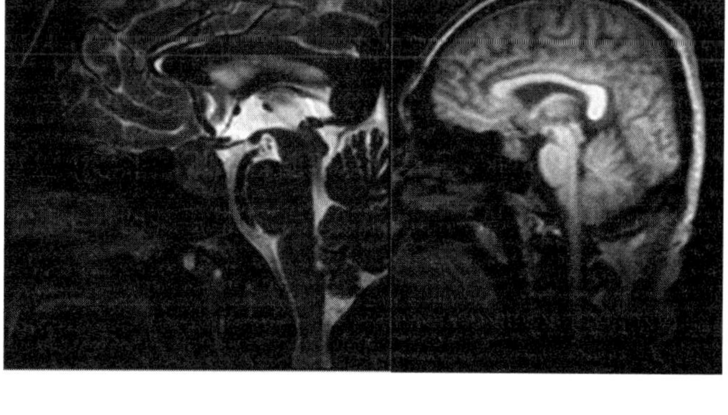

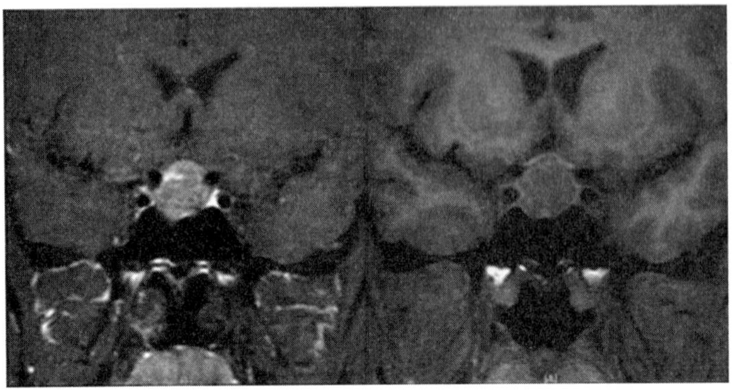

病例3图1　垂体MRI检查

（四）随访

患者出院后2个月至当地医院进一步于神经外科行垂体瘤手术。术后体力可，食纳正常，无口干、多饮、多尿等不适。术后因胰岛素治疗频繁出现低血糖，遂停用胰岛素，仅生活方式干预治疗，监测血糖尚可。

术后病理：考虑神经内分泌肿瘤。免疫组化：Ki67（3%+），Syn（+），CgA（+），CD56（+），CD99（+），H3K27me3（+），SSTR2（+），结合病理结果，符合垂体腺瘤。

术后20天复查GH、IGF-1：正常。

胰岛功能：空腹血糖4.83mmol/L、餐后2小时血糖4.5mmol/L，空腹C肽449 pmol/L，餐后2小时C肽915pmol/L。

胰岛自身抗体：谷氨酸脱羧酶抗体（GADA）>2000 U/ml。

糖化血红蛋白：正常。

垂体-甲状腺轴：TSH 0.052mIU，FT_3 2.93pmol/L，FT_4 9.91pmol/L。

垂体-肾上腺皮质轴及性腺轴未见明显异常。

二、诊疗经过

结合患者症状、体征、辅助检查，入院诊断为：①糖尿病酮症酸中毒；②1型糖尿病；③亚临床肢端肥大症；④垂体大腺瘤；⑤垂体性甲状腺功能亢进症（可能）。入院后监测血糖、血压、血酮，给予皮下胰岛素泵降糖、静脉补液、纠正电解质紊乱等治疗，患者酮症酸中毒纠正、病情稳定后，完善垂体相关功能评估，明确为亚临床肢端肥大症、垂体大腺瘤，患者出院至当地医院神经外科行垂体瘤手术治疗。

患者青年男性，“三多一少”症状明显，根据门诊所查糖化血红蛋白、空腹及餐后2小时静脉血糖可明确糖尿病诊断。入院后血气分析示：pH 7.27、实际碳酸氢根12.9mmol/L、剩余碱（BE）-12.4mmol/L、血糖17.8mmol/L、血酮5.6mmol/L、尿酮（+++）。根据《中国高血糖危象诊断与治疗指南（2012版）》，诊断为糖尿病酮症酸中毒（轻度），遂予静脉及口服补液，胰岛素泵皮下持续输注降糖，及纠正电解质紊乱治疗。期间，针对患者的糖尿病分型进一步完善检查，胰岛功能示空腹C肽322pmol/L、餐后2小时C肽630pmol/L，胰岛自身抗体抗谷氨酸脱羧酶抗体＞2000U/ml，结合青年起病、高血糖症状明显、有酮症倾向、无明显代谢综合征表现，根据《中国1型糖尿病诊治指南（2021版）》，诊断为1型糖尿病，血糖控制稳定后调整为长效胰岛素类似物联合速效胰岛素类似物四针降糖方案，予糖尿病自我管理教育，教授生活方式、血糖监测、胰岛素剂量调整、低血糖应对等相关知识技能。

患者住院期间筛查继发性血糖升高因素时，发现GH及IGF-1水平均高于正常，完善OGTT及同步生长激素抑制试验提示生长激素未被抑制，进一步行垂体磁共振显示垂体大腺瘤，结合患者无手足变大、鼻翼增宽、口唇肥厚等临床表现，故诊断为亚临床肢端肥大症、垂体大腺瘤。根据2021版《中国肢端肥大症诊治共识》，手术切除腺瘤是垂体GH腺瘤患者的首选治疗方案，故结合神经外科会诊意见，待患者血糖控制平稳、酮体及电解质紊乱纠正后建议至神经外科进一步手术治疗。

三、病例讨论

DKA是最常见的高血糖急性并发症，临床表现多样，起病急、症状重，易被诱因所掩盖，特别是部分患者以DKA起病时，易被误诊和漏诊。DKA的诱因主要有感染、手术、创伤、妊娠、分娩、胰岛素减量或中断等。根据《中国高血糖危象诊断与治疗指南（2012版）》，DKA的诊断标准为血酮体升高（血酮体≥3mmol/L）或尿酮体阳性（++以上）伴血糖增高（血糖＞13.9mmol/l），血pH＜7.3和（或）HCO_3^- 18mmol/l）。该患者血气分析示pH 7.27，血糖＞13.9mmol/L，血酮5.6mmol/L，尿酮（+++），故符合DKA标准。其治疗原则为尽快补液以恢复血容量、纠正失水状态，降低血糖，纠正电解质及酸碱平衡失调，同时积极寻找及消除诱因，防治并发症，降低病死率。本例患者无明显诱因，入院后予积极补液、胰岛素皮下泵强化降糖及纠正电解质紊乱等治疗后，DKA纠正且血糖趋于稳定。

糖尿病主要分为1型糖尿病、2型糖尿病、特殊类型糖尿病及妊娠期糖尿病。尽管1型糖尿病有自发DKA倾向，但DKA亦可发生于其他类型糖尿病。近期国外一项横断面调查显示，1732例DKA患者中，经典1型糖尿病占44%、成人隐匿性自身免疫性糖尿病占12%、2型糖尿病占32%、继发性糖尿病占12%。我国既往一项多中心调查研究结果显示，643例DKA患者中，1型糖尿病占47.9%，2型糖尿病占45.7%，余6.4%为特殊类型糖尿病。因此，对于DKA起病的初发糖尿病患者，仍需综合临床特征及实验室检查来进行糖尿病分型诊断。DKA起病时，由于高糖毒性及外源性胰岛素输注的影响可能不能准确反应内源性胰岛功能水平，可在DKA纠正、血糖相对稳定后复查胰岛功能，同时结合胰岛自身抗体、其他内分泌激素水平加以鉴别，早期明确诊断与分型对患者长远管理及预后判断有重要指导作用。本例患者门诊查空腹C肽677pmol/L，餐后2小时C肽539pmol/L，结合其体型超重、父亲有糖尿病，曾初诊为2型糖尿病，但入院后查胰岛自身抗体谷氨酸脱羧酶抗体强阳性，提示存在胰岛自身免疫反应，血糖控制稳定后复查胰岛功能水平仍较低下，故修正诊断为1型糖尿病。

肢端肥大症是由于GH产生过量所引起的内分泌代谢疾病，长期过度分泌的GH可使软组织、骨和软骨过度增生，造成面容改变、骨关节增粗等特征性表现，并可造成继发性糖尿病、垂体瘤占位效应。本例患者进行继发性糖尿病相关激素筛查时，发现GH及IGF-1水平均升高，完善葡萄糖耐量生长激素抑制试验显示生长激素未被抑制，进一步完善垂体磁共振提示垂体大腺瘤、视交叉受压，患者无明显手足增大、鼻大唇厚、下颚前突等临床表现，故诊断为亚临床肢端肥大症、垂体大腺瘤。评估垂体其他激素显示FT_3和FT_4偏高、TSH不低，需考虑可能合并垂体性甲状腺功能亢进症（亚临床），因患者暂无明显甲状腺功能亢进症状及体征，暂未予特殊治疗，嘱内分泌科随诊复查。根据2021版《中国肢端肥大症诊治共识》，手术切除腺瘤是垂体GH腺瘤的首选治疗方案，术后初始缓解率为40%～50%。手术成功后可立即降低血清GH水平，缓解肿瘤压迫，但仍需长期随访。药物治疗和放射治疗为术后未能完全缓解的辅助治疗。本例患者自我科出院后，至当地医院神经外科手术治疗，术后无口干多饮等不适，复查GH及IGF-1均正常，垂体-肾上腺轴及性腺轴未见明显异常，甲功显示TSH、FT_3、FT_4均较低，术后暂未予甲状腺激素替代治疗，嘱其择日复查。综上所述，1型糖尿病合并肢端肥大症极为罕见，尤其处于亚临床阶段时易被漏诊，导致血糖难以控制、甚至诱发高血糖急症，早期筛查及甄别有助于早期干预治疗，改善疾病预后。

四、病例点评

DKA是糖尿病最常见的严重急性并发症之一，是由于胰岛素不足和升糖激素不适当升高引起的糖、脂肪和蛋白质代谢严重紊乱综合征，临床以高血糖、高血酮和代谢性酸中毒为主要特征。常见诱因包括感染、创伤、应激、生活方式不当、严重合并疾病、胰岛素中断等。其临床危害不可忽视，可显著增加脑水肿、永久性神经损害和死亡等的风险，早识别、早诊断、早治疗对糖尿病患者的预后至关重要。以DKA起病的初发患者，需对糖尿病的分型进行鉴别。尽管1型糖尿病有自发酮症倾向，但DKA亦可发生于其他类型糖尿病，应根据临床特征、胰岛功能动态评估、胰岛自身抗体及其他内分泌激素检测进行综合分析判断。

本例患者为青年男性、高糖症状明显、DKA起病，结合胰岛自身抗体阳性、胰岛功能低下，诊断为1型糖尿病，内分泌相关激素排查发现GH、IGF-1升高，进一步检查后明确亚临床肢端肥大症、垂体GH瘤。肢端肥大症通常发病隐匿、诊断平均延误7～10年，本例患者在初诊糖尿病时通过激素筛查实现了早期诊断和治疗。1型糖尿病合并肢端肥大症极为罕见，GH过度分泌可能是加速1型糖尿病进展及DKA发生的重要因素，积极治疗这一内分泌合并症对于控制血糖及远期心血管保护具有重要意义。

（病例提供者：李　平　陆　婧　南京大学医学院附属鼓楼医院）

（点评专家：朱大龙　南京大学医学院附属鼓楼医院）

参考文献

[1]中华医学会糖尿病学分会.中国高血糖危象诊断与治疗指南[J].中华糖尿病杂志，2013，5（8）：449-461.DOI：10.3760/cma.j.issn.1674-5809.2013.08.001.

[2]中华医学会糖尿病学分会，中国医师协会内分泌代谢科医师分会，中华医学会内分泌学分会，等.中国1型糖尿病诊治指南（2021版）[J].中华糖尿病杂志，2022，14（11）：1143-1250.DOI：10.3760/cma.j.cn115791-20220916-00474.

[3]中国垂体腺瘤协作组.中国肢端肥大症诊治共识（2021版）[J].中华医学杂志，2021，101（27）：2115-2126.DOI：10.3760/cma.j.cn112137-20210106-00022.

[4]Davis TME，Davis W.Incidence and associates of diabetic ketoacidosis in a community-based cohort：the Fremantle Diabetes Study Phase Ⅱ[J].BMJ Open Diabetes Res Care，2020，8（1）：e000983.doi：10.1136/bmjdrc-2019-000983.PMID：32139599；PMCID：PMC7059509.

[5]Xu Y，Bai J，Wang G，et al.Clinical profile of diabetic ketoacidosis in tertiary hospitals in China：a multicentre，clinic based study[J].Diabet Med，2016，33（2）：261-268.DOI：10.1111/dme.12820.

02 第二章　2型糖尿病

病例4　2型糖尿病合并完全性中枢性尿崩症合并马凡综合征

一、病历摘要

（一）病史简介

患者女性，32岁，因“口渴、多饮、多尿3年余，发现血糖升高1年”于2022年11月10日入院。

现病史：患者3年余前因咳嗽口服止咳药（具体不详）1次后出现口渴、多饮、多尿，尿量约4000ml/日，饮水量与之相当，未重视。2年前多饮较前加重，饮水量增至约5000ml/d，伴多尿，小便10次/日，夜尿2～3次，未重视。1年前因亚临床甲减完善检查，提示空腹血糖5.7mmol/L，餐后2小时血糖7.8mmol/L，HbA1c 6.3%，未进一步诊治及监测血糖。1个月余前复查血糖，提示空腹血糖21.7mmol/L，餐后2小时血糖30.6mmol/L，就诊于外院，完善HbA1c 14.6%，尿常规提示尿糖（++++）、酮体（+），诊断为“糖尿病”，建议住院治疗，患者拒绝，未应用药物治疗。1周前自觉食欲增加，无视物模糊，无恶心、呕吐，无腹痛、腹泻，无头晕、头痛、肢端麻木，无尿中泡沫增多，无尿急、尿痛，3天前就诊于我科门诊，予德谷门冬双胰岛素10U早晚餐前皮下注射治疗，现为进一步诊治收入院。发病以来，患者精神、食欲可，睡眠欠佳，小便同前述，大便正常，近1个月余体重下降5kg。

既往史：甲状腺结节、桥本甲状腺炎、亚临床甲减病史5年；脂肪肝病史2年；晶状体脱位病史1年；卵巢囊肿病史半个月。12岁初潮，平素月经不规律，7天/1～2个月，量正常，无痛经，末次月经2022年9月25日。5年前于外院剖宫产1女，女儿出生体重正常，否认妊娠期糖尿病病史。

家族史：外公、外婆患糖尿病，否认其他家族性遗传病病史。

（二）体格检查

体温36.7℃，脉搏98次/分，呼吸16次/分，血压116/69mmHg，身高166cm，体重76.7kg，BMI 27.8，腰围106cm，臂展171cm，上部量80cm，下部量86cm。无黑棘皮

征、多毛，听力粗测正常。脊柱可疑侧弯，手指、足趾细长，双手掌指关节被动活动范围增大，双侧拇指征、腕征阳性，双足拇趾外翻畸形（病例4图1）。心肺及腹部查体未见异常，双下肢无水肿。双下肢针刺觉、温度觉、压力觉、振动觉、关节位置觉正常对称，双侧足背动脉搏动对称有力。

（三）辅助检查

1．常规化验检查

血常规：白细胞6.17×10^9/L，红细胞4.31×10^{12}/L，血红蛋白135g/L，血小板290×10^9/L。

尿常规：尿糖（–），尿酮体（–），尿比重1.002，尿pH 5.0。

肝功能：丙氨酸氨基转移酶34U/L，天冬氨酸氨基转移酶27U/L，白蛋白33.2g/L；肾功能：肌酐64 μ mol/L，尿酸355 μ mol/L。

血脂谱：总胆固醇5.21mmol/L，三酰甘油1.88mmol/L，低密度脂蛋白胆固醇3.69mmol/L，高密度脂蛋白胆固醇0.70mmol/L。

电解质：钾3.6mmol/L，钠144mmol/L，氯109mmol/L，总二氧化碳28.7mmol/L，钙2.24mmol/L，镁1.03mmol/L，无机磷1.21mmol/L。

超声心动图：心内结构大致正常，主动脉根部直径19.4mm（18～23mm），左室射血分数（LVEF）68%。

腹部彩超：脂肪肝。

甲状腺超声：甲状腺实质弥漫性病变–符合C–TIRADS1类，桥本甲状腺炎可能。

胸部CT平扫：双肺模糊影，考虑吸气不足所致；右肺中叶微结节，倾向硬结灶；脂肪肝。

2．糖尿病相关检查　空腹血浆葡萄糖9.5mmol/L，HbA1c 13.8%，空腹C肽314pmol/L。胰岛素自身抗体、胰岛细胞抗体、谷氨酸脱羧酶抗体均阴性。

混合餐试验：见病例4表1。

病例4表1　混合餐试验

	葡萄糖（mmol/L）	胰岛素（mU/L）	C肽（pmol/L）
空腹	5.7	44.2	875.8
30min	11.6	56.1	1369.4
60min	14	64.6	1660.7
120min	11.1	53.1	2320.1

尿微量白蛋白/肌酐1.7mg/g。

眼底照相：双眼高度近视改变，双眼可疑糖尿病视网膜病变。

眼科超声生物显微镜检查：双眼晶状体半脱位。

颈动脉、椎动脉超声未见明显异常。

3. 垂体前叶功能评估

甲状腺功能：TSH 4.01μU/ml（0.55～4.78μU/ml），FT_3 323pg/ml（2.3～4.2ng/L），FT_4 1.10ng/dl（8.9～18ng/L），总三碘甲腺原氨酸（TT_3）1.13ng/ml（0.60～1.81ng/ml），总甲状腺素（TT_4）6.40μg/dl（45～109μg/dl）。甲状腺球蛋白抗体168.6U/ml（<60U/ml），甲状腺过氧化物酶抗体>1300.0U/ml（<60U/ml）。

促肾上腺皮质激素（ACTH）及皮质醇节律：见病例4表2。

病例4表2　促肾上腺皮质激素及皮质醇节律

		8AM	4PM	0AM
第一次	皮质醇（μg/dl）	7.7	3.0	1.7
	促肾上腺皮质激素（pg/ml）	21.8	7.6	4.7
第二次	皮质醇（μg/dl）	9.1	10.7	2.3
	促肾上腺皮质激素（pg/ml）	28.0	26.7	9.4

24小时尿游离皮质醇550μg（58～403μg），24小时尿量9400ml。

生长激素1.31ng/ml，胰岛素样生长因子186.4ng/ml（71～234ng/ml）。

催乳素、卵泡刺激素、黄体生成素、雌二醇、睾酮、雄烯二酮及孕酮均正常。

4. 垂体后叶功能评估

尿渗透压98mOsm/（kg·H_2O）；血渗透压309mOsm/（kg·H_2O）。

出入量监测：见病例4表3。

病例4表3　出入量监测

	11月17日	11月18日	11月19日	11月20日	11月21日
尿量（ml）	10700	10200	8800	7700	6900
入量（ml）	7050	7150	7350	6770	6900

禁水加压试验：见病例4表4。

病例4表4　禁水加压试验

时间	血压（mmHg）	脉搏（bmp）	体重（kg）	尿量（ml）	尿比重	尿渗透压［mOsm/（kg·H_2O）］	血渗透压［mOsm/（kg·H_2O）］	血钠（mmol/L）
8AM	108/64	79	71.9	/	1.005	165	306	145
9AM	120/64	77	71.5	300	1.005	174	308	146
10AM	109/63	82	71.4	300	1.006	170	312	148
11AM	110/65	83	71.1	350	1.006	152	311	148
11AM 皮下注射垂体后叶素 5 U								
12AM	104/61	82	70.9	100	1.015	411	312	148
13PM	107/62	90	70.4	100	1.018	499	311	148

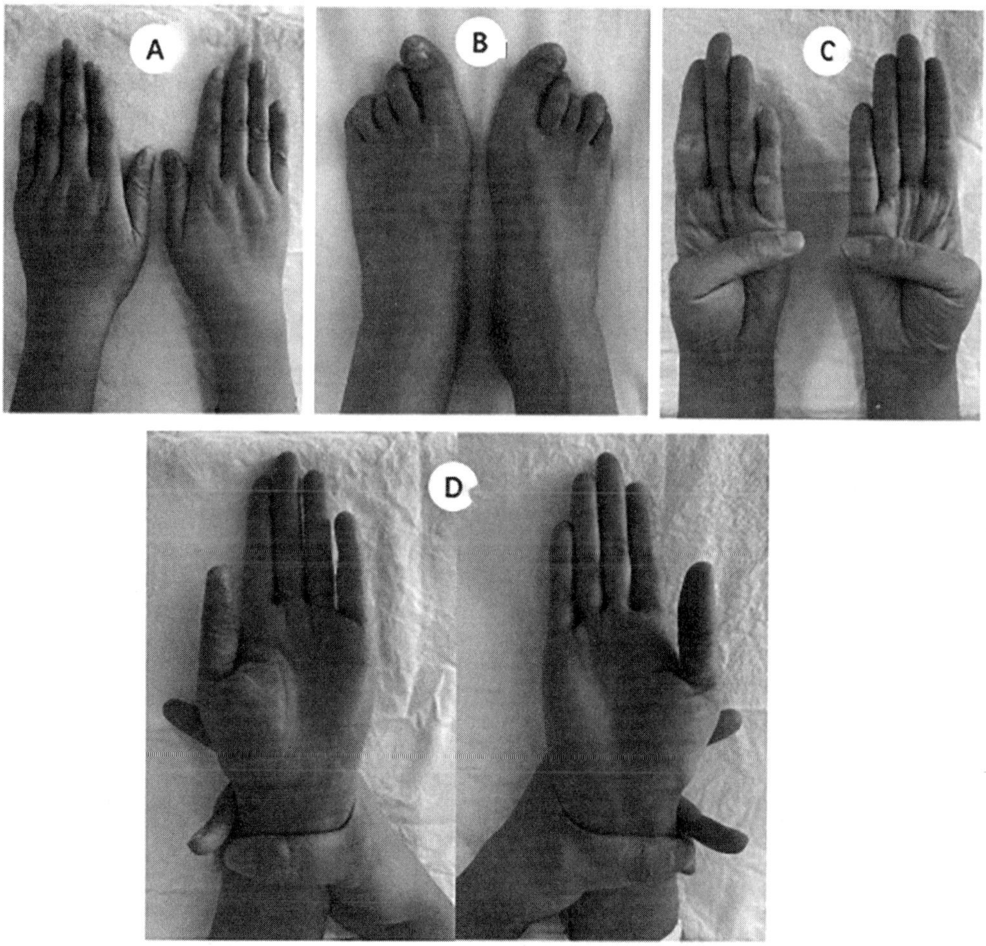

病例4图1　患者体征

注：A.手指细长；B.足趾细长、拇趾外翻畸形；C.双侧拇指征阳性；D.双侧腕征阳性。

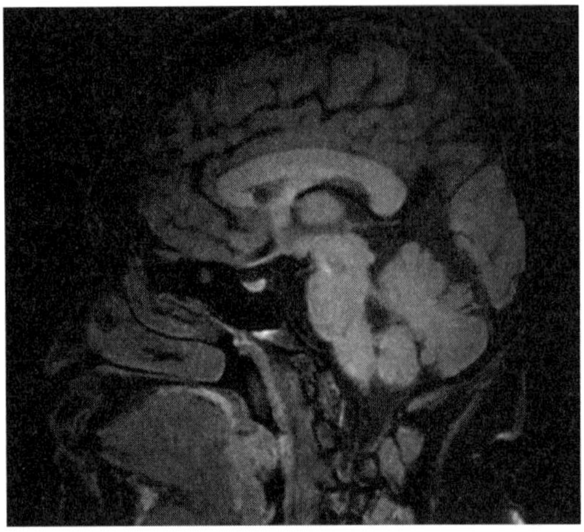

病例4图2　患者垂体MRI

垂体增强MRI：蝶鞍形态正常，鞍底未见下陷，垂体上下径约4mm，垂体后叶生理性T_1高信号未见明确显示。增强扫描未见明确异常信号。垂体柄大致居中。视交叉及双侧海绵窦未见明显异常。诊断：垂体后叶生理性T_1高信号未见明确显示，建议随诊（病例4图2）。

5. 病因筛查　C–反应蛋白2.86mg/L（≤0.80mg/L）。癌胚抗原（CEA）、糖类抗原199（CA199）、糖类抗原153（CA153）、甲胎蛋白（AFP）、鳞状细胞癌抗原（SCC）、人绒毛膜促性腺激素（β–HCG）正常。T–SPOT阴性。抗核抗体、抗可提取的核抗原抗体谱阴性，免疫球蛋白七项未见异常。铁蛋白206ng/ml（30～400ng/ml）、血清血管紧张素转化酶正常、IgG亚型正常。

左手正位片：左腕部可见8块腕骨。诸掌指骨骨骺线闭合、尺桡骨远端骨骺已闭合。舟骨与月骨间隙增宽，下尺桡骨远端间隙可疑增宽。

全主动脉CT血管造影术（CTA）：腹腔干及肠系膜上动脉共干，左侧副肾动脉，余全主动脉CTA未见明显异常。

全基因组外显子测序：*FBN1*；NM_000138.4：c.7871A>G（p.Asn2624Ser）杂合突变。

二、诊疗经过

结合患者症状、体征、辅助检查，入院诊断考虑为：①糖尿病；②亚临床甲状腺功能减退，桥本甲状腺炎；③晶状体脱位；④脂肪肝；⑤卵巢囊肿。患者慢性病程，有糖尿病家族史，起病前体型肥胖，合并脂肪肝，血糖明显升高时，无糖尿病酮症酸中毒表现，胰岛素自身抗体、胰岛细胞抗体、谷氨酸脱羧酶抗体均阴性，入院后考虑糖尿病分型为2型糖尿病可能性大，调整降糖方案为二甲双胍0.5g 3次/日，德谷门冬双胰岛素晚餐前14U皮下注射，空腹血糖波动在7mmol/L左右，餐后血糖波动在8～9mmol/L。

入院检查提示患者存在多尿、低比重尿、低渗透压尿、血钠升高，怀疑存在尿崩症，完善禁水加压试验。患者连续两次尿渗透压变化＜30mOsm/（kg・H_2O），血钠逐渐升高超过正常上限，考虑进入平台期，此时患者每小时尿量未见减少，尿渗透压低于血渗透压，尿比重＜1.015，血钠升高，尿崩症诊断明确，予加压试验。皮下注射垂体后叶素后，尿量明显减少，尿渗透压增加超过50%，为完全性中枢性尿崩症。因患者垂体前叶功能评估未见明显异常，肿瘤标志物、自身免疫相关抗体、结核相关检查未见异常，垂体前叶、垂体柄影像学未见明显异常，尿崩症病因考虑为特发性可能性大，予去氨加压素上午、下午各0.025mg，睡前0.05mg，患者尿量控制在2000ml/d左右，夜尿0～1次，复查血钠142mmol/L。

患者存在双眼晶状体半脱位，入院查体提示患者手指细长，双手掌指关节被动活动范围增大，脊柱可疑侧弯，双侧拇指征、腕征阳性，双足拇趾外翻畸形，考虑马凡综合征（Marfan syndrome，MFS）可能。根据2010年的Ghent修订诊断标准，患者无MFS家族史，全主动脉CTA未见明显异常，需存在*FBN1*基因变异方可诊断。完善全外显子基因检测，患者存在*FBN1*基因疑似致病性杂合突变，故MFS诊断明确。建议患者限制剧烈活动，避免应用钙通道阻滞剂、氟喹诺酮类药物。患者合并糖尿病，血脂未达标，予阿托伐他汀20mg qn。患者主动脉根部直径＜45mm，建议每年复查超声心动图评估主动脉、瓣膜情况及心功能，眼科随诊晶状体半脱位。

三、病例讨论

MFS是一种常染色体显性遗传性疾病，发病率为1/5000～1/3000，其临床表现多样，最常累及心血管、肌肉骨骼及眼部，常表现为体型瘦长、蜘蛛样指（趾）、脊柱侧凸、晶状体脱位。主动脉根部疾病是其危及生命的主要并发症，可引起动脉瘤样扩张、主动脉瓣关闭不全和主动脉夹层。此外，MFS还可累及其他系统，如皮肤、肺部、中枢神经系统。编码原纤维蛋白-1的*FBN1*基因为MFS的主要致病基因。原纤维蛋白-1是一种位于弹性和非弹性组织中的重要细胞外基质蛋白，是细胞外微原纤维的主要构成蛋白，促进了弹力纤维的形成和维持。25%～30%的MFS为散发病例，是*FBN1*基因的新发变异所致。MFS患者的临床症状和体征复杂多变，即使来自同一家系的患者之间也可能表现不一致，可能与*FBN1*基因的表达差异有关，遗传修饰因子或表观遗传和环境因素也可能在其中发挥重要的作用。

MFS的诊断目前广泛采用的是2010年的Ghent修订诊断标准及评分细则。本例患者无MFS家族史，存在双眼晶状体半脱位，查体发现患者臂展大于身高，下部量大于上部量，手指、足趾细长，双手掌指关节被动活动范围增大，双侧拇指征、腕征阳性，双足拇趾外翻畸形，脊柱可疑侧弯，疑诊为MFS，通过基因检测证实存在*FBN1*基因突变，因此可确诊为MFS。全基因组外显子测序结果显示，本例患者存在*FBN1*基因c.7871A＞G位点杂合突变，造成氨基酸错义突变p.Asn2624Ser（天冬酰胺＞丝氨酸），依据ACMG 指南，该突变被判断为疑似致病突变，已有该突变致病性的相关报道。

本例患者主要表现为骨骼系统、眼部受累，完善超声心动图、全主动脉CTA，心血管系统未见明显受累。但该病临床特征呈年龄依赖性，主动脉瘤和主动脉夹层的发生率随着年龄的增长而增加，需对患者进行定期随访，包括常规心血管影像学检查以监测主动脉大小和二尖瓣关闭不全，以及每年对患者进行眼科评估。且应告知患者，其有发生主动脉疾病的可能以及其后代有发生较严重疾病（包括主动脉瘤）的风险。按照2022年ACC/AHA主动脉疾病指南的推荐，MFS患者应在诊断时和6个月后行超声心动图，确定主动脉根部和升主动脉的直径及增长速率，若超声心动图不能充分显示主动脉根部或升主动脉，则行CT或MR检查。对于MFS成人患者，若初次和6个月随访后发现主动脉大小稳定，主动脉根部直径＜45mm，则推荐每年1次心血管影像学检查；如果主动脉根部直径≥45mm或担忧心室或瓣膜功能，则推荐增加监测频率。如果成人的主动脉根部直径≥50mm，则应考虑择期手术干预，以免发生急性夹层或破裂。MFS患者应避免剧烈活动，包括高强度运动、涉及爆发性动作（如冲刺）的运动或者可能显著升高血压的活动（如举重或负重训练），推荐低强度和中等强度非竞技性休闲活动。对于有主动脉瘤的MFS患者，建议应用β受体阻滞剂和（或）血管紧张素Ⅱ受体阻滞剂（ARB）将血压降至患者可耐受且无不良反应的最低水平，以减缓主动脉扩张和主动脉夹层的进展。如果MFS患者没有主动脉瘤，但有发生主动脉瘤的1个或多个危险因素（经证实的主动脉根部扩大、主动脉根部扩大的家族史、已知与主动脉疾病相关的基因变异），同样建议使用β受体阻滞剂或ARB。研究提示，钙通道阻滞剂可能增加主动脉并发症的风险，氟喹诺酮类药物与主动脉夹层或主动脉瘤破裂的风险增加有关，故MFS患者通常应避免使用钙通道阻滞剂和氟喹诺酮类药物。研究显示，他汀类药物可减弱MFS小鼠模型的主动脉根部扩张。本例患者合并糖尿病，血脂控制未达标，故予加用阿托伐他汀治疗。通过常规监测主动脉大小、限制剧烈运动、药物治疗及择期手术修复主动脉，MFS患者的预后得以改善，期望寿命明显延长。MFS为常染色体显性遗传性疾病，存在相关基因变异患者的一级亲属应进行基因检测，检出基因变异者随后应进行主动脉影像学检查。MFS患者及其家族成员的早期诊断、长期随访、药物治疗和把握预防性手术时机对于预后的改善具有重要意义。

本例患者无论病史中还是入院后监测尿量均超过每天3000ml，多尿诊断明确。多尿病因包括溶质性利尿和水利尿。患者糖尿病诊断明确，需考虑溶质性利尿可能，但患者在血糖未明显升高前即出现多尿，入院后查尿渗透压＜300mOsm/（kg·H_2O），不支持糖尿所致多尿。此外，患者血尿素、血肌酐、血钙均正常，未大量补液及应用甘露醇治疗，不支持溶质性利尿，结合患者尿比重及尿渗透压明显降低，考虑为水利尿性多尿。水利尿性多尿病因包括原发性烦渴和尿崩症，原发性烦渴患者血钠正常或偏低，但患者入院后查血钠147mmol/L，故考虑尿崩症可能性大，明确诊断需完善禁水加压试验。禁水试验进入平台期后患者尿量未减少，尿比重、尿渗透压未升高，尿渗透压始终＜300mOsm/（kg·H_2O），尿崩症诊断明确。加压试验后患者尿量减少，尿比重升高，尿渗透压升高超过50%，完全性中枢性尿崩症诊断明确，下一步需鉴别中枢性尿崩症病因。中枢性尿崩症病因包括遗传性、获得性和特发性。患者同时存在糖尿病和中枢性尿崩症，需考虑Wolfram综合征可能。Wolfram综合征是一种常染色体隐性遗传性疾病，由*WFS1*或*CISD2*基因变异所致，多于成人前起病，以糖尿病、中枢性尿崩症、视神经萎缩和感音神经性耳聋为临床特征。本例患者起病时间晚，未合并视神经萎缩，听力粗测正常，基因检测未见相关基因变异，不支持Wolfram综合征。其他遗传性中枢性尿崩症一般发病年龄较早，可有相关家族史，可合并垂体前叶功能受累，患者亦不支持。获得性中枢性尿崩症包括创伤性（颅内手术、脑外伤）、肿瘤性（颅内原发肿瘤、颅外转移肿瘤）、血管性（颅内出血、缺血卒中）、感染性（结核、弓形虫病、脓肿、病毒）、肉芽肿性（结节病、组织细胞增多症、韦格纳肉芽肿）、自身免疫性（淋巴细胞性垂体炎、IgG4相关性疾病）、中枢神经系统畸形（发育不良、空泡蝶鞍）、药物性（单克隆抗体）。淋巴细胞性垂体炎好发于妊娠期及产后，常伴其他自身免疫性疾病，其中桥本甲状腺炎最为常见，影像学可表现为垂体对称性增大和强化、垂体柄居中增粗等。本例患者产后1年余起病，合并桥本甲状腺炎，需考虑该可能，但患者目前病史已3年余，时间较长，影像学未见相关表现，目前证据不足，其他获得性中枢性尿崩症病因亦无证据支持，故考虑特发性中枢性尿崩症可能性大。明确诊断后予加用去氨加压素控制尿量、减少夜尿、改善睡眠，维持水、电解质平衡，定期评估垂体功能及影像学检查。

根据2022年《糖尿病分型诊断中国专家共识》，建议将糖尿病分为1型糖尿病

2型糖尿病、妊娠期糖尿病（GDM）、单基因糖尿病、继发性糖尿病和未定型糖尿病共6型。T1DM是由于胰岛β细胞破坏、胰岛素分泌缺乏所致，依赖胰岛素治疗，胰岛素自身抗体可为阳性；GDM发生在妊娠期，患者均不符合。单基因糖尿病由影响胰岛β细胞发育、功能或胰岛素作用的单个基因变异所致，包括新生儿糖尿病、青少年发病的成人型糖尿病、线粒体糖尿病、自身免疫单基因糖尿病、遗传综合征单基因糖尿病、严重胰岛素抵抗单基因糖尿病及脂肪萎缩单基因糖尿病。本例患者起病年龄超过20岁，起病前体型肥胖，无母系遗传及三代以上糖尿病家族史，无特殊面容、黑棘皮征、多毛、脂肪营养不良、视神经受损、听力异常、发育障碍表现，基因检测未提示相关基因变异，不支持单基因糖尿病。继发性糖尿病是由特定疾病或药物等相关因素所致的糖尿病，包括胰源性糖尿病、内分泌疾病性糖尿病、药物或化学品相关性糖尿病、感染相关性糖尿病、罕见免疫介导性糖尿病及遗传综合征相关性糖尿病。患者合并中枢性尿崩症、马凡综合征，需考虑遗传综合征相关性糖尿病可能。遗传综合征相关性糖尿病是由多个基因或染色体异常所致，糖尿病的发生与遗传缺陷所致性发育异常或肥胖所致胰岛素抵抗有关，患者无性发育异常、神经系统受累，无特殊体貌改变，查阅文献亦未见相关报道，目前证据不足。患者亦无其他继发性糖尿病病因相关的病史、用药史，相关辅助检查亦不支持。未定型糖尿病指具有疑似单基因糖尿病的特征，但基因检测发现意义未明变异，暂时无法确定病因，需要追踪随访基因数据库的更新情况，进行家系调查及基因功能研究，以确定基因变异的意义。患者临床特征不符合单基因糖尿病，基因检测亦未发现相关变异，不支持未定型糖尿病。综上，本例患者糖尿病分型考虑为2型糖尿病。

MFS与糖尿病的关系尚未明确。MFS患者存在脂肪组织的改变，包括脂肪营养不良或异常脂肪组织沉积所致超重和肥胖，容易导致代谢异常，如胰岛素抵抗，可能与糖尿病的发生有关。此外，*FBN1*基因变异可造成转化生长因子（TGF-β）信号通路的异常激活，TGF-β可介导炎症和免疫反应，导致内皮功能障碍。MFS合并糖尿病患者的血管并发症风险可能进一步增加，临床中应加以关注。

四、病例点评

糖尿病的患病率逐渐升高，口干、多饮、多尿是其典型的临床表现。糖尿病患者血糖控制后症状未缓解，多尿程度与血糖控制情况不相符，或多次尿常规检查提示尿比重减低，需警惕合并尿崩症可能，应进一步检查明确，以免漏诊。随着对糖尿病病因认识的逐渐深入，基因变异被发现在其中发挥着不可忽视的作用。对患者详实的病史采集和细致的体格检查，可为糖尿病的病因诊断提供线索，进一步的辅助检查可为糖尿病的病因诊断指明方向。随着针对性基因检测的开展，我们对于糖尿病的认识逐渐深化，为糖尿病的精准治疗夯实基础。MFS常有特殊体型，如体型瘦长、蜘蛛样指（趾）、脊柱侧凸，临床中应注意识别。该病常累及心血管、肌肉骨骼及眼部，主动脉根部动脉瘤破裂及主动脉夹层可危及生命。通过及时的临床辅助检查和基因筛查进行早期诊断和干预，对于预防MFS患者猝死等不良事件、提高家庭的生活质量具有重要意义，对患者子代未来的优生优育也可能有指导意义。

（病例提供者：张晶晶　乐云逸　北京大学第三医院）

（点评专家：杨　进　北京大学第三医院）

参考文献

[1]Loeys BL，Dietz HC，Braverman AC，et al.The revised Ghent nosology for the Marfan syndrome[J].J Med Genet，2010，47（7）：476.doi：10.1136/jmg.2009.072785. PMID：20591885.

[2]Zeigler SM，Sloan B，Jones JA.Pathophysiology and Pathogenesis of Marfan Syndrome[J]. Adv Exp Med Biol，2021，1348：185-206.doi：10.1007/978-3-030-80614-9_8. PMID：34807420.

[3]Palz M，Tiecke F，Booms P，et al.Clustering of mutations associated with mild Marfan-like phenotypes in the 3' region of FBN1 suggests a potential genotype-phenotype correlation[J].Am J Med Genet，2000，91（3）：212-221.doi：10.1002/（sici）1096-8628（20000320）91：3<212：aid-ajmg12>3.0.co；2-3.PMID：10756346.

[4]Isselbacher EM，Preventza O，Hamilton Black J，et al.2022 ACC/AHA Guideline for the Diagnosis and Management of Aortic Disease：A Report of the American Heart Association/American College of Cardiology Joint Committee on Clinical Practice Guidelines[J].Circulation，2022，146（24）：e334-e482.doi：10.1161/CIR.0000000000001106.Epub 2022 Nov 2.PMID：36322642.

[5]Maron BJ，Chaitman BR，Ackerman MJ，et al.Recommendations for physical activity and recreational sports participation for young patients with genetic cardiovascular diseases[J].Circulation，2004，109（22）：2807-2816.doi：10.1161/01.CIR.0000128363.85581.E1.PMID：15184297.

[6]Wright MJ，Connolly HM.马凡综合征及相关疾病的治疗.UpToDate临床顾问.https：

//www.uptodate.cn/contents/zh–Hans/management–of–marfan–syndrome–and–related–disorders.（Accessed on May 8，2023）.

[7]Christ–Crain M，Bichet DG，Fenske WK，et al.Diabetes insipidus[J].Nat Rev Dis Primers，2019，5（1）：54.doi：10.1038/s41572–019–0103–2.PMID：31395885.

[8]中国医师协会内分泌代谢科医师分会，国家代谢性疾病临床医学研究中心.糖尿病分型诊断中国专家共识[J].中华糖尿病杂志，2022，14（2）：120–39.doi：10.3760/cma.j.cn115791–20211219–00672.

[9]Tiedemann K，Muthu ML，Reinhardt DP，et al.Male Marfan mice are predisposed to high–fat diet–induced obesity，diabetes，and fatty liver[J].Am J Physiol Cell Physiol，2022，323（2）：C354–366.doi：10.1152/ajpcell.00062.2022.Epub 2022 Jun 27.PMID：35759435.

病例5　2型糖尿病伴皮下胰岛素抵抗综合征

一、病历摘要

（一）病史简介

患者女性，20岁，因“多毛、闭经、血糖升高6年”入院。

现病史：患者2015年（13岁）月经初潮，2016年7月无诱因出现下唇及腹白线毛发增多变粗、闭经4个月，同时出现口干、多饮、多尿伴体重下降，当地医院查静脉空腹血糖11.6mmol/L，谷丙转氨酶408U/L，妇科超声示卵巢呈多囊样改变，诊断为“2型糖尿病、肝功异常和多囊卵巢综合征（polycystic ovary syndrome，PCOS）”，嘱控制饮食，未给予降糖药物；予“护肝片”对症降肝酶治疗；口服“炔雌醇环丙孕酮片（达因35）”治疗后月经来潮3个月，停药后再次闭经。2016年10月当地医院查静脉空腹血糖＞17mmol/L，餐后2小时血糖＞20mmol/L，给予二甲双胍联合门冬胰岛素30 22U、16U早晚餐前皮下注射治疗，自诉空腹血糖波动在5～6mmol/L，餐后2小时血糖＜10mmol/L；3个月后遵医嘱停用胰岛素，生活方式干预联合二甲双胍治疗，血糖控制较平稳。2021年5月无诱因血糖水平明显升高，空腹血糖波动在18～19mmol/L，降糖方案调整为皮下注射利拉鲁肽1.8mg 1次/日、德谷门冬双胰岛素26U 1次/晚餐前，口服格列齐特缓释片120mg 1次/日、达格列净10mg 1次/日及盐酸二甲双胍0.5g 2次/日治疗，自测空腹血糖波动在13～20mmol/L，间断出现糖尿病酮症。2022年5月就诊于上海某医院查糖化血红蛋白9.7%，空腹、餐后1小时及2小时血糖分别为12.6mmol/L、14.6mmol/L、18.4mmol/L，胰岛素分别为23.5mU/L、141.4mU/L、258.7mU/L，C肽分别为2.48μg/L、4.77μg/L、6.11μg/L，给予胰岛素泵（77U/24h）联合格列齐特缓释片120mg 1次/日、达格列净10mg 1次/日、阿卡波糖100mg 3次/日、二甲双胍0.5g 2次/日治疗，空腹血糖波动在13～16mmol/L。2022年7月因腹部贴膜部位水疱停用胰岛素泵，改为胰岛素多次皮下注射［基础量45U，三餐前大剂量分别为35U、25U、40U；胰岛素总剂量145U，2.21U/（kg·24h）］联合上述口服药治疗，空腹血糖波动在15～17mmol/L，餐后2小时血糖波动在20～26mmol/L。为调整降糖方案、明确闭经原因收入我院。患者对皮下注射药物有恐惧感；使用利拉鲁肽治疗胃肠道反应较重。13岁月经初潮，2016年3月前月经规律。母亲38岁诊断为2型糖尿病，使用门冬胰岛素30联合二甲双胍治疗，空腹血糖控制在4～6mmol/L。

既往史：2020年4月因右侧髋关节脱位行手术治疗，术后运动时髋关节部位略有疼痛。

（二）体格检查

身高167cm，体重79kg，BMI 28.32，腰围85cm，臀围97cm。卧位血压140/90mmHg，立位血压142/89mmHg。上唇、下颌、腹白线、大腿内侧可见性毛增多变粗，颈部、腋下、腹股沟皮肤未见明显黑棘皮征（病例5图1）；无满月脸、水牛背及皮肤紫纹，体型均匀，双下肢无水肿。未见全身及部分皮下脂肪萎缩。

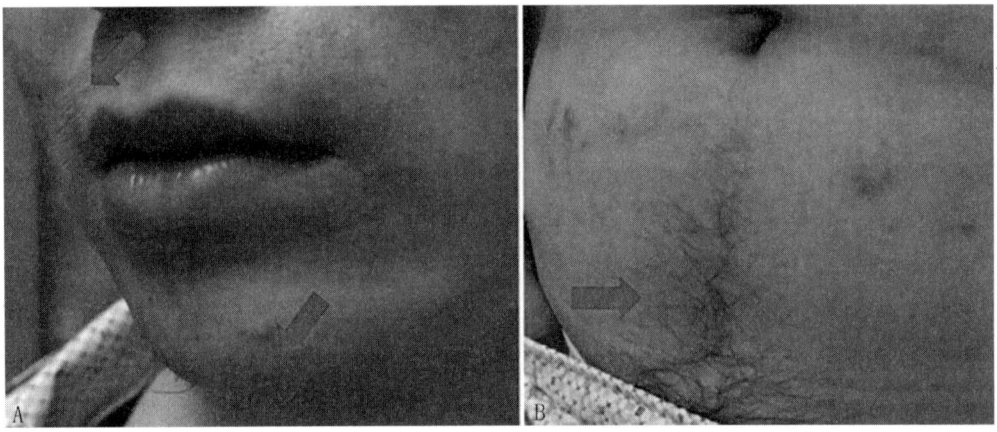

病例5图1　雄性化体征

注：A.上唇及下颌可见性毛；B.腹白线可见性毛。

（三）辅助检查

入院后检查：糖化血红蛋白9.5%；正常餐试验示空腹、餐后1小时及餐后2小时血糖分别为12.89mmol/L、18.05mmol/L、21.91mmol/L，C肽分别为3.41μg/L、4.47μg/L、5.75μg/L，胰岛素分别为28.21mU/L、46.96mU/L、63.59mU/L。胰岛素自身抗体阴性。促肾上腺皮质激素–皮质醇节律、甲状腺功能、IGF–1正常。性腺激素检查：睾酮2.76nmol/L（0.31～1.66nmol/L），黄体生成素（Luteinizing hormone，LH）10.07U/L（1.5～33.4U/L），卵泡刺激素（Follicle–stimulating hormone，FSH）8.68U/L（1.5～33.4U/L），泌乳素17.53μg/L（2.8～29.2μg/L）；妇科超声示卵巢多囊样改变。自身免疫指标均未见异常。全外显子测序未见任何基因突变。

二、诊治经过

嘱患者控制饮食，给予二甲双胍0.5g 4次/日，恩格列净10mg 1次/日，阿卡波糖100mg 3次/日，吡格列酮15mg 1次/日，门冬胰岛素24U 三餐前、甘精胰岛素U300 20～24U 1次/晚皮下注射治疗（腹部、臀部、上臂多部位轮换皮下注射），监测空腹血糖波动在11～25mmol/L、餐后2小时血糖波动在16～25mmol/L，无夜间低血糖发生；经生酮饮食后患者血糖仍未见明显下降。性腺激素及妇科超声提示患者月经紊乱及多毛为胰岛素抵抗导致的PCOS所致。

患者空腹胰岛素水平＞20mU/L，既往使用大剂量胰岛素［2.21U/（kg·24h）］联合口服药治疗血糖控制不佳，且存在PCOS，提示胰岛素抵抗致糖尿病。IAA阴性，排除外源性胰岛素抗体综合征（exogenous insulin autoantibody syndrome，EIAS）及胰岛素自身免疫综合征（insulin autoimmunity syndrome，IAS）；内分泌相关激素检查不支持内分泌相关疾病导致的胰岛素抵抗；无特殊药物服用史，不支持药物导致的胰岛素抵抗；大剂量外源性胰岛素治疗效果不佳，不支持内源性胰岛素结构异常导致的糖尿病；体型偏胖、无黑棘皮表现且自身免疫指标均未见异常，不支持B型胰岛素抵抗综合征（type B insulin resistance syndrome，TBIR）；全外显子测序未见任何基因突变，不支持胰岛素信号通路异常导致的特殊类型糖尿病（如矮妖精综合征、Rabson-Mendenhall综合征、A型胰岛素抵抗、SHORT综合征等）；未见全身及部分皮下脂肪萎缩，结合基因检测结果不支持脂肪萎缩性糖尿病。行静脉胰岛素耐量试验示：胰岛素3U/h持续静脉输注可使患者血糖维持在5.3～7.1mmol/h，提示患者基础胰岛素用量约为72U/24h［0.9U/（kg·24h）］；进餐后患者血糖明显升高，静脉推注4～6U胰岛素可使餐后血糖平稳下降（病例5图2）。患者皮下胰岛素治疗效果差而静脉胰岛素治疗效果好，提示为2型糖尿病合并胰岛素药代动力学异常（皮下吸收、清除）导致的皮下胰岛素抵抗综合征（subcutaneous insulin resistance syndrome，SIRS）。给予患者二甲双胍0.5g 4次/日，恩格列净10mg 1次/日；甘精胰岛素U300 30U早餐前及睡前上臂肌内注射，赖脯胰岛素6～10U三餐前上臂肌内注射（注射针头长度为8mm），患者空腹血糖控制在7～9mmol/L，餐后2小时血糖控制在8～12mmol/L。出院后1周及1个月后随访，患者血糖波动在8～12mmol/L；2个月后月经来潮，复查睾酮为1.23nmol/L，多毛较前略有改善；体重无明显下降。

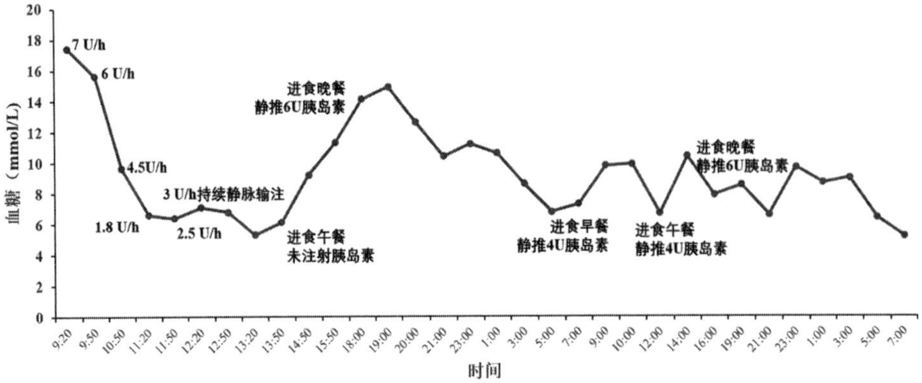

病例5图2　静脉胰岛素输注试验

三、病例讨论

胰岛素抵抗定义为由于各种原因导致胰岛素靶组织在血浆胰岛素浓度升高时不能充分处理血糖、抑制内源性葡萄糖产生和脂解以及刺激糖原合成的能力。超重或肥胖、糖耐量异常、2型糖尿病等病理状态下可伴有不同程度的胰岛素抵抗；内分泌疾病导致的胰岛素拮抗激素水平升高、胰岛素药代动力学异常、胰岛素信号传导缺陷、部分或全身脂肪营养不良、一些复杂综合征（Alstrom’s综合征、强直性肌营养不良症、先天性肌纤维类型不均衡肌病、Werner’s综合征等遗传性综合征）均可导致胰岛素抵抗的发生。该患者皮下注射2.21U/（kg·24h）胰岛素血糖控制不佳，提示存在严重胰岛素抵抗。经相关实验室检查排除了内分泌疾病导致的胰岛素拮抗激素水平升高所致的胰岛素抵抗；胰岛素水平仅轻度升高且基因突变未见异常，不支持遗传性疾病所致的严重胰岛素抵抗；皮下胰岛素抵抗而静脉胰岛素效果佳提示为胰岛素药代动力学异常即SIRS导致的胰岛素抵抗。

1975年，Schneider首次报道了一例1型糖尿病患者对皮下注射超大剂量胰岛素治疗效果不佳，而对静脉胰岛素敏感的临床现象，将其称之为SIRS。SIRS常见于长期使用胰岛素治疗的1型糖尿病患者，女性多见，因目前报道病例数较少，并无确切患病率数据。SIRS的诊断主要参照20世纪70年代Paulsen制定的标准：①对皮下注射胰岛素抵抗，对静脉注射胰岛素敏感；②皮下注射胰岛素后血清游离胰岛素水平不升高；③皮下组织胰岛素吸收障碍或降解加速。目前多以患者对皮下注射胰岛素抵抗，对静脉注射胰岛素敏感进行临床诊断。SIRS患者胰岛素多轻度升高，但皮下注射胰岛素剂量多超过1U/（kg·24h），皮下注射胰岛素用量可高达静脉胰岛素用量的16倍之多。导致SIRS的病因较多：长期反复皮下注射外源性胰岛素导致皮肤局部淀粉样变，使胰岛素从皮下组织转移到血液循环受损，由此产生的皮下淀粉样变沉积物形成物理屏障阻碍胰岛素吸收；吸附新注射至皮下的胰岛素并使其快速形成淀粉样纤维而失去活性；诱发局部炎症细胞聚集并产生胰岛素降解酶或使其活性增加从而加速胰岛素降解。另外，皮下组织血运障碍，皮下脂肪萎缩、增生、纤维化、水肿等都可导致皮下胰岛素吸收障碍而导致SIRS的发生。

SIRS的治疗仍是目前的难题，临床疗效并不理想。目前主要方法有如下几种。

1. 促进皮下胰岛素吸收　①改为超浓缩胰岛素：单次皮下注射胰岛素剂量超过40U时胰岛素吸收效率减低，超浓缩胰岛素可减少皮下注射胰岛素体积，增加胰岛素吸收效率，如胰岛素U500和甘精胰岛素U300效果优于甘精胰岛素U100；②肝素与胰岛素混合：肝素能调节血管内皮生长因子的生物活性，提供间隙空间并促进水溶性分子的扩散，因此推断肝素促进注射胰岛素从皮下组织到血管的运输。Yuko N曾用赖脯胰岛素与肝素混合（10U胰岛素＋100U肝素）皮下注射治疗一例SIRS患者，并通过荧光酶免疫测定试剂证实，与单用胰岛素方案相比，赖脯胰岛素和肝素的混合物有效地提高了血清胰岛素水平，并且可以降低血浆葡萄糖水平。但长期使用肝素皮下注射有造成皮下出血可能，不建议长期使用；③改用超速效赖脯胰岛素：超速效赖脯胰岛素含有曲前列尼尔和柠檬酸盐成分，预计具有与肝素相似的效果，Takahiro Ishii将一例使用肝素与赖脯胰岛素混合治疗的SIRS患者更换为超速效赖脯胰岛素后依然取得良好治疗效果。

2. 改为非皮下胰岛素给药途径　包括持续静脉胰岛素泵注射胰岛素、植入式持续腹腔内胰岛素泵注射胰岛素、肌内注射胰岛素等。前两者具有感染、导管阻塞等风险，且费用昂贵，临床使用较少。中日友好医院曾报道一例1型糖尿病合并SIRS患者使用肌内注射胰岛素治疗取得良好血糖控制。

3. 使用胰岛素降解酶抑制剂或蛋白酶抑制剂　对胰岛素降解酶产生增多或活性增加的SIRS患者，胰岛素联用胰岛素降解酶抑制剂（抑肽酶屈来密多、Aprotinin）或蛋白酶抑制剂（萘莫司他）抑制胰岛素降解是有效治疗方法，但长期使用也有恶心、荨麻疹、发热、瘙痒及血管炎等副作用。因超浓缩及超速效胰岛素目前国内无法获得，长期使用肝素与胰岛素混合注射液有皮下出血风险，本例患者选择肌内注射胰岛素，并取得阶段性良好效果，远期疗效尚需观察。

四、病例点评

本例考虑为2型糖尿病合并SIRS。因SIRS多发生在1型糖尿病，该患者为2型糖尿病且存在PCOS等，因此对皮下胰岛素抵抗的诊断存在很大的混淆因素。长期使用外源性胰岛素皮下注射治疗后出现胰岛素降糖疗效下降，超过1U/（kg·24h）胰岛素不能有效控制血糖、胰岛素水平未见明显升高、静脉胰岛素敏感性好的患者应注意SIRS的可能。肌内注射胰岛素不失为治疗SIRS的简便有效方法。

（病例提供者：臧　丽　中国人民解放军总医院第一医学中心）

（病例点评：郭清华　中国人民解放军总医院第一医学中心）

参考文献

[1]Zimmet P，Alberti KG，Shaw J.Global and societal implications of the diabetes epidemic[J].Nature，2001，414：782–787.doi：10.1038/414782a.

[2]Angeliki M.Angelidi，Andreas Filippaios，et al.Severe insulin resistance syndromes[J].J Clin Invest，2021，131（4）：e142245.doi：10.1172/JCI142245.

[3]Schneider AJ，Bennett RH.Impaired absorption of insulin as a cause of insulin resistance[J].Diabetes，1975，24：393–448.doi：10.2337/diab.28.7.640.

[4]Yuko N，Mototsugu N，Shunsuke K，et al.Insulin and heparin challenge tests are useful for choosing an optimal insulin regimen in a case of subcutaneous insulin resistance[J].J Diabetes Investig，2020，11（5）：1370–1373.doi：10.1111/jdi.13266.

第三章　继发性糖尿病 03

病例6　自身免疫性胰腺炎相关性糖尿病1

一、病历摘要

（一）病史简介

患者男性，70岁，因“皮肤、巩膜黄染，发现血糖升高2个月”于2021年11月11日入院。

现病史：患者2个月前（2021年9月6日）偶然发现皮肤、巩膜黄染，就诊于我院消化科，实验室检查：谷丙转氨酶147U/L，谷草转氨酶72U/L，总胆红素24μmol/L，血IgG 1670mg/dl（600～1600mg/dl），IgG3 1.3g/L（0.4～1.3g/L），IgG4 13.4g/L（0.03～2.01g/L）。CA72-4 37.9U/ml。静脉空腹血糖7.2mmol/L，糖化血红蛋白5.3%。未监测餐后2小时血糖。腹部CT：胰腺肿胀伴上游胆道梗阻，自身免疫性胰腺炎可能。行超声内镜引导下细针穿刺活检术（EUS-FNA），病理诊断符合IgG4相关慢性胰腺炎，未见肿瘤细胞。诊断IgG4相关慢性胰腺炎及IgG4相关性硬化性胆管炎，于1个月余前（2021年9月15日）予醋酸泼尼松片40mg qd口服2周，此后每周减5mg；减量至20mg qd时每2周减5mg；减至5mg qd时维持1个月。激素治疗第二天患者血糖明显升高，空腹血糖7～10mmol/L，餐后2小时血糖15～20mmol/L，无多尿、多饮、多食、体重减轻，予重组人胰岛素注射液10U tid餐前皮下注射降糖治疗。后多次因血糖控制不佳调整胰岛素剂量，目前方案为：重组人胰岛素注射液12U—14U—14U三餐前皮下注射，监测空腹血糖6.4～7.2mmol/L，餐后2小时血糖6.7～15.7mmol/L。1个月前出现双手指末端麻木，现为进一步诊治收入我科。患者病程中，未发生明显心悸、出冷汗、手抖、饥饿感等低血糖症状，未发生头痛、腹痛、恶心呕吐等酮症症状。否认泡沫尿，否认视物模糊，否认间歇性跛行。平素进行饮食控制，近期早餐进食鸡蛋、牛奶、点心；午餐进食3两主食、少许蔬菜、肉类；晚餐进食3两主食、少许蔬菜、肉类。每日运动10 000步以上。自发病以来，神志清楚，精神可，食欲可，大小便如常，近期体重无明显变化。

既往史：高血压病史16年，血压最高170/80mmHg，服用缬沙坦氢氯噻嗪片1片

qd，血压可控制在140/60mmHg左右。12年前因“甲状腺结节”行甲状腺部分切除术，术后出现甲状腺功能减退，口服左甲状腺素钠片75μg qd治疗。否认肝炎、结核、疟疾病史，否认心脏病史，否认脑血管疾病、精神疾病史，否认外伤史，否认食物、药物过敏史，预防接种史不详。吸烟50年，平均20支/日，未戒烟，否认饮酒史。

家族史：否认家族性遗传病史。

（二）体格检查

体温36.5℃，脉搏97次/分，呼吸19次/分，血压136/64mmHg，身高171cm，体重58kg，BMI 19.8，颈围40cm，腹围83m，腰围85cm，臀围92cm。未见明显满月脸、水牛背、皮肤紫纹、体毛增多。双侧甲状腺无肿大，质软，未触及压痛、震颤，未闻及血管杂音。心肺无特殊。腹平坦，未见腹壁静脉曲张，腹部柔软，无压痛、反跳痛，腹部无包块，肝脏未触及，脾脏未触及，Murphy氏征阴性，肾脏无叩击痛，无移动性浊音。肠鸣音正常，4次/分。双下肢无水肿，双侧触觉、痛温觉、跟腱反射、压力觉、振动觉检查正常。

（三）辅助检查

血常规：血小板6.94 × 10^9/L，血红蛋白125g/L，血小板268 × 10^9/L。

全血糖化血红蛋白：5.5%。

OGTT试验：见病例6表1。

病例6表1　OGTT试验

	空腹	OGTT 2 小时
葡萄糖（mmol/L）	5.8	19.4
胰岛素（μU/mL）	3	90.4
C 肽（pmol/L）	400.6	2363.1

胰岛相关抗体ICA、IAA、GADA阴性。

尿常规：尿蛋白阴性。

甲状腺功能正常。

皮质醇节律及ACTH：见病例6表2。

病例6表2　皮质醇节律及ACTH

皮质醇节律	8AM COR	4PM COR	0AM COR
（μg/dl）	6.4	3.2	＜1.00
ACTH（pg/ml）		10.3	

生长激素0.1ng/ml，类胰岛素样生长因子166ng/ml（59～483ng/m）。

性激素六项：促黄体激素6.93mIU/ml，促卵泡激素16.39mIU/ml，催乳素7.41ng/ml，雌二醇29.45pg/ml，睾酮5.4557ng/ml，孕酮0.16ng/ml。

血清骨胶素21-1：6.9ng/ml，癌抗72-4 16.7U/ml。

25-羟基维生素D 19.8ng/ml。

免疫球蛋白IgG 1200mg/dl（600～1600mg/dl），IgG1 4.02g/L（4.2～12.9g/L），IgG2 4.46 g/L（1.4～7.5g/L），IgG3 0.552g/L（0.4～1.3g/L），IgG4 9.48g/L（0.03～2.01g/L）。

自身免疫抗体未查。

脂肪酶98U/L，淀粉酶133U/L；谷丙转氨酶15U/L，谷草转氨酶14U/L，总胆红素11.3μmol/L，直接胆红素3.2μmol/L（0～6.8μmol/L），间接胆红素8.1μmol/L（0～15μmol/L），直接胆红素/间接胆红素0.39μmol/L（0～0.2μmol/L），血肌酐74μmol/L。血脂：TC 6.04mmol/L，TG 0.73mmol/L，LDL-C 4.09mmol/L，HDL-C 1.65mmol/L。

3次UAER平均值＜20μg/min。

胸部CT平扫（2021年9月13日）：①两侧肺门及纵隔多发对称肿大淋巴结；②左肺上叶前段囊腔病变；③双肺少许细支气管炎。

超声内镜引导下胰腺细针穿刺活检术病理：可见少量胰腺腺泡组织及纤维结缔组织增生，可见淋巴细胞及多量浆细胞浸润，结合免疫组化IgG4阳性细胞占比＞40%及临床血清学表现。

腹部超声：胰腺形态饱满，呈“腊肠样”，胰头厚1.2cm，体厚1.1cm，尾厚1.3cm，实质回声减低、欠均匀。胰管内径1.8mm。诊断：肝囊肿、胰腺回声减低、胆囊壁局限性增厚（胆囊腺肌增生症-局灶型可能性大）。

甲状腺超声：甲状腺部分切除术后，残余甲状腺大小形态未见异常，表面尚光滑，实质回声欠均匀，双叶内可见多发低回声及混合回声结节，左叶大者约1.0cm×0.8cm，右叶大者约1.0cm×0.7cm，上述结节边界清，形态规则。双侧颈部未见明显肿大淋巴结。超声诊断：甲状腺部分切除术后，甲状腺双叶实性、囊实性结节，TI-RADS 3类。

颈动脉超声：双侧颈动脉多发斑块，管腔狭窄不明显。

椎动脉超声：双侧椎动脉血流阻力指数增高。

下肢动脉超声：左、右下肢动脉多发斑块，管腔狭窄不明显。

肌电图检查：NCV：右侧正中神经感觉传导动作电位波幅降低；右侧尺神经感

觉传导速度减慢；右侧腓总神经运动传导速度减慢。F波未见异常。

眼科会诊：双眼老年性白内障，未见糖尿病视网膜病变。

唾液腺超声：双侧腮腺及下颌下腺实质回声不均匀，双侧舌下腺未见异常。

胰腺CT：（病例6图1）胰腺弥漫性肿大，腺体饱满，失去正常羽毛状形态，而呈香肠状。

胰腺平扫核磁（2021年9月9日）：胰腺异常表现，考虑自身免疫性胰腺炎可能；胆总管胰腺段受累狭窄，继发肝内外胆管扩张（病例6图2）。

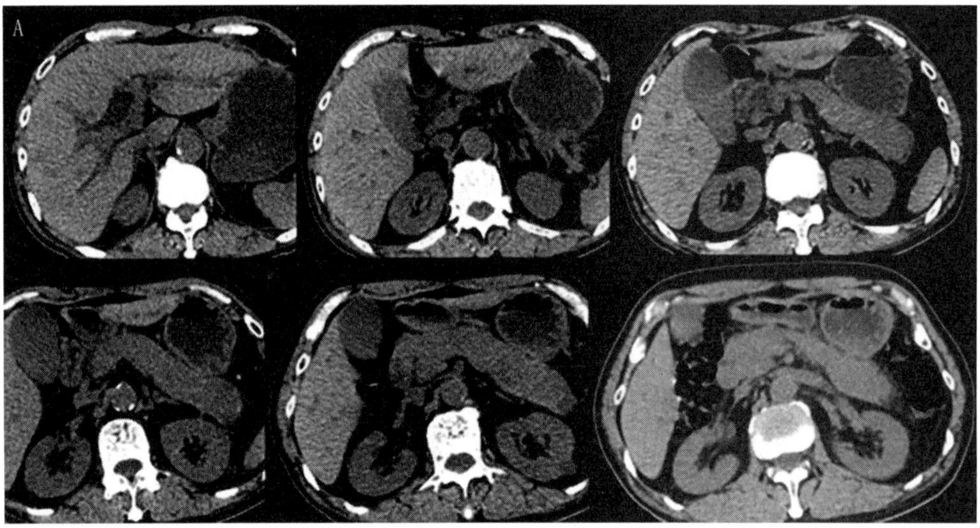

病例6图1A　胰腺平扫CT

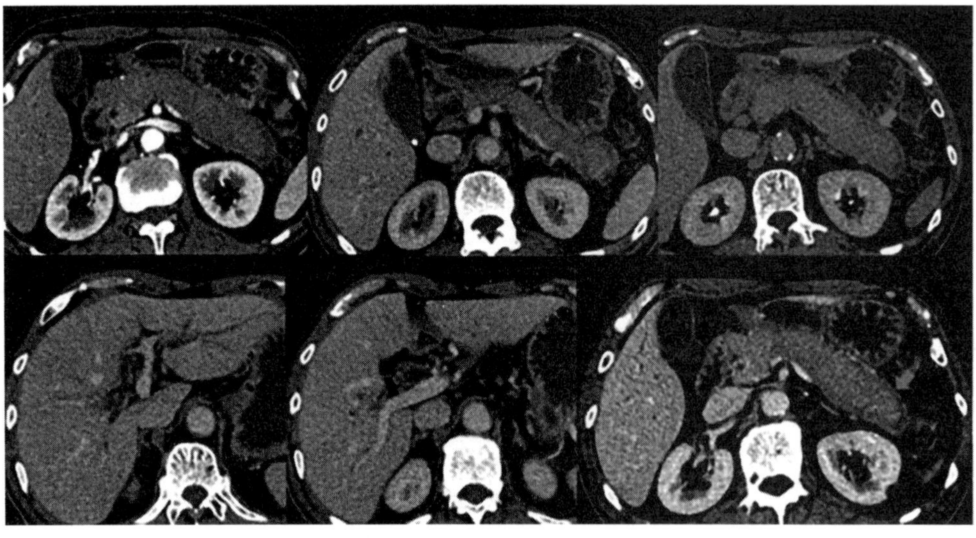

病例6图1B　胰腺增强CT

注：胰腺弥漫性肿大，腺体饱满，失去正常羽毛状形态，而呈香肠状。

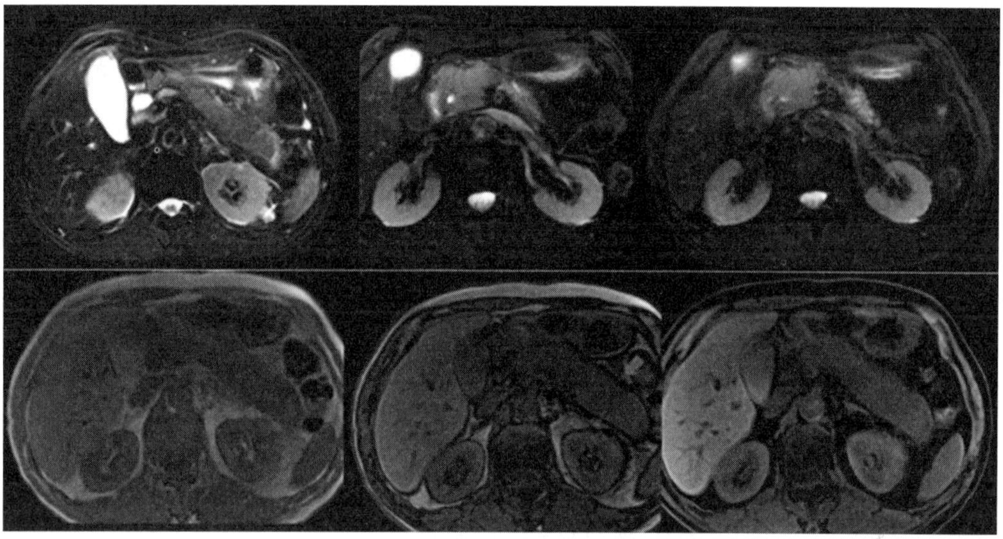

病例6图2　胰腺平扫核磁

注：胰腺弥漫肿胀呈腊肠样改变，T_2WI 及 DWT 信号弥漫增高，T_1WI 信号减低，胰腺周围可见包鞘样异常信号，T_2WI 呈稍低信号，胰管未见扩张。胆总管胰内段狭窄，其上游肝内外胆管扩张。

二、诊疗经过

结合患者症状、体征、辅助检查，考虑诊断为：①IgG4相关性疾病、IgG4相关自身免疫性胰腺炎、IgG4相关性硬化性胆管炎；②继发性糖尿病可能；③原发性甲状腺功能减退症、甲状腺结节、甲状腺部分切除术后；④原发性高血压2级 很高危；⑤肝功能异常；⑥反流性食管炎。

糖尿病治疗方面，入院后予降糖治疗，方案为：赖脯胰岛素12U qdA1—8U qdA2，阿卡波糖片50mg qdA3，盐酸二甲双胍片0.5g bid。规律监测血糖示空腹血糖波动于6～7mmol/L，餐后2小时波动于4～11mmol/L。

糖尿病并发症方面：①糖尿病视网膜病变：患者否认近期视力下降、视物模糊，眼科会诊未见糖尿病视网膜病变；②糖尿病肾病：患者否认泡沫尿，血肌酐74μmol/L，3次UAER平均值＜20μg/min，不考虑糖尿病肾病；③糖尿病大血管病变：患者否认间歇性跛行，颈动脉、双下肢动脉超声可见多发斑块。入院查血脂：总胆固醇（TC）6.04mmol/L，甘油三酯（TG）0.73mmol/L，低密度脂蛋白胆固醇4.09mmol/L，HDL-C 1.65mmol/L，予普伐他汀钠片40mg qn降脂治疗；④糖尿病周围神经病变：患者近1个月出现双手指末端麻木，查体双侧触觉、痛温觉、跟腱反射、压力觉、振动觉检查正常。肌电图：NCV：右侧正中神经感觉传导动作电位波幅降低；右侧尺神经感觉传导速度减慢；右侧腓总神经运动传导速度减慢。F波未见异常。不除外糖尿病周围神经病变，予甲钴胺片0.5mg tid口服治疗。

IgG4相关自身免疫性胰腺炎治疗方面，继续予醋酸泼尼松片10mg qd口服，辅以多烯磷脂酰胆碱保肝、雷贝拉唑钠肠溶片抑酸、碳酸钙片补充钙质等治疗。

随访方面：血糖控制方面，应用赖脯胰岛素12U qdA1、6U qdA2、5U qdA3，盐酸二甲双胍片0.5g bid。空腹血糖波动于6～7mmol/L，餐后2小时波动于4～11mmol/L。IgG4相关胰腺炎方面，继续予醋酸泼尼松片10mg qd口服，辅以保肝、抑酸、补充钙质等治疗。在应用2个月激素治疗后（2021年11月16日）复查胰腺平扫核磁：胰腺肿胀及信号改变较前好转；原胰管狭窄、胆总管胰腺段狭窄及肝内外胆管扩张较前好转（病例6图3）。

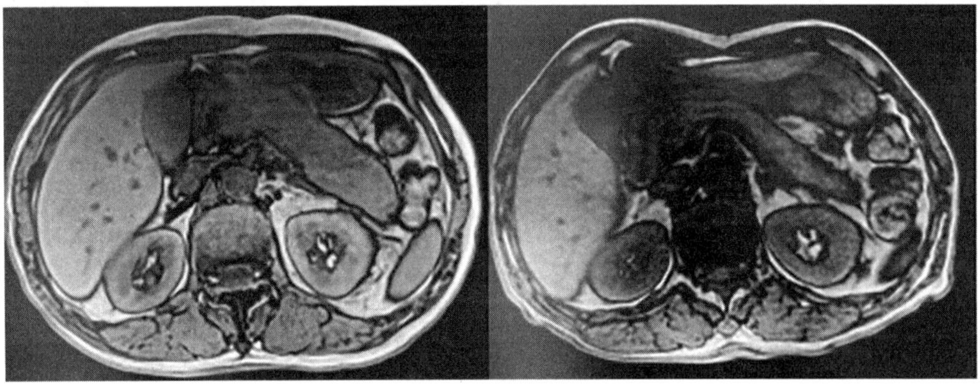

病例6图3　胰腺核磁变化

三、病例讨论

IgG4相关性疾病（IgG4-related disease，IgG4-RD）是免疫介导的纤维炎性疾病，可累及多个器官。主要组织病理表现为以IgG4+浆细胞为主的淋巴、浆细胞浸润，并伴有席纹状纤维化、闭塞性静脉炎和嗜酸性粒细胞浸润。根据2021年《IgG4相关性疾病诊治中国专家共识》，患者符合影像学胰腺弥漫性肿胀，血清IgG4浓度≥1350mg/L及病理可见淋巴细胞及多量浆细胞浸润，IgG4阳性细胞>40%，符合确定诊断IgG4-RD。

IgG4相关性胰腺炎即1型自身免疫性胰腺炎（autoimmune pancreatitis，AIP）是IgG4相关性疾病在胰腺的局部表现。是一种以梗阻性黄疸、腹部不适等为主要临床表现的特殊类型的胰腺炎。AIP主要特征包括影像学表现胰腺肿大和胰管不规则狭窄、胰腺淋巴细胞及浆细胞浸润并发生纤维化、血清IgG4水平升高、类固醇激素疗效显著。在组织学上，1型AIP定义为淋巴浆细胞性硬化性胰腺炎（LPSP）。2型AIP定义为特发性导管中心性胰腺炎（IDCP）或AIP伴粒细胞性上皮病变（GEL）。在合并疾病方面，1型AIP可能是独立的疾病，也可能是伴有其他器官受累（OOI）的IgG4-RD综合征的一部分。2型AIP似乎局限于胰腺，并常与炎症性肠病（IBD）同时出现。该患者病理提示为LPSP，且合并IgG4相关硬化性胆管炎，同时累计腮腺及下颌下腺，更符合1型AIP的临床特点。

IgG4相关性胰腺炎患者临床表现大多为部位模糊的腹上区疼痛、波动性梗阻性黄疸、体质量减小、脂肪泻和胰腺肿块。该患者起病隐匿，出现一过性黄疸、但并无腹痛、腹泻及体重下降症状，因此对于黄疸起病，影像学提示胰腺肿大或者肿块的患者，特别是合并胆管炎、涎腺炎等胰外表现的，需要拓宽思路，考虑到胰腺的IgG4-RD受累。

IgG4相关性胰腺炎患者常合并IgG4相关性硬化性胆管炎、涎腺炎、肾脏浸润、肺部结节、间质性肺病或肺纤维化等胰外表现。该患者影像提示胆总管胰内段狭窄，其上游肝内外胆管扩张，存在胆管受累，诊断考虑硬化性胆管炎，IgG4相关硬化性胆管炎通常与1型AIP同时发生，其组织学、治疗和预后都不同于原发性硬化性胆管炎。同时，唾液腺疾病-唾液腺受累可表现为大唾液腺肿大或硬化性唾液腺炎。泪腺、腮腺和下颌下腺通常全部受累，或其中几种同时受累。泪腺、腮腺和下颌下腺同时肿大称为“IgG4相关Mikulicz病”。患者超声提示双侧腮腺及下颌下腺实质回声不均匀，考虑腮腺及下颌下腺受累不除外。

AIP易被误诊为胰腺癌而导致不必要的手术，因为两者均可表现为梗阻性黄疸及胰腺包块。该患者为老年男性，隐匿起病。有皮肤、巩膜黄染，生化提示ALT及AST升高，直接胆红质及间接胆红质升高，腹部CT检查提示胰腺增大，初诊不能排除胰腺癌的诊断，进一步增强CT检查发现胰腺明显肿胀。IgG4相关性胰腺炎患者影像学检查可表现为胰腺增大，同时可能出现梗阻性黄疸等症状，但IgG4相关性胰腺炎CT或MRI检查典型表现主要是弥漫性的胰腺增大且有延迟增强，一般无明显扩张的胰管，胰腺尾部可出现晕征。而胰腺癌增强CT或MRI检查常表现为低密度包块，远端胰管扩张，伴或不伴有远端胰腺萎缩。该患者增强影像学检查表现更符合IgG4相关性胰腺炎，然而，影像学表现并不能绝对地将胰腺癌与IgG4相关性胰腺炎区分开，也有少数IgG4相关性胰腺炎患者影像学检查表现为胰腺低密度包块、胰管扩张及远端胰腺萎缩。此时，EUS下行细针穿刺获得组织学证据及诊断性应用糖皮质激素会成为诊断该疾病的选择之一。

那么，血清IgG4升高一定是AIP吗？AIP与胰腺癌的胰腺病变组织中均有IgG4阳性浆细胞浸润，胰腺癌患者的水平更低，通常低于正常上限的2倍，因此不能单凭血清IgG4升高而排除胰腺恶性肿瘤。而术中活检或超声内镜活检是鉴别的金标准。

如果CA19-9不高，就一定不是胰腺癌吗？CA19-9是胰腺癌相关的肿瘤标志物。如果患者存在岩藻糖转移酶3（FUT3）的特异性失活性遗传变异，则CA19-9水平可能极低或无，而存在FUT2的失活性突变则CA19-9水平高于正常值。胰腺癌CA19-9水平并不一定升高。

在治疗效果方面的IgG4相关性胰腺炎患者经糖皮质激素治疗后会出现黄疸逐渐减退。一旦确诊为IgG4相关性胰腺炎，如无禁忌，糖皮质激素为一线治疗手段。而对糖皮质激素反应良好也是诊断IgG4相关性胰腺炎的一个重要标志。但是糖皮质激素试验性治疗只对胰腺癌检查呈阴性的患者。对于AIP证据不明确且具有胰腺癌特征的患者，胰腺癌的概率接近95%（年龄>60岁、局灶性胰腺受累、IgG4水平中度升高，以及无胰腺外证据），可以使用EUS-FNB来协助诊断胰腺癌。胰腺穿刺活检技术是一种诊断胰腺疾病，尤其是胰腺肿瘤的有效方法。它主要包括两种类型：细针抽吸活检（fine needle aspiration，FNA）和细针组织活检（fine needle biopsy，FNB）。FNA通过抽吸细胞液进行细胞学检查，而FNB通过取出组织样本进行组织学检查。两者各有优缺点，但总体而言，FNB的敏感性和特异性较高。

对于疑似AIP的患者，除非通过EUS-FNB取得充足的细胞学/病理学标本并得到2次阴性结果，否则不建议启用泼尼松进行诊断性试验。因为短程糖皮质激素治疗，通常可使1型AIP出现显著的影像学和临床改善，从而掩盖真正的诊断。

在糖尿病分型方面，患者老年起病，病程隐匿，BMI 19.8，无三多一少症状。既往无糖尿病病史。否认糖尿病家族史，无反复酮症。HbA1c正常，OGTT试验空腹C肽400.6pmol/L，2小时C肽2363.1pmol/L，胰岛相关抗体（-）。诊断方面考虑继发性糖尿病，IgG4相关自身免疫性胰腺炎。而临床表现方面，该患者较为符合：AIP继发的糖尿病临床表现上常于中老年起病，男性多见，多数无糖尿病家族史。也可以无典型临床表现，可仅表现为体重减轻和腹痛。实验室检查方面多为HbA1c水平轻度升高，胰岛素分泌缺乏而非抵抗，GADA和IA-2常为阴性，糖皮质激素治疗后可改善一部分AIP继发糖尿病患者的血糖。

另外，患者入院空腹血糖偏高，应用激素1天后出现血糖明显升高。患者是否同时合并类固醇性糖尿病？类固醇性糖尿病多以餐后血糖升高为主，尤以下午升高明显，高血糖状态随着激素的减量多能迅速好转。患者应用激素与血糖明显升高时间相差过短，且随访期间激素减量，但血糖并未改善，胰岛素也未有减量，故不支持该诊断。

在随访中，还需要定期监测IgG4水平，IgG4再次升高亦与未来疾病复发密切相关。而高复发风险者，改用更强的治疗可有效防止疾病复发。对长期随访的IgG4相关疾病者，激素维持在6.25mg/d左右较维持剂量更低者更有效维持疾病缓解，防止疾病复发。

四、病例点评

AIP是一种自身免疫相关的特殊类型慢性胰腺炎，血清IgG4是国际标准中诊断1型AIP唯一的血清标志物，需要注意血清IgG4在部分胰腺癌患者中也有升高。也可将血清CA19-9与IgG4结合起来用于鉴别AIP及胰腺癌可提高诊断的敏感性及特异性。弥漫性AIP由于其独特的影像学特点逐渐被临床所熟知，如胰腺弥漫性肿大、“腊肠征”、延迟性强化等，较少被误诊为胰腺癌，而局灶性AIP是与胰腺癌鉴别诊断的难点，对于两者的鉴别，需要结合病变的增强后强化特点、胰管形态、IgG4及胰腺外器官受累情况综合判断，难以鉴别时可通过EUS-FNA获取组织病理学检查结果。

糖皮质激素是目前公认的治疗AIP最为有效的方式，但是如何预防AIP的复发及AIP复发的治疗是目前AIP治疗的难题。2016年国际胰腺病协会AIP治疗专家共识中认为激素治疗后IgG4水平持续高值是AIP可能复发的高危因素。因此，临床医师应不断加强对AIP的重视程度，对于难以鉴别的病例，应综合分析临床症状，实验室、影像学及组织病理学检查结果，不能单一地看待某一诊断依据，从而提高AIP的诊断率，避免AIP的漏诊和不必要的手术。

（病例提供者：张　洁　王晓霞　北京医院·国家老年医学中心）
（点评专家：潘　琦　北京医院·国家老年医学中心）

参考文献

[1]Deshpande V，Zen Y，Chan JK，et al Consensus statement on the pathology of lgG4-related disease[J].Mod Pathol，2012，25（9）：1181-1192.DOI：10.1038/modpathoL2012.72.

[2]张文，董凌莉，朱剑，等.IgG4相关性疾病诊治中国专家共识[J].中华内科杂志，2021，60（3）：192-206.DOI：10.3760Ycmajcn112138-20200803-00726.

病例7　自身免疫性胰腺炎相关性糖尿病2

一、病历摘要

（一）病史简介

患者男性，54岁，因“发现血糖升高4年余、多饮多尿、体重下降3年余”入院。

现病史：患者于2015年5月5日因“发现血糖升高2年，多饮、多食、体重下降1年”在我科住院，查空腹血糖7.60mmol/L，餐后2小时血糖15.17mmol/L，空腹C肽180.7pmol/L，餐后2小时C肽306.9pmol/L，胰岛自身抗体阴性，腹部彩超发现门静脉及分支内附壁栓子、胰尾及脾门区低回声结节、双侧颈部多发淋巴结肿大声像，诊断为：①2型糖尿病；②门静脉血栓可能性大；③脾功能亢进症；④缺铁性贫血；⑤颈部多发肿大淋巴结；⑥脾门区低回声结节待排待删。予以门冬胰岛素三餐前皮下注射、甘精胰岛素睡前皮下注射降糖，血糖平稳后出院。

出院后患者自行停用甘精胰岛素，改为门冬胰岛素30三餐前皮下注射，偶测空腹血糖9.6mmol/L、餐后2小时血糖16mmol/L，体重仍持续下降，伴乏力，食欲可。2017年8月10日再次拟 “糖尿病”收入我科。发病以来，体重下降22.5kg，大便正常，夜尿4次/晚。

既往史：1988年因“胃穿孔”行胃部分切除术，术后慢性贫血；2007年12月因“颈部包块及眼睑肿物”在我院行右侧颌下淋巴结及左下眼睑结节活检术；2009年10月因“反复上腹痛4个月”在我院诊断为：①胆囊结石、胆囊炎；②胰腺炎、胰腺假性囊肿，行胆囊切除术及胰腺假性囊肿引流术。否认乙肝、结核等传染病史。

家族史：否认家族相关遗传病史。

（二）体格检查

体温36.2℃，脉搏85次/分，呼吸20次/分，血压123/75mmHg，身高161cm，体重55kg，BMI 21.2，腰围81cm，臀围86cm，腰臀比0.94。颈部可触及多个肿大淋巴结，最大直径约1cm，左腋下可触及直径约2cm的淋巴结，较光滑，质硬，活动良好，无压痛。未见肝掌、蜘蛛痣，未见腹壁静脉曲张。心肺查体未见异常。肝脏肋缘下未触及，脾脏肋缘下约3cm。糖尿病足筛查无异常。

（三）辅助检查

1. 内分泌系统　见病例7表1。

病例7表1　2次住院血糖及C肽检查

项目	2015年5月	2017年8月
血糖0小时（mmol/L）	7.6 ↑	5.55
血糖1小时（mmol/L）	11.83	
血糖2小时（mmol/L）	15.17 ↑	24.42 ↑
C肽0小时（pmol/L）	180.7 ↓	156.0 ↓
C肽1小时（pmol/L）	234.8 ↓	
C肽2小时（pmol/L）	306.9 ↓	460.5 ↓
HbA1c（%）	12.30 ↑	11.60 ↑

胰岛自身抗体GAD-Ab、IA2-Ab、ZnT-8Ab阴性。

甲功三项正常，血脂、电解质无异常。

皮质醇（8am）：349.7nmol/L（85.3～618.0nmol/L）；促肾上腺皮质激素（8am）30.0ng/L（0.0～46.0ng/L）。

眼底检查（–）。

2. 消化系统　大便隐血试验阴性。其他生化指标见病例7表2。

胃镜：①残胃及吻合口炎；②毕2式术后；③重度胃底静脉曲张。吻合口病检未见癌细胞。

病例7表2　两次住院肝功能和彩超检查

项目	2015年5月	2017年8月
谷丙转氨酶（U/L）	7.9	6.5
谷草转氨酶（U/L）	–	13.7
总蛋白（g/L）	–	88.2 ↑
白蛋白（g/L）	30.2 ↓	29.2 ↓
球蛋白（g/L）	52.8 ↑	59.0 ↓
白球比例（g/L）	0.57 ↓	0.49 ↓
彩超	门静脉及分支内附壁低声回声物，考虑栓子；胰尾低回声；胆总管壁增厚，脾大，脾门区低回声结节声像；双侧颈部多发淋巴结肿大声像	门静脉及分支内附壁低回声，考虑栓子，胰尾回升降低，胆总管壁增厚，脾大，脾门区低回声结节声像；甲状腺未见明显异常声像。双侧颈部多发淋巴结声像，部分肿大

2009年腹部手术前及术后1年腹部影像学资料见病例7表3。

病例7表3　2009年10月术前腹部MRI及2010年术后腹部CT检查报告

项目	2009 年 10 月术前 MRI	2010 年 10 月术后复查腹部 CT
MRI/CT	胆总管末端结石并梗阻可能性大，胆囊多发结石，胰尾囊性病变，假性囊肿可能性大	胆囊切除术后改变，脾大 胰腺假性囊肿引流术后改变 肝内胆管稍扩张

患者2009年10月术前腹部MRI检查、2010年术后腹部CT检查如病例7图1。

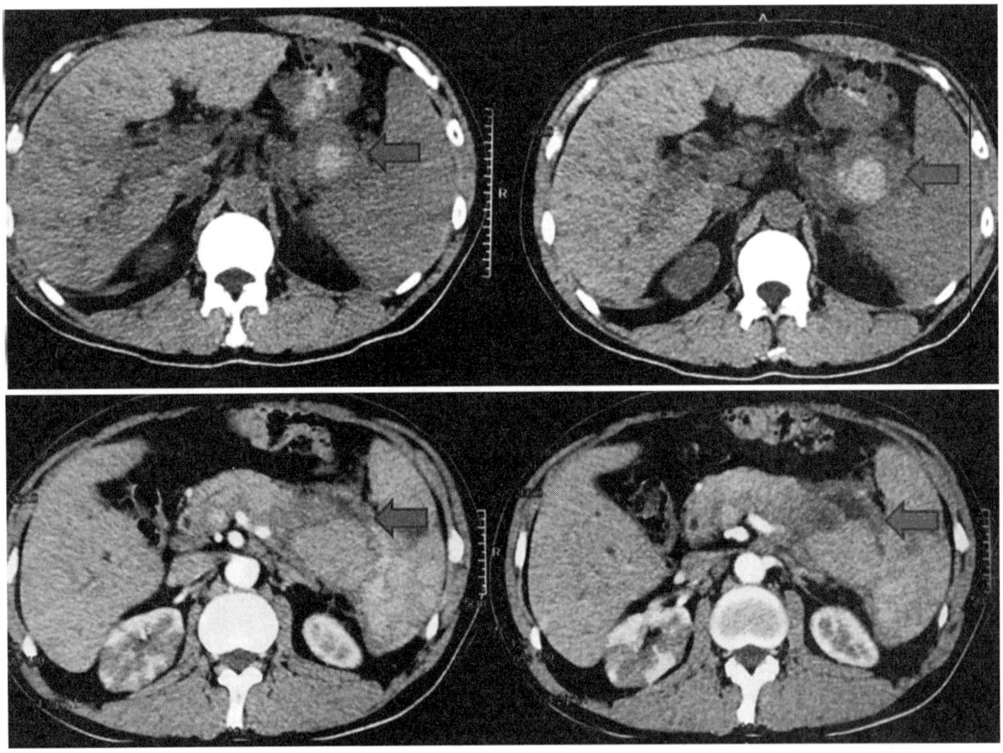

病例7图1　患者2009年10月术前腹部MRI检查（上），2010年术后腹部CT检查（下）

3. 血液系统　见病例7表4。

病例7表4　两次住院血常规检查

项目	2015 年 5 月	2017 年 8 月
血细胞计数（/L）	5.42×10^9	6.02×10^9
血红蛋白（g/L）	86 ↓	88 ↓
红细胞计数（/L）	4.08×10^{12}	4.21×10^{12}
血小板计数（/L）	76×10^9	101×10^9

续表

项目	2015 年 5 月	2017 年 8 月
红细胞比容（%）	29.8 ↓	31.4 ↓
平均红细胞体积（fl）	73 ↓	74.6 ↓
平均红细胞血红蛋白量（pg）	21.1 ↓	20.9 ↓
平均红细胞血红蛋白浓度（g/L）	289 ↓	280 ↓

血清铁4.7 μ mol/L ↓，血沉91mm/h ↑；乳酸脱氢酶136.2U/L，血 β_2微球蛋白、血尿固定蛋白电泳阴性。

骨髓细胞学检查及骨髓活检：骨髓增生活跃，未见异常病理细胞。

4．泌尿系统　见病例7表5。

病例7表5　两次住院尿蛋白及肾功能检查

项目		2015 年 5 月	2017 年 8 月
24 小时尿蛋白	尿总蛋白（mg/d）	258.30 ↑	359.80 ↑
	尿白蛋白（mg/d）	14.4	26.1
	尿 β_2 微球蛋白（mg/d）		19.30 ↑
尿常规	尿蛋白定性（g/L）	0.10（+）	0.15（+）
	镜检白细胞（/HP）	正常	1+
肾功能	尿素（mmol/L）	7.33	7.34
	肌酐（μ moI/L）	135.5 ↑	160.8 ↑

5．呼吸、心血管、结缔组织系统及其他　结明试验阴性，心肌酶未见异常。血清补体C3 0.45g/L ↓，补体C4 0.08g/L ↓，Hs-CRP 4.77 μ g/ml，ENA、ANA、ANCA、血管炎三项阴性。心电图、胸片、心脏彩超、颈动脉彩超及下肢血管彩超未见异常。肿瘤标志物十二项筛查阴性。

二、诊疗经过

此病例具有多系统受累特点（病例7图2），需要考虑到的鉴别诊断。

1．慢性感染　该例慢性贫血、体重下降，但是缺乏长程发热及感染中毒症状，感染炎症指标不高，筛查特殊病原学检查不支持。

2．肿瘤　此病例体重下降且多发淋巴结肿大，肿瘤标志物筛查阴性，如果怀疑肿瘤，应重点筛查以下基础疾病的几个部位。

（1）胰尾及脾门区低回声影像是否可行超声内镜下活检：患者目前存在肝硬

化、脾亢，均继发于胰腺炎及胰腺假性囊肿压迫、侵犯脾静脉所致左侧门脉高压，活检可能有大出血风险。

（2）残胃：患者30多年前胃大部分切除，考虑到残胃癌的风险，完善胃镜提示残胃及吻合口炎，重度胃底静脉曲张，吻合口病检未见癌细胞。

（3）血液系统肿瘤：虽有慢性贫血，但乳酸脱氢酶、血β_2微球蛋白水平正常，血尿固定蛋白电泳阴性，骨髓细胞学及病理未见异常，目前没有诊断依据。

3．结缔组织疾病　缺乏系统受累的临床表现及实验室改变。

4．此病例多发淋巴结肿大、胰腺炎发作及球蛋白水平升高，筛查免疫球蛋白全套结果如下：免疫球蛋白G1 25.100g/L↑（4.050～10.110g/L）；免疫球蛋白G2 24.000g/L↑（1.690～7.860g/L）；免疫球蛋白G3 0.798g/L（0.110～0.850g/L）；免疫球蛋白G4 31.700g/L↑（0.030～2.010g/L），提示IgG4明显升高。

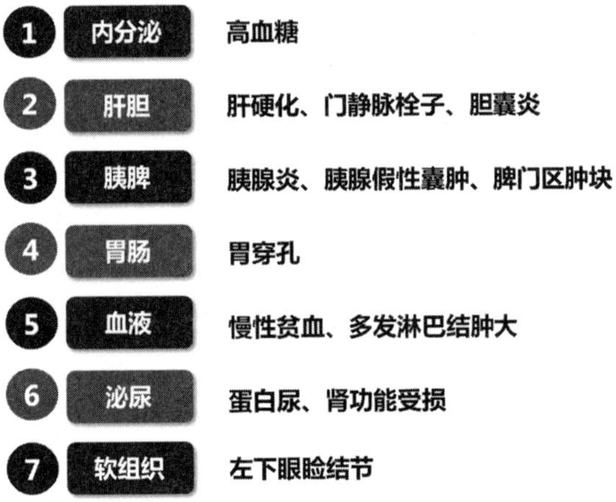

病例7图2　病例表现为多系统受累

取患者我院手术病理标本加做IgG4免疫组化，结果如下：2007年12月眼眶内肿块及右颌下区组织可见＞10个IgG4+细胞/HPF，IgG4+/IgG+＞50%；残胃吻合口活检病理标本免疫组化未发现IgG4+细胞浸润。此病例肾功能损害、尿总蛋白升高，可能存在IgG4相关性肾小管间质肾病，目前测算eGFR 41.49ml/min，肾活检可能有肾功能损害风险，暂不推荐进行。为进一步排除肿瘤，完善了^{18}F-FDG标记PET-CT（病例7图3），结果回报：①胰腺弥漫性糖代谢增高，考虑胰腺炎并假性囊肿可能性大，不除外自身免疫疾病所致；②左侧颌下、双侧颈部、左侧锁骨前区、左侧腋窝、纵隔、腹膜后、盆腔、腹股沟区糖代谢增高的肿大淋巴结，考虑淋巴结反应性增生或自身免疫疾病所致可能性大；③脾大，无明显糖代谢增高。

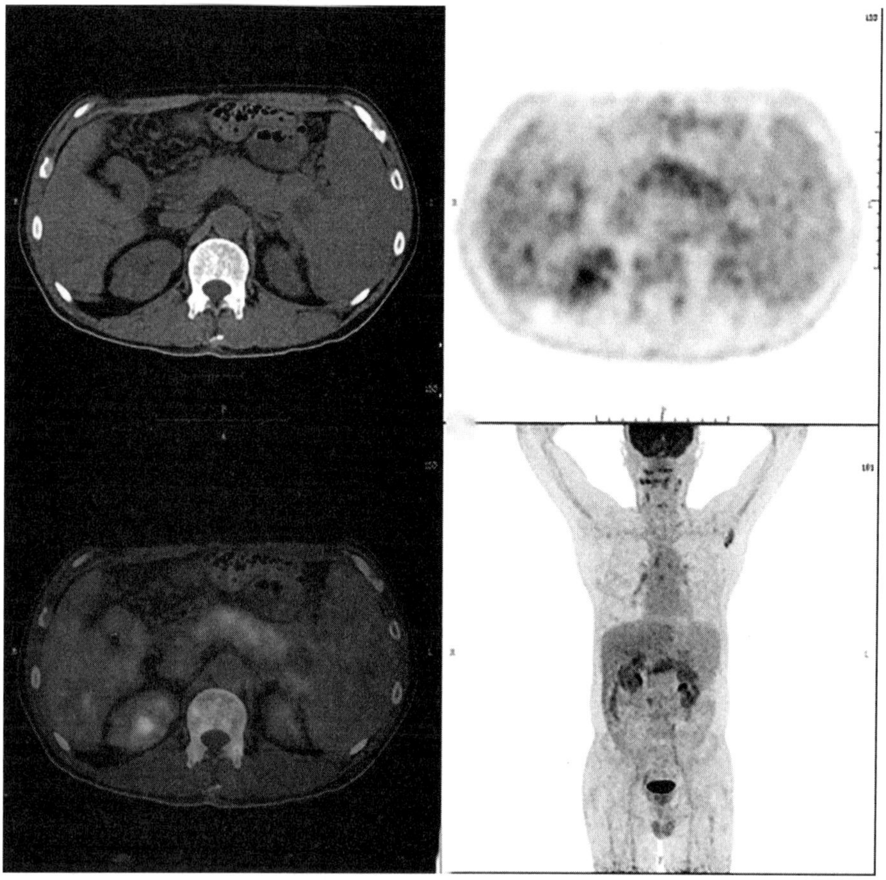

病例7图3　PET-CT胰腺影像

此病例眼睑软组织肿块、多发淋巴结肿大、胰腺假性囊肿、血清IgG4水平明显升高、病理学检查发现IgG4（+）浆细胞浸润，符合IgG4-RD诊断标准1+2+3，目前诊断为：

1. IgG4相关性疾病

（1）IgG4相关性自身免疫性胰腺炎：①继发性糖尿病；②左侧门脉高压：a.肝硬化；b.胃底静脉曲张；c.脾大、脾功能亢进症；d.门静脉内栓子形成。

（2）IgG4相关性淋巴结炎。

（3）IgG4相关性肾炎？

2. 中度贫血。

3. 胰腺假性囊肿切除术后。

4. 胃部分切除术后。

5. 胆囊切除术后。

此病例多系统受累可能归因于IgG4（+）浆细胞浸润，见病例7图4。

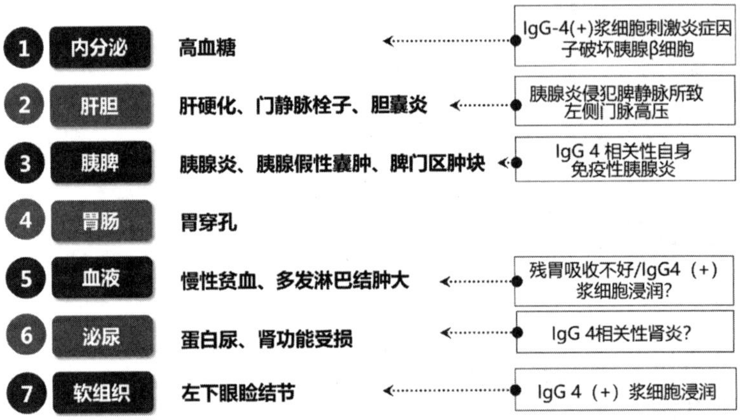

病例7图4　IgG4（+）浆细胞多系统浸润

对此病例给予泼尼松 30mg qd、“三速一长”胰岛素强化方案皮下注射降糖、护胃、营养神经及纠正贫血治疗。随访疾病的活动程度主要评估以下三个方面：①IgG4升高的程度；②器官损害的程度；③炎症指标的监测。2周后随访，患者体重增长0.5kg，但是患者治疗依从性不佳，使用泼尼松10个月后自行停药，随访指标见病例7表6。

病例7表6　病例随访

项目	入院（2017 年 8 月）	2 周后	2018 年 12 月	2020 年 8 月
泼尼松用量（mg/d）	30	30	停药半年	已停药
IgG4（g/L）	31.7 ↑	16.5 ↑	29.9 ↑	17.1 ↑
血沉（mm/h）	91 ↑	38 ↑	77 ↑	
球蛋白（g/L）	59.0 ↑	41.6 ↑	55.6 ↑	41.1 ↑
血红蛋白（g/L）	88 ↓	94 ↓	97 ↓	101 ↓
肌酐（μmol/L）	160.8 ↑		241.1 ↑	387.8 ↑
血糖（mmol/L）	空腹 5.55	空腹 8～9 ↑	空腹 6.93 ↑	空腹 5.92
C 肽（pmol/L）	餐后 2h 24.42 ↑ 空腹 156.0 ↓ 餐后 2h 460.6 ↓	餐后 2h 10～14 ↑	餐后 2h 14.83 ↑ 空腹 862.3 ↑ 餐后 2h 2412.1	餐后 2h 17.08 ↑ 空腹 526.3 ↑ 餐后 2h 1830.1

三、病例讨论

针对此例糖尿病可从以下几个方面分析。

1. 关于糖尿病分型　①不支持1型糖尿病：该例非酮症起病，起病半年以上不依赖胰岛素治疗，胰岛自身抗体阴性，不具备1型糖尿病诊断依据；②胰源性糖尿病：有胰腺炎发作病史及胰腺受损的影像学依据，胰岛功能破坏，对胰岛素敏感，需要考虑；③不支持单基因糖尿病：缺乏遗传背景；④不符合2型糖尿病：无糖尿病家族史，无高血压、高血脂、中心性肥胖等高代谢症群，且胰岛功能衰退快不符合。

2．慢性并发症评估　本例尿总蛋白升高，肌酐升高，但是尿白蛋白不升高，且缺乏糖尿病视网膜病变等其他慢性并发症，因此不符合糖尿病肾病。

3．糖尿病合并症　该例糖尿病病程不长，应用胰岛素强化治疗仍消耗严重，体重下降不能单用糖尿病解释，因此需要积极寻找引起消耗的其他病因。

此病例是否可以诊断IgG4相关性疾病（IgG4-RD）？血清IgG4水平升高是IgG4-RD诊断和病情评估的重要指标，但是诊断特异性不高。2003年日本学者首次提出IgG4-RD概念，该病表现为各种器官同时或非同时肿大或结节增生（病例7表7），归因于淋巴细胞和IgG4+浆细胞的显著浸润和纤维化。2012年lgG4-RD的综合诊断标准包括：

（1）临床检查显示一个或多个器官存在典型的弥漫性/局限性肿大或团块。

（2）血清IgG4浓度增高（≥135mg/dl）。

（3）组织病理学检查显示：①显著的淋巴细胞和浆细胞浸润和纤维化；②IgG4+浆细胞浸润：lgG4+/lgG+细胞比例＞40%并且＞10个IgG4+浆细胞/HPF。确诊：1＋2＋3；很可能：1＋3；可能1＋2；不太可能：1。此病例符合第1、2、3条，积极排查了肿瘤和结缔组织疾病，考虑IgG4-RD诊断依据充分。

病例7表7　IgG4-RD受累脏器及临床表现

受累脏器	临床表现
Ⅰ型自身免疫胰腺炎	无痛性阻塞性黄疸、复发性胰腺炎、继发性糖尿病
IgG4 相关的泪腺炎或唾液腺炎	Mikulicz 病 /K ü ttner 瘤：口干、眼干、唾液腺或泪腺肿大
IgG4 相关眼病	突眼、假性眼瘤、眼肌炎、巩膜炎、葡萄膜炎、视神经受压 呼吸困难，喘息，咳嗽
IgG4 相关肺病	Riedel 甲状腺炎
IgG4 相关甲状腺病	无痛性广泛性淋巴结病或邻近受累器官的淋巴结肿大
IgG4 相关淋巴结病	胸 / 腹主动脉炎、痛性动脉瘤，可急性起病危及生命；冠状动脉炎
IgG4 相关主动脉炎及主动脉旁炎	Ormond 病：定位不明确的下背痛、慢性肾衰、尿路梗阻和肾积水
IgG4 相关腹膜后纤维化	弥漫性肾脏肿大、慢性肾衰竭；伴低补体血症，可同时合并（肾小球肾炎）膜性肾病所致蛋白尿
IgG4 相关肾病	

续表

受累脏器	临床表现
IgG4 相关硬化性胆囊炎	黄疸、消瘦、腹痛与原发性硬化性胆管炎或胆管癌相似；伴无症状性胆囊炎
IgG4 相关硬脑膜炎	头疼、神经麻痹、脊髓脊神经根病

2015年发表的《IgG4相关性疾病管理和治疗的国际指南共识》是国际上关于IgG4-RD诊治和管理的首个指导性意见。对所有活动性、未治疗的IgG4-RD患者，糖皮质激素是诱导缓解的一线药物，治疗有效率在90%以上。推荐泼尼松诱导治疗起始剂量为30～40mg/d，服用2～4周病情有效控制后可逐渐减量，每1～2周减5mg，至维持剂量，小剂量激素维持治疗1～3年可降低疾病复发率，对于复发患者再次启动糖皮质激素治疗仍可能获得缓解，必要时激素加量或加用免疫抑制剂或生物制剂。

四、病例点评

自身免疫性胰腺炎（auto immune pancreatitis，AIP）根据病理特征分为两型：1型表现为淋巴浆细胞硬化性胰腺炎，归属于IgG4-RD的一类靶器官损害，胰腺和肝脏门脉区病理标本可发现Treg淋巴细胞和巨噬浸润，Treg产生白介素10、转化生长因子β，从而趋化B淋巴细胞并导致纤维化，浸润细胞分泌的细胞因子抑制和破坏胰腺β细胞功能、胰腺组织纤维化、胰岛血管数量减少，最终可能导致胰岛素分泌障碍、血糖升高；2型表现为特发性导管中心型胰腺炎。1型AIP与糖尿病可能存在的关系包括糖尿病与AIP同时起病、糖尿病发生在AIP之前、糖尿病在糖皮质激素治疗过程中。AIP病例主要临床表现为胰腺弥漫性肿大、无痛性黄疸和（或）胆汁淤积症，同时由于胰腺内、外分泌功能受损，可表现为腹泻、消瘦、血糖升高。此病例虽否认慢性脂肪泻，但4年多病程体重急剧下降，需考虑胰腺外分泌功能障碍，当时由于条件限制未完善粪弹性蛋白酶1检查以评估胰腺外分泌功能。IgG4相关性胰腺炎导致的糖尿病在早期使用糖皮质激素治疗可能可以改善AIP患者的胰腺肿胀、纤维化和主胰管狭窄，胰岛功能不全也可能恢复，可能与糖皮质激素抑制浸润细胞释放细胞因子、允许胰岛再生和胰岛细胞功能恢复相关，但也有部分患者远期随访胰岛功能并不能恢复。激素治疗对于糖尿病和AIP同时起病者治疗效果更好，对发生在AIP之前的糖尿病则部分改善、部分加重。总之，AIP继发的糖尿病早期使用糖皮质激素治疗可能有效缓解疾病病程。

此病例带给我们的经验总结为临床中发现糖尿病伴胰腺占位、反复发作胰腺炎、不明原因垂体占位、不明原因甲状腺肿以及泪腺、唾液腺等外分泌腺肿胀要注意实验室检查中是否有球蛋白水平升高，需要筛查血清IgG4水平，IgG4-RD的及早诊断和干预可以改善远期预后。

（病例提供者：崔蓉蓉　中南大学湘雅二医院）
（点评专家：李　霞　中南大学湘雅二医院）

参考文献

[1]张文，董凌莉，朱剑，等.IgG4相关性疾病诊治中国专家共识[J].中华内科杂志，2021，60（3）：192-206.doi：10.3760/cma.j.cnl 12138-20200803-00726.

[2]Kamisawa T，Funata N，Hayashi Y，et al.A new clinicopathological entity of IgG4-related autoimmune disease [J].J Gastroenterol，2003，38（10）：982-984.DOI：10.1007/s00535-003-1175-y.PMID：14614606.

[3]Deshpande V，Zen Y，Chan JK，et al.Consensus statement on the pathology of IgG4-related disease[J].Mod Pathol，2012，25（9）：1181-1192.doi：10.1038/modpathol.PMID：22596100.

[4]Khosroshahi A，Wallace ZS，Crowe JL，et al.International Consensus Guidance Statement on the Management and Treatment of IgG4-Related Disease[J].Arthritis Rheumatol，2015，67（7）：1688-1699.doi：10.1002/art.39132.PMID：25809420.

[5]Notohara K，Burgart LJ，Yadav D，et al.Idiopathic chronic pancreatitis with periductal lymphoplasmacytic infiltration：clinicopathologic features of 35 cases[J].Am J Surg Pathol，2003，27（8）：1119-27.doi：10.1097/00000478-200308000-00009.PMID：12883244.

[6]Tanaka S，Kobayashi T，Nakanishi K，et al.Evidence of primary beta-cell destruction by T-cells and beta-cell differentiation from pancreatic ductal cells in diabetes associated with active autoimmune chronic pancreatitis[J].Diabetes Care，2001，24（9）：1661-1667.doi：10.2337/diacare.PMID：11522716.

病例8 慢性胰腺炎导致的3C型糖尿病

一、病历摘要

（一）病史简介

患者男性，60岁，因“发现血糖升高4个月余”入院。

现病史：患者于2018年6月中旬体检发现尿糖（++++），未予特殊治疗，于6月19日我院门诊测空腹静脉血糖17.4mmol/L，糖化血红蛋白8.9%，尿酮体阴性，口服二甲双胍0.5g tid治疗，服药约3天后自行停用降糖药物，未监测血糖。于7月20日我院门诊测空腹血糖18.5mmol/L，尿糖≥56mmol/L，尿酮体微量，给予精蛋白锌重组赖脯胰岛素混合注射液（25R）12U早餐前，12U晚餐前皮下注射治疗，患者未注射胰岛素，未检查血糖。患者因腹痛、恶心于10月16日我院急诊测静脉血糖24.4mmol/L，尿糖≥56mmol/L，尿酮体2mmol/L，血气分析示pH 7.469，急诊留观输液治疗。后自行口服二甲双胍0.5g tid，未监测血糖。于10月22日来我院门诊，给予精蛋白锌重组赖脯胰岛素混合注射液（25R）12U qdA1、12U qdA3皮下注射治疗，空腹血糖在7.3～20.3mmol/L，餐后血糖为8～27mmol/L。于10月26日我院门诊，将降糖方案调整为精蛋白锌重组赖脯胰岛素混合注射液（25R）14U qdA1、14U qdA3皮下注射治疗，空腹血糖为8～18mmol/L，餐后血糖为5～17mmol/L，伴口干、多饮、多尿，无视物模糊，无活动后下肢痛和肢体麻木等不适，为进一步治疗入院。发病以来，精神睡眠可，饮食可（主食5～6两/日，菜较多，少食水果，偶吃零食），活动量少，尿中有泡沫，大便正常，体重下降4kg。

既往史：10年前曾有急性坏死性胰腺炎病史。否认肝炎、结核、疟疾病史，否认高血压、心脏病史，否认冠心病、脑血管疾病、精神疾病史，否认手术、外伤、输血史，否认食物、药物过敏史，预防接种史随当地。

个人史：生于北京，久居本地，无疫区、疫情、疫水接触史，无牧区、矿山、高氟区、低碘区居住史，无化学性物质、放射性物质、有毒物质接触史，无吸毒史，吸烟史40余年，7支/天，饮酒史40余年，啤酒3瓶/天。

婚育史：已婚，育有1女，体健。

家族史：无糖尿病家族史。

（二）体格检查

体温36.6℃，脉搏69次/分，呼吸18次/分，血压115/54mmHg，身高168cm，体重56.0kg，BMI 19.84，腰围84cm，臀围87cm，腰臀比0.97。双肺呼吸音可，无干湿啰音，各瓣膜听诊区未闻及病理性杂音，律齐，心率69次/分。腹软，无压痛及反跳痛，双下肢无水肿，双足背动脉搏动正常。

（三）辅助检查

1. 入院当天随机末梢手指血血糖为18mmol/L。

2. 急诊生化2018年10月16日：血糖24.4mmol/L↑，谷草转氨酶34U/L，谷丙转氨酶52U/L，肌酐57μmol/L，血钙2.34mmol/L，淀粉酶36U/L。

二、诊疗经过

入院后完善相关的化验显示血常规、便常规未见异常。血生化检查：葡萄糖10.4mmol/L↑，总蛋白55g/L↓，肌酐50μmol/L↓，高密度脂蛋白胆固醇1.02mmol/L，低密度脂蛋白1.75mmol/L，总胆固醇3.05mmol/L，三酰甘油0.88mmol/L，尿酸442mmol/L，谷草转氨酶73U/L↑，谷丙转氨酶14U/L，D-3羟丁酸0.1mmol/L，K^+ 3.7mmol/L，Na^+ 141.9mmol/L，淀粉酶47U/L，脂肪酶10U/L，维生素D 8.8ng/ml↓，HbA1c 10.9%↑。尿常规提示GLU≥56mmol/L，酮体（-），蛋白（-）。该患者起病年龄大，体型偏消瘦，起病隐匿，慢性病程，有多次酮症发作，需除外成人晚发型自身免疫性糖尿病。入院后完善胰岛相关抗体检查，结果显示胰岛素自身抗体（-）、胰岛细胞抗体（-）、谷氨酸脱羧酶抗体（-），并行二两馒头餐了解患者的胰岛功能，结果见病例8表1。

病例8表1 二两馒头餐胰岛功能试验结果

项目	0小时	0.5小时	1小时	2小时	3小时
血糖（mmol/L）	6.3	9	12.6	18.3	17.1
C-肽（pmmol/L）	165.1（268～1274）	128.3（1556～3012）	149（1622～3210）	307.4（926～2316）	460.5（640～930）

腹部CT结果显示（病例8图1）：①胰腺萎缩，胰尾低密度影，结合病史，考虑假性囊肿；②肝Ⅵ段钙化灶；③胆囊结石，胆囊炎可能。

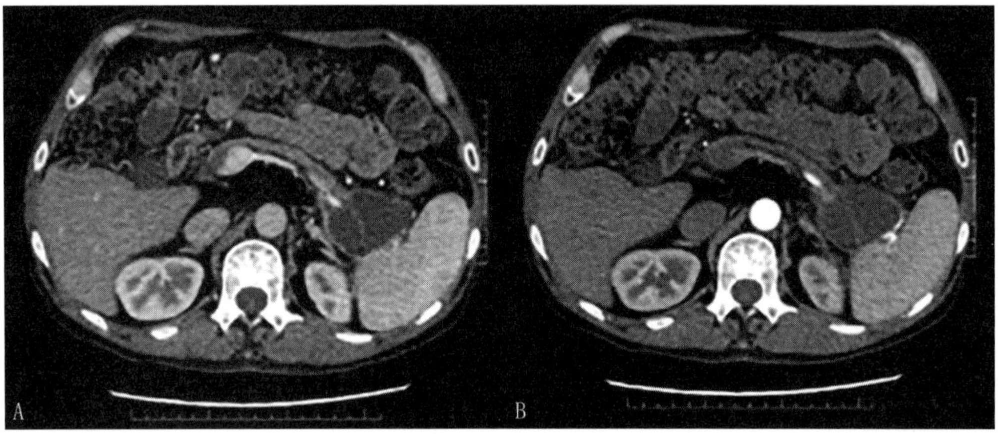

病例8图1　腹部CT结果

结合患者10年前有重症胰腺炎的病史，目前患者胰腺萎缩明显，胰岛功能差，胰岛相关抗体阴性，考虑患者糖尿病与急性重症胰腺炎之后的慢性炎症过程导致的胰腺萎缩有关。因此，诊断该患者为"3C型糖尿病"。

糖尿病的营养治疗是糖尿病治疗措施的重要组成部分，也是良好血糖控制的基础。此类型的糖尿病患者由于胰腺外分泌功能受损，更易出现营养不良和脂溶性维生素缺乏。科学合理的营养指导非常重要。我院营养师对该患者的营养评估结果显示全天总摄入量为1971kcal/d，其中酒精供能约310kal/d，蛋白质67g（其中优质蛋白41g），脂肪54g，碳水化合物253g，蛋白质、脂肪、碳水化合物三大营养素供能比分别为17%、31%、52%。完善人体成分和代谢率检查结果提示：静息代谢率1123kcal/d，骨骼肌25.7kg，体脂肪8.6kg，体脂百分比15.2%，内脏脂肪面积47.8%。建议全天总能量摄入1600kcal/d，嘱患者少量多餐，进餐定时定量，增加优质蛋白、绿叶菜等摄入，避免高脂食物。并嘱患者戒烟戒酒。患者维生素D缺乏，给予维生素D 1200U/d。药物治疗方面，由于患者血糖较高，且基础和餐后的胰岛功能均较差，因此采用胰岛素一日多次注射的方式进行强化降糖治疗。给予该患者赖脯胰岛素10U qdA1、6U qdA2、8U qdA3皮下注射及甘精胰岛素8U睡前皮下注射降糖治疗。患者血糖下降明显，且出现餐后和夜间血糖较低的情况，夜间最低血糖3.5mmol/L，患者出汗伴心慌，进食后好转。根据血糖情况逐渐将降糖方案调整为赖脯胰岛素6U qdA1、6U qdA2、5U qdA3皮下注射及甘精胰岛素6u睡前皮下注射降糖治疗。后患者未再出现低血糖反应，空腹血糖波动于6～8.7mmol/L，餐后2小时血糖8～11.2mmol/L。

住院期间，完善糖尿病并发症的检查。双下肢动脉B超示双侧股动脉、腘动脉内中膜增厚伴多发硬化斑块，颈动脉超声示左侧颈总动脉内中膜局限性增厚，提示出现糖尿病大血管病变。3次8小时尿微量白蛋白排泄率平均值<20μg/min。眼科会诊示双眼老年性白内障，未见糖尿病视网膜病变。肌电图示：右侧腓总神经运动传导减慢、动作电位波幅降低，右侧正中神经感觉传导动作电位波幅降低，右侧尺神经感觉传导速度减慢，右侧腓总神经感觉传导速度减慢，F波未见异常，上肢交感神经功能异常、提示糖尿病周围神经病变。因此，该患者诊断“糖尿病大血管病变、糖尿病神经病变”。针对大血管病变，嘱患者戒烟，加用阿托伐他汀和阿司匹林治疗。针对糖尿病神经病变，加用甲钴胺和维生素B_1治疗。

随访结果：该患者出院后至今一直使用胰岛素类似物睡前和三餐前的注射治疗。患者自诉血糖平稳，出院后至今的静脉空腹血糖、HbA1c结果见病例8图2、病例8图3，2023年3月8日复查胰岛功能见病例8表2。且患者未再出现糖尿病酮症和低血糖反应。

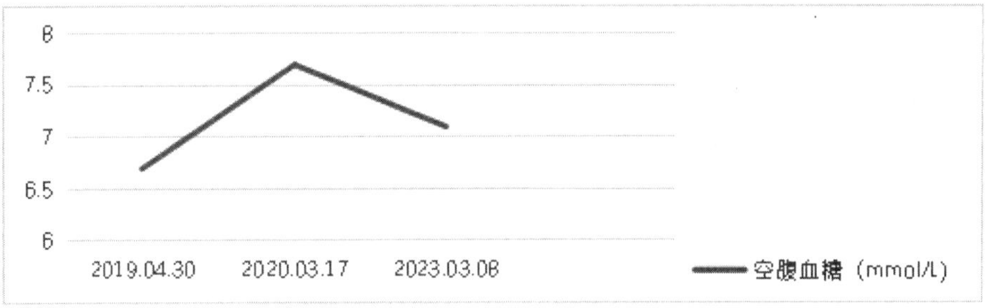

病例8图2　静脉空腹血糖

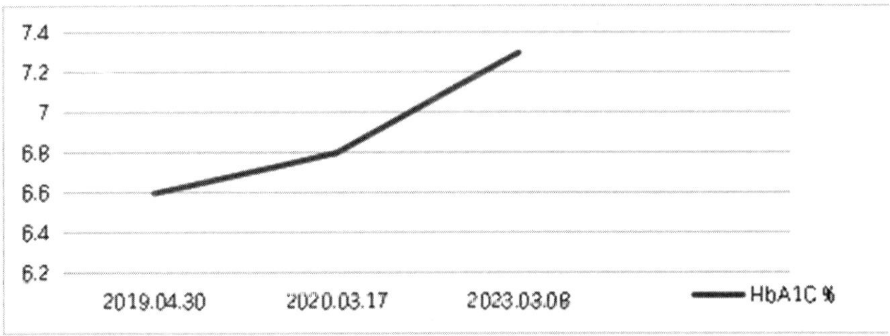

病例8图3　糖化血红蛋白

病例8表2　复查的二两馒头餐胰岛功能试验结果

项目	0小时	2小时
血糖（mmol/L）	7.1	13.9
C-肽（pmmol/L）	236.9（268 ~ 1274）	573（926 ~ 2316）

三、病例讨论

糖尿病是以慢性高血糖为特征的一组异质性代谢性疾病，与遗传、自身免疫和环境因素有关，因胰岛素分泌功能缺陷或（和）胰岛素作用缺陷引起的糖类、蛋白质和脂肪等代谢异常。根据世界卫生组织（WHO）和美国糖尿病学会（ADA）对糖尿病的分类，由于胰腺疾病导致的糖尿病被称为“胰源性糖尿病”或“3C型糖尿病”。胰腺疾病指急性、复发和慢性胰腺炎引起的胰腺外分泌损伤（任何病因）、囊性纤维化、血色素沉着症、胰腺癌症、胰腺切除术和罕见原因如新生儿胰腺发育不全等。关于3C型糖尿病的患病率调查的数据有限。早年的研究结果显示北美的所有糖尿病患病人群中0.5%～0.15%为3C型糖尿病。近年的数据显示西方国家的3C型糖尿病占所有糖尿病患者的5%～10%。随着胰腺疾病的治疗技术进步，患者生存率和生存时间明显延长，且影像学检查的普及，越来越多的3C型糖尿病被诊断。遗憾的是，目前尚缺乏我国关于3C型糖尿病的患病率调查资料。

胰腺是位于腹膜后的重要脏器，包括胰腺实质（包括头、体、颈和尾部）和胰管，兼具内分泌和外分泌功能。胰腺的内分泌功能依赖于胰岛，其包含了α细胞、β细胞、δ细胞和PP细胞。不同的细胞分别分泌不同的活性物质调节机体的内分泌功能。α细胞分泌胰高糖素有升高血糖的作用，β细胞分泌胰岛素是体内唯一降低血糖的激素，δ细胞分泌生长抑素有抑制胰高糖素和胰岛素分泌的作用，PP细胞分泌的胰多肽在维持肝脏胰岛素受体的敏感性中起到重要作用。当胰腺受炎症、纤维化、切除等损伤时，可导致患者胰岛功能受损，出现血糖升高也容易低血糖、肝脏胰岛素抵抗、肝糖原生成障碍等表现。

慢性胰腺炎是3C型糖尿病最常见的病因，占3C型糖尿病中的70%以上。其他病因有胰腺腺瘤、胰腺癌、血色病、胰腺囊性纤维及胰腺切除等。有研究表明，约60%的慢性胰腺炎患者会在5年内发展为糖尿病，男性、高龄、胰腺炎的病程及吸烟是其重要的危险因素。此外，高钙、肥胖、家族史、饮酒等2型糖尿病的诱因也与3C型糖尿病的发病密切相关。胰腺受损时，既能引起腺泡钙化、腺管扩张等外分泌腺受损，同时也不可避免地引起胰岛细胞受损，引起胰岛素、胰多肽、胰高糖素分泌紊乱。因此，专家共识推荐对有上述疾病的患者可进行每年的空腹静脉血糖和糖化血红蛋白的筛查，如有异常，可进一步行75g葡萄糖耐量试验明确有无糖尿病。

3C型糖尿病的主要病理生理是由于胰腺的炎症和不可逆的纤维化导致胰岛β细胞功能丧失，且伴随着PP细胞、α细胞等的功能受损。因此，其发病机制完全不同于1型糖尿病和2型糖尿病。目前认为其主要的病理机制有以下几点：①α细胞和β

细胞功能失调和数量减少，慢性胰腺炎的早期，高水平的炎症水平和细胞因子会损害胰腺的β细胞功能，高浓度的干扰素γ可导致胰腺和十二指肠同源盒1（PDX1）或胰岛素启动子因子1的转录因子易位减少使β细胞的生成减少。疾病早期可见到α细胞数量增多，分泌胰高糖素增多导致血糖升高。疾病后期由于胰腺组织出现纤维化导致胰岛功能丧失，α细胞和β细胞显著减少，β细胞减少导致胰岛素分泌减少，α细胞明显减少则可导致患者出现严重的低血糖；②胰多肽减少及胰岛素抵抗：在胰腺切除、慢性胰腺炎、胰腺导管腺癌、胰腺囊性纤维化中均存在肝脏胰岛素抵抗，其主要原因可能为PP细胞分泌的胰多肽减少。胰多肽细胞分布于胰头处，位于胰岛外周，胰多肽分泌水平下降是胰岛受损的早期表现，胰多肽可在转录翻译水平增加肝脏胰岛素受体的表达，并改善其活性，增加外周胰岛素利用率，增强胰岛素对肝脏葡萄糖的代谢，改善胰岛素抵抗和糖耐量异常。胰多肽减少是3C型糖尿病患者出现肝脏胰岛素抵抗的重要原因；③肠促胰素效应下降，胰腺外分泌功能受损可能导致营养物质吸收不良，并减少肠促胰岛素（GLP-1和GIP）对血糖的反应，从而减少餐后胰岛素分泌，但也有研究认为肠促胰岛素分泌减少不是3C型糖尿病的原因而是其结果；④基因易感性，有研究发现与3C型糖尿病有关的基因同时可能与慢性胰腺炎、胰腺癌有关，但结论尚不完全一致，需要未来更多的研究进一步探索。

3C型糖尿病的目前常用的诊断标准是2013年由Ewald和Hardt提出的，主要标准（必须满足）为胰腺外分泌腺受损（通过单克隆粪弹性蛋白酶-1测试或直接检测）；影像学提示胰腺组织形态学改变（EUS、MRI、CT）；排除T1DM相关的自身免疫标志物。次要标准为胰多肽分泌不足、肠促胰素分泌受损、没有较强的胰岛素抵抗（HOMA-IR检测）、胰岛β细胞功能受损（HOMA-IR或血糖/C肽比值检测）、血清脂溶性维生素浓度降低。腹部MRI是诊断胰腺疾病如胰腺炎和胰腺癌等的优选检查方法，腹部CT也具有较高的敏感性。但由于部分患者可能无明显胰腺外分泌功能不足的临床表现如腹痛、脂肪泄等，仅由于血糖升高就诊。因此在临床工作中，3C型糖尿病易被漏诊和误诊。该疾病与1型和2型糖尿病的诊断和鉴别要点见病例8表3。

病例8表3　1型、2型和3C型糖尿病的鉴别要点

项目	1 型糖尿病	2 型糖尿病	3C 型糖尿病
糖化血红蛋白	> 6.5%	> 6.5%	> 6.5%
空腹血糖	> 126mg/dl	> 126mg/dl	> 126mg/dl

续表

项目	1 型糖尿病	2 型糖尿病	3C 型糖尿病
空腹 c 肽	极低	正常 ~ 高	低 ~ 正常
酮症酸中毒	常见	少见	少见
低血糖	常见	少见	频繁
胰岛自身抗体	阳性	阴性	阴性
外分泌功能缺乏	无	无	有

（引自：Vonderau JS，Desai CS.Type 3c：Understanding pancreatogenic diabetes.JAAPA，2022，35（11）：20-24.）

与其他类型糖尿病患者一样，生活方式干预是3C型糖尿病的治疗的基本措施。建议每周至少150分钟的中等强度运动以增强胰岛素敏感性。营养治疗的主要目的是预防或治疗营养不良，控制脂肪泻症状，以及尽量减少进餐引起的高血糖。建议患者戒酒尤其是酒精所致的胰腺炎的患者，因为酒精不仅会加速胰腺的外分泌功能损伤，还可影响肝脏的糖生成引起低血糖。有脂溶性维生素缺乏的患者应及时补充维生素如维生素A、D等。补充胰酶制剂也非常重要，可帮助患者改善营养物质和脂溶性维生素的吸收、肠促胰岛素分泌，最终改善血糖控制。

如对于慢性胰腺病程短，血糖不太高（HbA1C＜8.0%）、胰岛素抵抗的糖尿病患者，可使用二甲双胍、胰岛素促泌剂、噻唑烷二酮类、α-糖苷酶抑制剂等药物。但需要注意药物的不良反应。二甲双胍和α-糖苷酶抑制剂的胃肠道反应可能加重胰腺疾病患者的腹痛、腹泻。胰岛素促泌剂的低血糖风险高，因此建议使用短效的促泌剂减少低血糖风险。噻唑烷二酮类药物可能有水钠潴留、充血性心衰、骨折等风险。肠促胰岛素类药物（GLP-1受体激动剂或DPP4酶抑制剂）可以改善胰岛素分泌，但是否可用于此类患者尚有争议。此类药物有引起药物性胰腺炎的风险，但也有文献报告认为新型口服降糖药与糖尿病患者胰腺癌高风险不相关，其导致急性胰腺炎的风险也很低，甚至无相关性。如应用GLP-1受体激动剂或DPP-4酶抑制剂，建议密切随访。对于慢性胰腺炎病程长且胰岛功能差的患者、急性胰腺炎的患者、胰腺癌、胰腺术后、囊性纤维化的患者，口服药物难以控制血糖的患者，均建议使用胰岛素治疗。与其他类型的糖尿病患者相比，此类患者需要的胰岛素剂量可能更小，睡前使用10U或0.2U/kg的基础胰岛素起始，联合三餐前的短效或速效胰岛素。在使用胰岛素后，应严密监测患者的血糖，避免血糖波动和低血糖。

四、病例点评

3C型糖尿病作为胰腺疾病的一种并发症，常被忽视或误诊。详细了解患者的既往病史、临床表现，完善相关影像及化验检查，可以帮助临床医生识别此类患者，并根据其病理生理特点选择合理的治疗方案，以改善患者的血糖控制，减少并发症的风险，提高患者的生活质量。

（病例提供者：于冬妮　北京医院·国家老年医学中心）

（点评专家：郭立新　北京医院·国家老年医学中心）

参考文献

[1]American Diabetes，A.Diagnosis and classification of diabetes mellitus[J].Diabetes Care 35 Suppl 1，S64–71，doi：10.2337/dc12–s064（2012）.

[2]Henzen C.[Secondary forms of diabetes mellitus].Praxis（Bern 1994）98，1135–1140，doi：10.1024/1661–8157.98.20.1135（2009）.

[3]Ewald N，Kaufmann C，Raspe A，et al.Prevalence of diabetes mellitus secondary to pancreatic diseases（type 3c）[J].Diabetes Metab Res Rev 28，2012，338–342.doi：10.1002/dmrr.2260.

[4]Goodarzi MO，Petrov MS，Andersen DK，et al.Diabetes in chronic pancreatitis：risk factors and natural history[J].Curr Opin Gastroenterol，2021，37：526–531，doi：10.1097/MOG.0000000000000756.

[5]Rickels MR，Bellin M，Toledo FG，et al.Detection，evaluation and treatment of diabetes mellitus in chronic pancreatitis：recommendations from PancreasFest 2012[J].Pancreatology，2013，13：336–342.doi：10.1016/j.pan.2013.05.002.

[6]Pondugala PK，Sasikala M，Guduru VR，et al.Interferon–gamma Decreases Nuclear Localization of Pdx–1 and Triggers beta–Cell Dysfunction in Chronic Pancreatitis[J].J Interferon Cytokine Res，2015，35：523–529.doi：10.1089/jir.2014.0082.

[7]Hart PA，Bellin MD，Andersen DK，et al.Type 3c（pancreatogenic）diabetes mellitus secondary to chronic pancreatitis and pancreatic cancer[J].Lancet Gastroenterol Hepatol，2016，1：226–237.doi：10.1016/S2468–1253（16）30106–6.

[8]Zhou Y，Cao HW，Ji QH. Type 3C diabetes mellitus is an important subgroup of diabetes [J].Zhonghua Nei Ke Za Zhi，2021，60，9–12，doi：10.3760/cma.j.cn112138–

20201110-00932（2021）.

[9]Bhattamisra SK，Siang TC，Rong CY，et al.Type-3c Diabetes Mellitus，Diabetes of Exocrine Pancreas-An Update[J].Curr Diabetes Rev，2019，15，382-394，doi：10.2174/1573399815666190115145702.

[10]Ewald N，Hardt PD.Diagnosis and treatment of diabetes mellitus in chronic pancreatitis[J].World J Gastroenterol，2013，19：7276-7281.doi：10.3748/wjg.v19.i42.7276.

[11]American Diabetes A.Lifestyle Management：Standards of Medical Care in Diabetes-2018[J].Diabetes Care，2018，41：S38-S50，doi：10.2337/dc18-S004.

病例9　B型胰岛素抵抗综合征合并重叠综合征

一、病历摘要

（一）病史简介

患者女性，41岁，因“发现血糖升高3年半，体重下降半年”于2015年11月12日入院。

现病史：患者3年半前因出现一过性黑矇于当地医院就诊，查快速血糖17mmol/L，无多饮、多尿、多食、消瘦等症状，给予二甲双胍0.25g每日2次治疗，约半年左右复查1次空腹血糖，控制在5～7mmol/L。2年前，冬季时出现双手关节晨僵，10～20min可自行缓解，伴有双手雷诺现象，未予重视。16个月前，出现双手肿胀、皮肤变硬，伴有腕关节和踝关节疼痛、脱发，于当地医院检查发现类风湿因子升高，诊断为“类风湿性关节炎”，给予泼尼松50mg每日1次服用1个半月后，减量为泼尼松45mg每日1次继续治疗半个月，关节痛缓解，但双手肿胀、皮肤变硬无明显好转，因出现面部明显变胖而自行停药。泼尼松治疗期间，空腹血糖与治疗前未见明显变化。半年前，因劳累受凉后出现高热，伴牙痛，青霉素静脉输注3天，发热消退，但出现双侧颌下淋巴结肿大，查空腹血糖11mmol/L，未予重视。此后逐渐出现口干、烦渴、多饮、多尿、体重下降，伴有双眼干涩、乏力、皮肤（尤其腋窝处）颜色加深，口服二甲双胍0.5g每日2次、格列本脲5mg每日2次，监测空腹血糖为10～12mmol/L，餐后血糖约20mmol/L。4个月前，于当地医院就诊，在单纯进食蔬菜的情况下，应用门冬胰岛素三餐前各16U＋甘精胰岛素睡前10U皮下注射，同时给予阿卡波糖100mg每日3次和二甲双胍0.5g每日2次治疗，血糖控制在空腹4～7mmol/L，餐后血糖10～12mmol/L。2个月前，患者不再严格控制饮食，血糖逐渐升高，空腹血糖15～17mmol/L，餐后血糖20mmol/L以上。1个月前，自行将降糖治疗方案调整为门冬胰岛素三餐前各16U＋甘精胰岛素10U睡前皮下注射，联合二甲双胍1.0g每日3次和格列本脲10mg每日3次，监测空腹血糖为14～16mmol/L，餐后血糖为20mmol/L左右。为进一步诊治来我院就诊，门诊查尿常规提示尿糖（+++）、酮体（++），查空腹血糖17.6mmol/L，遂以“糖尿病”收入院。发病以来，患者精神、食欲、睡眠尚可，近半年体重下降15kg。

既往史：高血压病史5年，血压最高达180/110mmHg，服药治疗可控制在

120/80mmHg。患者已婚，育有1子1女，子女出生体重均正常。母亲和2个姐姐均有糖尿病病史，母亲78岁因急性心肌梗死去世。父亲患有高血压。

家族史：否认自身免疫性疾病家族史。

（二）体格检查

体温37.5℃，脉搏91次/分，呼吸18次/分，血压129/74mmHg。身高148cm，体重43.5kg，BMI 19.9，腰围66cm。慢性病容，表情僵硬。面部和双手皮肤发紧、发硬，双侧腋下、腹股沟皮肤可见黑棘皮征（病例9图1）。双侧颌下各可触及一个淋巴结，约1.5cm，左侧颈部可触及2个淋巴结，约0.5cm，双侧腹股沟区各可触及一个淋巴结，直径0.5～1.0cm，质软，表面光滑，活动度好，无压痛，双侧腋窝似可触及多个淋巴结。甲状腺Ⅰ度肿大，质软，未及结节。心肺及腹部查体未见异常。四肢活动无明显受限，双下肢无水肿。

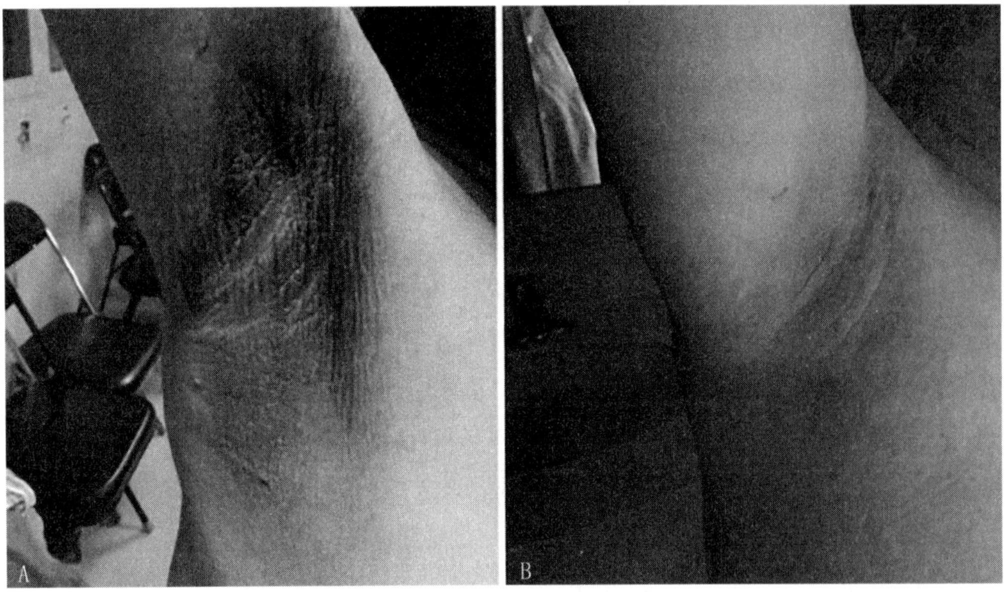

病例9图1　黑棘皮征

注：A.治疗前；B.治疗后。

（三）辅助检查

血气分析：pH 7.4，PCO_2 39.4mmHg，PO_2 77.1mmHg，乳酸＜1mmol/L，碱剩余 −1.11mmol/L，HCO_3^- 23.6mmol/L。

尿常规：尿糖（+++），尿酮体（++）。

血常规：白细胞2.7×10^9/L，红细胞3.36×10^{12}/L，血红蛋白101g/L，血小板 179×10^9/L。

肝功能正常；肾功能：尿素2.2mmol/L，肌酐58μmol/L，尿酸204μmol/L。

血脂谱：总胆固醇3.97mmol/L，三酰甘油1.06mmol/L，低密度脂蛋白胆固醇2.60mmol/L，高密度脂蛋白胆固醇1.05mmol/L。

HbA1c 13.2%。

空腹血糖16.2mmol/L。

空腹胰岛素＞300mU/L。

空腹C肽1001μg/L。

胰岛素自身抗体和胰岛细胞抗体均阴性，谷氨酸脱羧酶抗体1.74U/ml（参考值0~1.0U/ml，下同）。

尿白蛋白排泄率15.1μg/min。

甲功：TSH 1.41μU/ml（0.55~4.78 μU/ml），FT_3 1.63pg/ml（2.3~4.2pg/ml），FT_4 7ng/dl（8.9~18ng/dl），TT_3 0.49ng/ml（0.60~1.81ng/ml），TT_4 69μg/dl（45~109μg/dl）。甲状腺球蛋白抗体＞500U/ml，甲状腺过氧化物酶抗体＞1300U/ml，TSH受体抗体阴性。

促肾上腺皮质激素及皮质醇节律大致正常。

生长激素7.69μg/L，IGF-1 34.8μg/L（101~267μg/L）。

催乳素、卵泡刺激素、黄体生成素、雌二醇、睾酮、雄烯二酮及孕酮均正常。

校正红细胞沉降率51mm/h，类风湿因子607U/ml，抗链球菌溶血素O和C-反应蛋白正常，降钙素原测定0.02ng/ml。

抗核抗体（ANA）斑点型1：640，抗双链DNA抗体阴性。抗可提取的核抗原抗体谱：抗Smith（Sm）抗体弱阳性，抗核糖核蛋白（RNP）/Sm抗体阳性，抗干燥综合征A抗原抗体、抗干燥综合征B抗原抗体、抗Jo-1抗体、抗硬皮病70抗体、抗核糖体RNP（rRNP）抗体等均阴性。抗中性粒细胞胞浆抗体、抗环瓜氨酸肽抗体、抗角蛋白抗体、抗着丝点抗体均阴性。

IgG 24.6g/L（6.94~16.18g/L），IgA 5.38g/L（0.7~3.8g/L），补体3（C3）0.61g/L（0.85~2.00g/L），C4 0.10g/L（0.12~0.40g/L）。

肿瘤标志物大致正常，免疫球蛋白固定电泳未见异常。

胸片：双肺心膈未见异常。

心脏彩超：心内结构大致正常，LVEF 66%。

腹部彩超：双肾盂分离，左附件区囊性结节、囊肿？肝、胆、胰、脾、肾上腺未见明显异常。

妇科超声：左侧卵巢囊肿。

颈动脉彩超：右侧颈动脉球部斑块形成。

下肢动脉彩超：双侧腘动脉粥样硬化小斑块形成。

全身浅表淋巴结超声：双颈部、腋窝、腹股沟区多发肿大淋巴结（部分结构欠清）。

腹股沟淋巴结活检组织病理学：淋巴结反应性增生，见片状多量浆细胞存在，可能与自身免疫性疾病相关，未见肿瘤性病变。

眼底照相未见明显异常。

二、诊疗经过

结合患者症状、体征、辅助检查，入院诊断考虑为：①糖尿病，糖尿病酮症；②高血压病3级，极高危；③类风湿关节炎？入院后经过补液和静脉胰岛素治疗1天后复查尿酮体转为阴性。三餐前门冬胰岛素由16U逐渐加至36U，睡前甘精胰岛素由10U逐渐加至38U，同时给予阿卡波糖100mg每日3次、二甲双胍缓释片1.0g每日2次，治疗1周后，血糖未见明显改善，空腹为13～17mmol/L，餐后为22～28mmol/L。随后，胰岛素方案调整为静脉持续泵入生物合成人胰岛素，三餐前门冬胰岛素各40U皮下注射，全天最大胰岛素用量达1000U，治疗1周后，血糖控制在空腹4.2～10.6mmol/L，餐后15～23mmol/L。考虑到胰岛素用量过大不仅效果欠佳，还会给患者带来较重的经济负担，2015年12月2日，将胰岛素方案调整为精蛋白生物合成人胰岛素早餐前、睡前各40U，三餐前生物合成人胰岛素各40U皮下注射，血糖控制在空腹13.0～15.6mmol/L，餐后17.7～22.1mmol/L。

2015年12月9日，内分泌科与风湿免疫科联合查房，考虑病史及病情特点，患者存在严重胰岛素抵抗，成年后起病，黑棘皮征及消瘦于半年前才出现，三酰甘油正常，胰岛素抗体阴性，伴有自身免疫性疾病，不伴脂肪肝，故临床诊断为B型胰岛素抵抗综合征。同时，患者存在脱发、白细胞减少、ANA阳性、抗Sm抗体阳性、C3和C4均下降，符合2012年系统性红斑狼疮（SLE）国际临床协作组提出的SLE分类标准；存在双手肿胀、皮肤变硬、雷诺现象，符合2013年美国风湿病学会/欧洲抗风湿病联盟制定的系统性硬化症（SSc）分类标准，故患者重叠综合征（SLE+SSc）诊断明确。因患者白细胞偏低，先给予泼尼松15mg每日3次、羟氯喹0.1g每日2次治疗，4d后复查白细胞升至3.89×10^9/L，但血糖亦有所升高，空腹16.7～19.3mmol/L，餐后25.8～30.0mmol/L。2015年12月14日，给予环磷酰胺（CTX）0.4g静脉冲击治疗，患者1周内血糖开始逐渐下降，2周后血糖降至空腹6.3mmol/L，餐后7.8mmol/L，并且黑棘皮征、面部和双手皮肤肿胀变硬较之前明显改善（病例9图1），故将降糖方案调整为精蛋白生物合成人胰岛素早餐前8U、睡前10U，三餐前生物合成人胰岛素分别为6U、10U及10U，联合阿卡波糖100mg每日3次、二甲双胍缓释片1.0g每日2次。此后，每2周给予1次CTX 0.4g静脉冲击治疗，治疗6个月后改为吗替麦考酚酯0.5g每日2次口服；泼尼松开始每2周减量5mg，减量至20mg/d后开始每2周减量2.5mg，减量至10mg/d后维持。治疗5周后患者完全停用胰岛素，治疗4个月后体重增加5kg，复查HbA1c降至6.8%，血沉、血常规恢复正常。治疗2年时完全停用泼尼松。此后患者长期于当地医院复查随访，我科电话指导生活方式管理及随访频率。长期服用二甲双胍1g 2次/日、阿卡波糖50mg 3次/日，血糖控制达标，体重稳定，2023年3月患者再次住院评估病情，复查HbA1c为5.8%，评估自身免疫相关指标无明显异常。

三、病例讨论

TBIR罹患人群主要为非裔美国人（42.9%），其次为亚洲人（16.8%），平均发病年龄为44岁（8个月～76岁），男性平均发病年龄为59岁，女性平均发病年龄为42岁，男女比例为1：（3～4）。该病表现为急性起病，明显消瘦，常伴有广泛的黑棘皮征和严重的胰岛素抵抗，还可伴有高雄激素血症、多毛症及卵巢多囊样改变。在给予免疫治疗之前，该病通常需超大剂量胰岛素才能控制血糖，文献报道每日胰岛素中位总剂量为1747U（54～57 600U）。该病由针对胰岛素受体的多克隆抗体（通常是IgG）所致，45.4%表现为单纯性高血糖，21.8%表现为单纯性低血糖，44.2%的病例胰岛素抗体阳性。临床表现取决于胰岛素受体抗体类型（阻断性或刺激性）及其滴度，在抗体滴度较高时，往往表现为拮抗胰岛素效应，而低血糖为主的患者通常与抗体滴度较低有关，由高血糖向低血糖转变的患者也常伴有抗体滴度的下降。该病的确诊有赖于胰岛素受体抗体的检测。35.3%的病例合并其他自身免疫性疾病，以SLE最常见（约62.9%），还可合并SSc、重叠综合征、皮肌炎、原发性胆汁性肝硬化、Graves病、自身免疫性甲状腺炎等；6.1%的病例合并感染性疾病，如幽门螺杆菌感染、艾滋病、慢性活动性丙型肝炎；1.7%的病例合并淋巴增殖性疾病，如霍奇金病、多发性骨髓瘤；37.4%的病例未发现其他相关疾病。该病的缓解率为69.7%，缓解中位时间4个月（1周至54个月），胰岛素抗体与病情缓解呈显著负相关。该病的复发率为7.6%，病死率为15.38%，主要死因是难治性低血糖，其他包括SLE并发症、急性心梗、中风、慢性肾脏病和乳腺癌，其预后与伴随的系统性疾病的严重程度和是否存在低血糖相关。当患者由高血糖转变为低血糖时，可能因顽固性低血糖死亡，故病死率在缓解期仍较高。

本例患者中年女性，成年后起病，慢性病程，表现为消瘦、黑棘皮征、糖尿病、极度胰岛素抵抗，无脂肪肝，三酰甘油正常，胰岛素抗体阴性，合并自身免疫性疾病，故临床诊断为TBIR。TBIR的确诊有赖于胰岛素受体抗体检测阳性，但因该抗体无商业化检测试剂盒，无法进一步明确诊断，故临床诊断时必须进行细致的鉴别诊断。该患者以胰岛素抵抗为主要表现，除TBIR外，胰岛素拮抗激素过度分泌、药物、脂肪营养不良症、IAS、A型胰岛素抵抗综合征（type A Insulin resistance syndrome，TAIRS）也可表现为明显的胰岛素抵抗。但该患者无皮质醇增多症及肢端肥大症体貌改变，皮质醇节律大致正常，IGF-1不高，不支持皮质醇、生长激素过度分泌所致胰岛素抵抗；无糖皮质激素、抗逆转录病毒药物、口服避孕药等服药史，不支持药物所致胰岛素抵抗。脂肪营养不良症是一类以脂肪组织完全或部分缺失（脂肪萎缩）为特征的异质性疾病，多在儿童或青少年期起病，常见脂肪肝及重度高三酰甘油血症，该患者无脂肪肝，三酰甘油正常，不支持脂肪营养不良症所致胰岛素抵抗。IAS多因使用含巯基药物所诱发，表现为低血糖、高滴度胰岛素自身抗体，无黑棘皮征，该患者胰岛素自身抗体阴性，不支持IAS所致胰岛素抵抗。TAIRS为胰岛素受体基因突变所致，青少年多见，表现为高雄激素血症、黑棘皮征，可伴多囊卵巢综合征，该患者发病年龄与之不符，无高雄激素血症，亦不支持TAIRS。在排除上述可引起胰岛素抵抗的疾病之后，该患者方能临床明确诊断为TBIR。

在查体过程中，我们发现该患者全身多发浅表淋巴结肿大，超声提示双颈部、腋窝、腹股沟区多发肿大淋巴结，且部分淋巴结结构欠清。淋巴结肿大可见于感染、自身免疫性疾病、恶性肿瘤、淋巴增殖性疾病等多种原因，而TBIR也可合并自身免疫性疾病、感染性疾病、淋巴增殖性疾病。针对不同的合并症，治疗差别巨大，甚至存在矛盾，故在决定治疗方案前，我们为该患者进行了淋巴结活检以明确淋巴结肿大的病因，排除了感染、恶性肿瘤及淋巴增殖性疾病。

在给予免疫治疗之前，该病通常需超大剂量胰岛素才能控制血糖。本例患者最大胰岛素剂量达1000U/d，血糖仍未良好控制。文献报道，二甲双胍可显著降低患者血糖和血浆胰岛素水平，增强外源性胰岛素的降糖作用。噻唑烷二酮类药物对血糖控制和每日胰岛素剂量的影响似乎均不太显著。此外，在胰岛素治疗的基础上，添加脂肪酸氧化抑制剂或IGF-1治疗，可改善高血糖状态。但本例患者在胰岛素治疗的基础上加用二甲双胍和阿卡波糖后，其血糖未见明显改善。

研究显示，联合免疫抑制治疗与TBIR病情缓解呈正相关，但目前尚缺乏针对TBIR的标准化免疫治疗方案。既往报道主要针对患者合并的其他自身免疫性疾病

（如SLE）进行治疗，通常在糖皮质激素的基础上联用免疫抑制剂，如CTX、硫唑嘌呤、环孢素、羟氯喹、来氟米特等。血浆置换虽有效，但效果短暂。免疫球蛋白静脉输注也是可选治疗。2010年，美国国立卫生研究院（NIH）公布了一项迄今规模最大的队列研究，推荐应用利妥昔单抗、CTX及糖皮质激素诱导缓解，缓解后口服硫唑嘌呤长期维持的治疗方案，该方案使所有7例患者（6例非裔美国人、1例加拿大人）在平均8个月内均达到缓解。此后，有报道在1例应用免疫球蛋白和血浆置换无效的白人患者中，该方案仍然有效。利妥昔单抗在国内尚未被批准用于治疗自身免疫性疾病，且价格昂贵。SSc患者不推荐应用过大剂量的糖皮质激素，以免可能诱发肾血管闭塞性病变。本例患者由于伴有重叠综合征（SLE＋SSc），故选择泼尼松每日1mg/kg口服与CTX每2周静脉冲击一次的联合治疗。羟氯喹不仅有免疫调节作用，还可能具有降糖作用，也被用于该患者的治疗。本例患者在应用糖皮质激素后的短时间内曾出现一过性血糖升高，但在应用CTX后1周内即出现血糖下降趋势，治疗2周后血糖降至正常范围，治疗5周后完全停用胰岛素。此后长期服用二甲双胍和阿卡波糖血糖控制达标。因此，对于伴有不同自身免疫性疾病的TBIR患者，选择针对伴随疾病的个体化方案可能是最适合的治疗策略，且在自身免疫性疾病得到良好控制后，常规降糖药物即可较好地控制血糖。

四、病例点评

TBIR属于罕见的特殊类型糖尿病，目前国内外报道不足200例，该病的预后与对疾病的及时识别、积极治疗息息相关。TBIR主要表现为严重的胰岛素抵抗、明显消瘦和广泛的黑棘皮征。在临床诊疗经过中，若发现糖尿病患者存在上述临床表现，应避免无限制地增加胰岛素剂量，需及时针对胰岛素抵抗进行鉴别，尽快明确诊断并启动针对病因的有效治疗。TBIR常合并自身免疫性疾病、感染性疾病和淋巴增殖性疾病，在制定治疗方案前，需通过包括病原、抗体、自身免疫、组织培养、组织活检在内的各项检查明确患者的伴随疾病，根据患者的临床表现、伴随疾病、经济情况以及当地的医疗条件，通过多学科会诊制订个体化的联合免疫治疗方案，以改善该病的预后。

（病例提供者：张晶晶　杨　进　北京大学第三医院）

（点评专家：洪天配　北京大学第三医院）

参考文献

[1]Petri M, Orbai AM, Alarc ó n GS, et al.Derivation and validation of the Systemic Lupus International Collaborating Clinics classification criteria for systemic lupus erythematosus[J].Arthritis Rheum, 2012, 64（8）: 2677–2686.doi: 10.1002/art.34473.PMID: 22553077; PMCID: PMC3409311.

[2]van den Hoogen F, Khanna D, Fransen J, et al.2013 classification criteria for systemic sclerosis: an American college of rheumatology/European league against rheumatism collaborative initiative[J].Ann Rheum Dis, 2013, 72（11）: 1747–1755.doi: 10.1136/annrheumdis–2013–204424. PMID: 24092682.

[3]Martins LM, Fernandes VO, Carvalho MMD, et al.Type B insulin resistance syndrome: a systematic review[J].Arch Endocrinol Metab, 2020, 64（4）: 337–348. doi: 10.20945/2359–3997000000257.Epub 2020 Jun 5.PMID: 32813762.

病例10　B型胰岛素抵抗综合征

一、病历摘要

（一）病史简介

患者男性，49岁，因“口干、多饮、消瘦、皮肤黝黑1年”入院。

现病史：患者于2020年中旬在外某建筑工地工作1个月后出现口干、多饮、消瘦、皮肤黝黑，每日饮水3500～4000ml仍感口渴，1个月内体重减轻5kg，全身皮肤黝黑，以头面部、后颈部为甚，同时自觉双手皮肤变粗糙、变硬，无光过敏、反复口腔溃疡、关节疼痛等不适。2021年01月12日就诊于我院门诊，查空腹葡萄糖7.81mmol/L，120分钟葡萄糖22.38mmol/L，HbA1c 9.40%，建议患者住院治疗，患者拒绝，遂给予“吡格列酮二甲双胍片（15mg/500mg）1片bid、米格列醇（50mg）1片bid”口服治疗。治疗1个月后口渴多饮症状缓解，体重未再减轻，皮肤黝黑无改变。平素偶尔自测血糖，空腹血糖在10～13mmol/L，餐后2小时血糖均大于20mmol/L。于2021年9月26日在当地医院住院治疗，给予“赖脯胰岛素28U三餐前皮下注射＋甘精胰岛素（剂量不详）睡前皮下注射”，空腹血糖为9.5～16.1mmol/L，餐后2小时血糖为15.7～27.6mmol/L，因胰岛素用量大、血糖仍控制不佳，遂至我院治疗。

既往史：胆囊结石10余年，长期不规则口服布洛芬缓释胶囊，4年前曾口服消石药物2年（具体药物名称及成分不详）。

个人史：生于湖南省汨罗市汨罗县，久居当地。否认血吸虫疫水接触史，有长期吸烟史，30支/天，无饮酒史，否认毒物接触史。

婚育史：23岁结婚，育有2子，配偶及孩子均体健。

家族史：父母健在，有3个姐姐，均体健，否认家族性遗传病史，否认其他家族类似疾病史，否认近亲结婚史。

（二）体格检查

一般查体：体温36.4℃，脉搏86次/分，呼吸20次/分，血压120/79mmHg。

心肺腹部体查无明显异常。

专科查体：身高172cm，最重体重66kg、目前体重61kg，BMI 20.6，腰围77cm，臀围90cm，腰臀比0.86。慢性病容，全身皮肤可见色素沉着，头面部、后颈部、双侧腋窝为甚（病例10图1），双手背皮肤粗糙。全身浅表淋巴结未触及肿大。双足背动脉搏动可，音叉振动觉正常，10g尼龙丝压力觉正常，温度觉及针刺痛觉减退，踝反射正常。

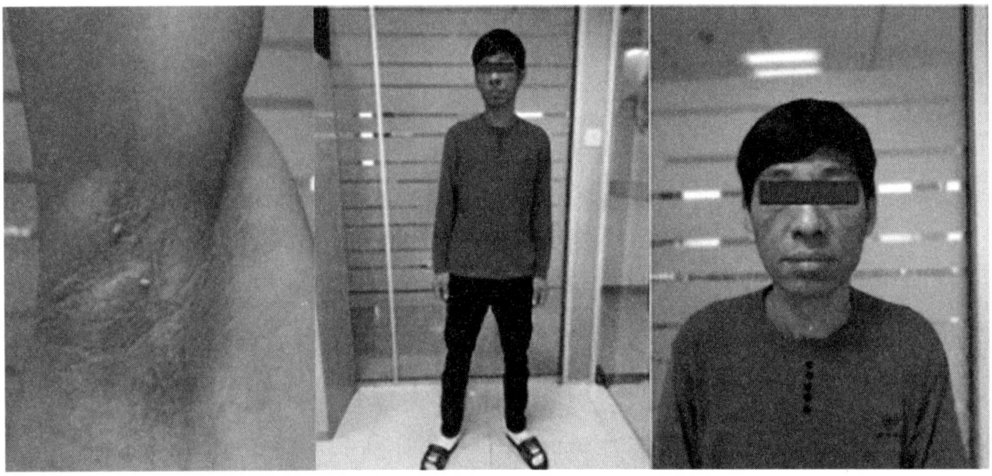

病例10图1　黑棘皮及肤貌

（三）辅助检查

1. 外院检查

2021年9月26日某市人民医院：

血常规：白细胞2.87×10^{9}/L，中性粒细胞1.75×10^{9}/L。

肝功能：总蛋白79.1g/L，球蛋白39.8g/L，白球比0.99。

肾功能、电解质、甲胎蛋白、癌胚抗原、肝炎全套、HIV抗体、线粒体抗体（M9、M4、M2）阴性。

胸部＋全腹部CT：①左肺感染性病变；②肝囊肿；③胆囊结石；④双肾微小结石。

2. 入院后检查

血常规：血红蛋白115g/L↓，红细胞3.79×10^{12}/L↓，血小板90×10^{9}/L↓。

尿沉渣：尿隐血（+++），白细胞3+个/HP。

大便常规＋OB（－）。

肝功能：白蛋白37.1g/L↓，球蛋白42.5g/L↑，白球比例0.87↓。

血脂：总胆固醇3.11mmol/L，甘油三酯0.46mmol/L，低密度脂蛋白胆固醇1.16mmol/L，高密度脂蛋白胆固醇1.56mmol/L。

血气分析、电解质、心肌酶、肾功能、高敏肌钙蛋白T、乳酸、D-二聚体、C-反应蛋白、凝血功能正常。

铁蛋白295.58ng/mL，转铁蛋白1.54g/L，血清铁9.7 μ mol/L，总铁结合力35.6 μ mol/L。

肿瘤标志物：肿瘤标志物正常。

糖代谢相关：HbA1c 12.45%↑，B-羟丁酸0.52mmol/L↑。

胰岛功能：见病例10表1。

病例10表1　胰岛功能

	空腹	60 分钟	120 分钟	空腹参考值
血糖（mmol/L）	11.01	15.51	18.79	3.9 ~ 6.1
C 肽（pmmol/L）	579	1293.4	1137.3	223.4 ~ 746.2

停用胰岛素后多次复查空腹C肽及胰岛素：见病例10表2。

病例10表2　停用胰岛素后多次复查空腹胰岛素及C肽

	测值	参考值
C 肽（pmol/L）	623.3 ~ 1239.8	223.4 ~ 746.2
胰岛素（mU/L）	578.0 ~ 635.0	2.0 ~ 25.0

脂联素：>50 μ g/ml（参考值4 ~ 26 μ g/ml），瘦素：0.7ng/ml（参考值0.70 ~ 5.30ng/ml）。

胰岛自身抗体：GADA、IA-2A、ZnT8A、IAA均阴性。

内分泌激素相关：ACTH+皮质醇节律、性激素六项、甲功三项、25-羟基维生素D、甲状腺抗体均正常。甲状旁腺素0分钟13.00pg/ml，复查：甲状旁腺素0分钟9.60pg/ml。

免疫相关：类风湿因子抗体、IgA>300U/ml↑，IgM 208U/ml↑，IgG 65U/ml↑。血尿免疫固定电泳、ANCA、血小板（HPA）抗体、补体C3、补体C4均正常。抗U1-nRNP抗体阳性（+++）、抗SS-A抗体阳性（+++）、Ro-52（52kDa）阳性（+++）、抗SS-B抗体阳性（+++）、抗核糖体P蛋白抗体阳性（+++）。系统性硬化症谱：抗Ro-52抗体IgG（+++），抗RP11抗体IgG（++）。

骨髓穿刺活检：骨髓穿刺白血病免疫分型：P2占有核细胞0.7%，表达CD38、CD138、CD19、ckappa、clambda，不表达CD20、CD22、CD56，多为正常多克隆浆细胞，请结合临床。骨髓活检：骨髓增生低下。

糖尿病并发症筛查：眼底照相、踝肱指数（ABI）及神经肌电图阴性。

骨密度：低骨量。

内脏脂肪测定：未见明显脂肪萎缩。

彩超：甲状腺彩超未见异常；心脏彩超：二、三尖瓣轻度反流；肝脏彩超：肝囊肿，填充型胆囊结石，胆囊炎，胆囊多发息肉样病变。

CT检查：右中肺及左上肺舌段散在渗出灶，纵隔内多发肿大淋巴结，考虑感染。肝内多发低密度影，性质待定，囊肿？胆囊结石。

二、诊疗经过

病例特点：患者为49岁男性，糖尿病病程1年。患者持续高血糖，非胰岛素依赖，无自发低血糖发作。体型非肥胖/偏瘦，发育正常，伴有皮肤变黑，无脂肪萎缩。胰岛功能尚可，GAD-Ab、ZnT8-Ab、IA-2A均（-）。

诊疗思路1：糖尿病＋皮肤色素沉着需要排查哪些继发性糖尿病？

1. Poems综合征　临床特征包括多发性周围神经病变（polyneuropathy）、脏器肿大（organomegaly）、内分泌系统疾病（endocrinopathy）、M蛋白（monoclonalprotein）、皮肤病变（skinchanges）。

该患者完善检查后结果：血、尿免疫固定蛋白电泳（-）；骨髓穿刺：正常多克隆浆细胞；肌电图（-）。暂不考虑POEMS综合征。

2. 血色病　慢性铁负荷过多，沉积于实质脏器中，导致组织器官退行性变和弥漫性纤维化、代谢和功能失常。常见临床表现：皮肤色素沉着；继发性糖尿病（胰岛功能受损）；肝功能异常，肝大，肝硬化；心脏扩大，心衰；垂体功能不全。

该患者完善检查后结果：血清铁9.7μmol/L↓，铁蛋白295.58ng/ml↑，转铁蛋白1.54g/L↓，总铁蛋铁结合力35.6μmol/L↓；肝功能正常；ACTH＋皮质醇节律、性激素六项、甲功均正常；甲状腺＋心脏＋肝脏彩超未见相关异常。暂不考虑血色病。

3. 异位CRH/ACTH综合征　皮质醇增多症及原发病临床表现。多病程短，进展快，易有顽固性低血钾、高血压、糖代谢紊乱，易发生心血管事件；可有皮肤色素沉着；异位ACTH综合征的ACTH、皮质醇水平均明显升高，大剂量地塞米松抑制试验不被抑制；DDAVP兴奋试验（-）。

该患者无原发疾病及皮质醇增多症临床表现。完善相关检查结果：电解质正常；ACTH+皮质醇节律正常。暂不考虑异位CRH/ACTH综合征。

诊疗思路2：是否严重胰岛素抵抗？

该患者胰岛功能尚可；胰岛素用量大，疗效欠佳；排除胰岛素注射问题、运动、严重感染等应激情况。皮肤色素沉着是否存在严重胰岛素抵抗？

严重胰岛素抵抗：为胰岛素需要量超过2.0U/（kg·d），或至少2日超过200U/d，除外行为问题或糖尿病治疗不当。最常见的临床特征包括明显高胰岛素血症，伴黑棘皮征、卵巢性高雄激素血症和多囊卵巢。

入院后患者使用胰岛素泵降糖治疗，胰岛素用量大，血糖控制不理想（病例10表3）。

病例10表3　使用胰岛素泵降糖治疗后血糖情况

时间	第1天	第2天	第3天	第4天	第5天	第6天	第7天	第8天
胰岛素剂量（U/d）	88	113	148	121	92.6	80		
口服药物				阿卡波糖 100mg tid		达格列净 10mg qd		
空腹血糖（mmol/L）	23.6	12.7	8.6	11.3	7.9	12.3	3.5	9.2
餐后血糖（mmol/L）	27.7	27.6	22.7	27.6	20.7	20.3	11.7	16.9

患者无特殊面容，双手皮肤变粗糙、变硬。血常规示贫血，24小时尿蛋白增多，考虑多系统受累。类风湿因子抗体、IgA＞300U/ml↑，IgM 208U/ml↑，IgG 65U/ml↑，ANA、抗SSA、RO-52阳性。综上所述，患者多个结缔组织病的自身抗体强阳性，血清胰岛素水平显著升高，IAA阴性，三酰甘油水平正常，脂联素升高，无脂肪萎缩，考虑诊断为B型胰岛素抵抗综合征（type B insulin resistance syndrome，TBIR）。TBIR是一种严重胰岛素抵抗状态，是由于循环中存在针对胰岛素受体的抗体所引起的自身免疫综合征，常表现为严重胰岛素抵抗如高血糖、高胰岛素血症、黑棘皮病或顽固性低血糖，大部分患者合并有系统性红斑狼疮等自身免疫性疾病。目前认为抗胰岛素受体抗体的产生是机体免疫调节紊乱所致。TBIR的确诊有赖于体内抗胰岛素受体抗体的检测。但抗胰岛素受体抗体的检测仅在少数实验室中进行，诊断仍主要依靠临床表现。

出院用药：达格列净、阿卡波糖、二甲双胍，服药未完全规律。羟氯喹，白芍总苷（临时出院，暂拒其他方案）。出院后监测空腹血糖4.6～10.2mmol/L，餐后血糖8.4～18.6mmol/L。

出院后患者逐渐出现双下肢水肿、紫癜。2022年4月再次住院。查HbA1c 13.0%，β-羟丁酸3.56mmol/L；血清胰岛素260.0～658.0mU/L；C肽 813.7～

1365.1pmol/L；白蛋白20.0g/L，余肝肾功能正常；补体C3 0.54g/L↓（0.7～1.4g/L），补体C4 0.11g/L（0.10～0.40g/L）；风湿免疫科考虑系统性红斑狼疮诊断明确，予以糖皮质激素（泼尼松1mg/kg静脉滴注5天，后改口服，逐渐减量）+环磷酰胺（0.4g ivgtt q2w）治疗。

治疗后每个月随访，血常规，血清白蛋白，补体C3、C4等指标均恢复正常，未再出现过紫癜等症状，胰岛素用量仍大（56～101U/d）。

三、病例讨论

胰岛素抵抗综合征指的是由胰岛素抵抗引起的临床综合征，具有高度异质性，包含两个临床类别：①由X综合征演变而来，为代谢综合征的同义词，也称为Reaven综合征，系特定遗传易感性基础上由不良生活方式所诱发，但确切病因未明；②另一病因相对明确，由胰岛素受体信号通路中重要信号分子基因突变、脂肪组织发育不良相关基因突变及胰岛素受体抗体等所致，此类胰岛素抵抗综合征多较严重。

胰岛素抵抗综合征传统可分为6类，即遗传学胰岛素抵抗综合征、A型胰岛素抵抗综合征、B型胰岛素抵抗综合征、C型胰岛素抵抗综合征、胰岛素受体病、皮下胰岛素抵抗综合征。

胰岛素受体自身抗体引起的胰岛素抵抗综合征称为B型胰岛素抵抗综合征。B型胰岛素抵抗综合征大多成年起病，平均发病年龄44岁，男女比例为1∶（3～4），多见于非裔美国人，其次为亚洲人。胰岛素受体自身抗体引起的胰岛素抵抗综合征称为B型胰岛素抵抗综合征。该综合征除有高血糖外，常有严重的高胰岛素血症、黑棘皮、高雄激素表现，并可伴有其他自身免疫性疾病，部分患者还存在低血糖。抗胰岛素受体抗体阳性是确诊该病的依据。

（一）临床表现及特征

1. 一般特征　中年女性居多，多有黑棘皮及毳毛增多表现。

2. 代谢特征　餐后血糖升高为主，空腹胰岛素水平常>200mIU/ml。

3. 免疫特征　血沉增快，多种风湿抗体阳性，补体C3或C4降低，免疫球蛋白增多以IgG为主，伴发系统性红斑狼疮，所占比例近50%，其他的系统性疾病还包括硬皮病、皮肌炎、重叠综合征、原发性胆汁性肝硬化、Graves病、原发性甲状腺功能减退、自身免疫性甲状腺炎、霍奇金病、多发性骨髓瘤、HIV、慢性活动性肝炎等。

（二）治疗方法

1. 胰岛素抵抗综合征目前主要以减轻胰岛素抵抗、纠正糖代谢紊乱和免疫调节为主。国内外报道的病例大多采用免疫调节剂，主要强调早期足量治疗。其中，糖皮质激素是基础治疗手段。

2. 患者入院血糖控制差，抗胰岛素受体抗体阳性，导致循环中胰岛素无法与受体结合，从而引起胰岛素抵抗。故清除患者体内的大量胰岛素受体抗体、阻止抗体进一步产生是治疗的关键。

3. 为减轻胰岛素抵抗，可加用二甲双胍、噻唑烷二酮类等降糖药物。

4. 对于顽固的高血糖状态，可加用免疫抑制药或细胞毒类药物。

（三）预后

有一定自发缓解概率，其中部分为自行缓解缓解后可能复发。自身免疫性疾病活动度及受累系统，是否发生低血糖及严重程度，是否得到及时有效治疗与预后相关。在获得初始治疗效果后，糖皮质激素逐渐减量并更换较为温和的免疫抑制剂对疗效长期维持至关重要。

四、病例点评

胰岛素抵抗综合征的概念最早由Kahn等人于1976年提出。胰岛素抵抗综合征，其特征是由于胰岛素受体信号传导的功能损伤而导致胰岛素作用的显著减弱。由胰岛素受体基因异常和胰岛素受体自身抗体引起的病症综合征通常分为A型和B型。2022年，日本专家提出了胰岛素抵抗综合征新的诊断标准和分类。具体如病例10表4。

病例10表4　胰岛素抵抗综合征的分类

1. 遗传性胰岛素抵抗综合征
（1）INSR 异常
-A 型胰岛素抵抗综合征
-Donohue 和 Rabson-Mendenhall 综合征
（2）PIK3R1 异常（SHORT 综合征）
（3）其他遗传异常（AKT2、TBC1D4、PRKCE）
（4）致病基因尚未确定
2. B 型胰岛素抵抗综合征

PRKCE基因异常可能伴有类似于SHORT综合征的临床症状。

B型胰岛素抵抗综合征是临床罕见的、以显著胰岛素抵抗为特征的一组症候群（病例10表5）。B型胰岛素抵抗综合征的特征是由于胰岛素受体的自身抗体导致胰岛素作用严重减弱。胰岛素抵抗的存在可以根据内源性高胰岛素血症来确定。部分病例观察到黑棘皮病。高胰岛素血症时，胰岛素受体自身抗体的检测阳性，可以明确诊断。一半以上患者有其他自身免疫性疾病或免疫测试值异常。最常见的相关自身免疫性疾病是系统性红斑狼疮，其他疾病包括混合结缔组织病、干燥综合征、自身免疫性甲状腺疾病、自身免疫血小板减少症、系统性硬皮病和类风湿性关节炎。鉴于共病自身免疫性疾病的治疗可以缓解或置于B型胰岛素抵抗综合征的，建议对患者进行系统的检查和治疗。

病例10表5　B型胰岛素抵抗综合征的诊断标准

定义：一种以胰岛素受体自身抗体导致胰岛素作用严重减弱为特征的疾病。
A．主要标志
高胰岛素血症（空腹血清胰岛素水平＞30μU/ml，尽管该值可能取决于糖尿病的治疗过程）
B．临床特征
1．高血糖
2．低血糖
3．自身免疫性疾病（包括系统性红斑狼疮、干燥综合征和桥本病）或免疫测试异常
C．其他测试
胰岛素受体自身抗体
D．诊断标准
确定：符合 A 和 C

—如果诊断标准中没有特殊规定，则可以使用任何时间段的实验室或临床结果进行诊断。

——一些胰岛素受体自身抗体阳性病例以低血糖为主要症状，而不是高胰岛素血症。此类病例不属于B型胰岛素抵抗综合征。

—治疗共存的自身免疫性疾病可导致B型胰岛素抵抗综合征的缓解或治愈。因此，建议对合并自身免疫性疾病的患者进行检查。

—可以观察到黑棘皮病。

该案例患者存在黑棘皮等胰岛素抵抗的临床表现，同时存在C肽及胰岛素分离现象，以及合并系统性红斑狼疮的血清学诊断证据，支持B型胰岛素抵抗的诊断。虽然B型胰岛素抵抗多见于自身免疫病尤其是系统性红斑狼疮患者，但自身免疫病患者发生B型胰岛素抵抗非常罕见。虽然临床罕见，但B型胰岛素抵抗表现相对其他严重高胰岛素血症状态有比较特征性的血糖谱、代谢异常和合并疾病，临床识别并不困难，但尽早诊断，有效地针对合并疾病治疗，对于改善其预后非常重要。

（病例提供者：侯　粲　谢雨婷　中南大学湘雅二医院）

（点评专家：李　霞　中南大学湘雅二医院）

参考文献

[1]Flier JS，Kahn CR，Roth J，et al.Antibodies that impair insulin receptor binding in an unusual diabetic syndrome with severe insulin resistance[J].Science，1975，190（4209）：63–65.DOI：10.1126/science.170678.

[2] Klubo–Gwiezdzinska J，Lange M，Cochran E，et al.Combined immunosuppressive therapy induces remission in patients with severe Ivpr B insulin resistance：a prospective cohort study[J].Diabetes Care，2018，41（11）；2353–2360.DOI：1.2337/dcl8–0884.

[3]Arioglu E，Andewelt A，Diabo C，et al.Clinical course of the syndrome of autoantibodies to the insulin receptor（type B insulin resistance）：a 28–year perspective[J].Medicine（Baltimore），2002，81（2）：87–100.DOI：10.1097/00005792–200203000–0（XX）1.

[4]Sjoholm A，Pereira MJ，Nilsson T，et al.Type B insulin resistance syndrome in a patient with type 1 diabetes J[J].Endocrinol Diabetes Metab Case Rep，2020，2020：19–0157. DOI：10.1530/EDM–19–0157.

[5]Popescu C，Popescu GA，Arama V.Type 1 diabetes mellitus with dual autoimmune mechanism related to pegylated interferon and ribavirin treatment for chronic HCV hepatitisf[J].J Gastrointestin Liver Dis，2013，22（1）J01–I04.

[6]Flier JS，Kahn CR，Jarrett DB，et al.Autoantibodies to the insulin receptor，effect on the insulin–receptor interaction in IM–9 lymphocytes[J].J Clin Invest，1977，60（4）：784–794.DOI：10.1172/JCI108832.

[7]Zhou P，Ten S，Sinha S，et al.Insulin receptor autoimmunity and insulin resistance[J].J Pediatr Endocrinol Metab，2008，21（4）：369–375.DOI：10.1515/jpem.2008.21.4.369.

[8]Di Paolo S.Metformin ameliorates extreme insulin resistance in a patient with anti–insulin receptor antibodies：description of insulin receptor and postreceptor effects in vivo and in vitro[J].Acta Endocrinol（Copenh），1992，126（2）：117–123.10.DOI：1530/acta.0.1260117.

[9]Takeuchi T，Ishigaki Y，Hirota Y，et al.Clinical characteristics of insulin resistance syndromes：a nationwide survey in Japan[J].J Diabetes Investig，2020，11（3）：603–616.DOI：10.1111/jdi.13171.

[10]Yang H，Zhao J，Li Y，et al.Successful treatment of type B insulin resistance with

mixed connective tissue disease by pulse glucocor-ticoids and cyclophosphamide[J].J Diabetes Investig，2017，8（4）：626-628.DOI：10.1111/jdi.12619.

[11]Zhang S，Wang G，Wang J.Type B insulin resistance syndrome induced by systemic lupus erythematosus and successfully treated with intravenous immunoglobulin：case report and systematic review[J].Clin Rheumatol，2013，32（2）：181-188.DOI：10.1007/sl0067-012-2098-x.

[12]Matsumoto Y，Yamada H，Funazaki S，et al.Effect of liraglutide on type B insulin resistance syndrome and insulin allergy in type 2 diabetes：a case report[J].Diabetes Ther，2017，8（5）：1191-1194.DOI：10.1007/sl3300-017-0291-2.

[13]J Kawasaki F，Anno T，Takai M，et al.Saibokuto as a possible therapy for type B insulin resistance syndrome：the disappearance of anti-insulin receptor antibody and a marked amelioration of glycemic control by saibokuto treatment[J].Intern Med，2018，57（16）：2359-2363.DOI：10.2169/intenialmedicine.0523-17.

[14]Censi S，Mian C，Betterle C.Insulin autoimmune syndrome：from diagnosis to clinical management[J].Ann Transl Med，2018，6（17）：335.doi：10.21037/atm.2018.07.32.PMID：30306074；PMCID：PMC6174196.

[15]Willard DL，Stevenson M，Steenkamp D.Type B insulin resistance syndrome[J].Curr Opin Endocrinol Diabetes Obes，2016，23（4）：318-323.doi：10.1097/MED.0000000000000263.PMID：27254267.

[16]Ogawa W，Araki E，Ishigaki Y，et al.New classification and diagnostic criteria for insulin resistance syndrome[J].Endocr J，2022，69（2）：107-113.doi：10.1507/endocrj.EJ21-0725.Epub 2022 Feb 1.PMID：35110500.

[17]中华医学会糖尿病学分会.胰岛素抵抗相关临床问题专家共识（2022版）[J].中华糖尿病杂志，2022，14（12）：1368-1379.DOI：10.3760/cma.j.cn115791-20220905-00446.

病例11　高血糖、垂体肿瘤、肾上腺占位——一例Carney综合征伴发的糖尿病

一、病历摘要

（一）病史简介

患者男性，39岁，因“血糖升高10年，发现垂体占位3年”入院。

现病史：10年前无明显诱因下出现多饮、多尿，伴体重减轻约15kg，遂至当地卫生院就诊，查血糖升高，诊断为“2型糖尿病”，予“二甲双胍、格列美脲”降糖。后患者未严格控制饮食，用药不规律，亦未定期监测血糖。3年前因血糖控制不佳，予外院住院，期间查垂体MRI提示存在垂体微腺瘤，但未进一步评估垂体功能。14个月前，患者因语言不利再次予外院住院，期间测血压升高，最高血压150/100mmHg。同时查头颅MRI：左侧侧脑室旁梗塞灶（急性期），肾上腺CT提示存在左侧肾上腺腺瘤可能（27mm×24mm），右侧肾上腺结节样改变。诊断为“急性脑梗死、高血压”，并调整治疗方案为“二甲双胍0.5g bid、格列美脲2mg bid、维格列汀50mg bid”降糖、“拜新同30mg qd”降压、“阿司匹林100mg qn”抗血小板聚集、“阿托伐他汀钙片20mg qn”调脂稳斑治疗后出院。出院后1个月至我院就诊，门诊查生长激素2.308ng/ml，IGF-1 850ng/ml，遂为进一步明确诊断收治入院。病程中，患者自觉无明显腹围增加和手足增大，无头晕、头痛、视物模糊、乏力、心悸及胸闷等症状。自发病以来，食欲胃纳可、精神可、夜间睡眠打鼾，二便正常，近期无明显体重变化。

既往史：糖尿病病史10年，高血压病史14个月。否认冠心病等慢性病史，否认乙肝、结核等传染病史，无吸烟、饮酒嗜好，否认外源性糖皮质激素应用史。患者为足月顺产，出生体重3.5kg。已婚，育1子，体健。父亲有糖尿病和直肠癌病史，母亲有糖尿病，有一妹妹，体健。

（二）体格检查

脉搏102次/分，呼吸20次/分，血压154/102mmHg，身高180cm，体重90.5kg，BMI 27.93，腰围101cm，臀围102cm，上臂围30cm，大腿围50cm，上部量92cm，下部量88cm，指尖距184cm。神志清晰，精神良好，营养良好，言语欠清晰，声音低沉，前额、眉弓突出，下颌骨前突，舌体肥厚，鼻翼增宽，唇黏膜处可见多

发紫蓝色斑点，皮肤色泽正常、无瘀点瘀斑、无痤疮，无满月脸，背部脂肪垫增厚，毛发分布均匀，无皮肤紫纹；颈软，器官居中，甲状腺无明显肿大；两肺呼吸音清，未闻及啰音；心律齐，各听诊区未闻及杂音。腹软，肝脾未触及，肾区无叩痛，肠鸣音正常；双下肢无水肿，肌张力正常，四肢肌力正常，双侧足背动脉搏动存在；生理反射存在，病理反射未引出。Tanner分期：PH5G5，睾丸容积>25ml，阴茎长度8cm，阴茎直径3cm。Karnofsky功能状态评分：100（可进行正常活动）。库欣肌力评价：0（在手臂伸展情况下能够较容易的站立）。

（三）辅助检查

血尿常规、肝肾功能电解质未见明显异常。血脂中三酰甘油2.63mmol/L↑（0.56～1.70mmol/L）。24小时尿微量白蛋白354mg/24h↑（24～150mg/24h），尿白蛋白比肌酐13.59mg/mmol（0～2.5mg/mmol）。糖耐量试验提示空腹及餐后血糖明显升高，HbA1c 9.0%（7%～6.4%）。GH基础值2.635ng/ml，IGF-1 598ng/mL（15～129ng/mL），糖耐量+胰岛素释放+生长激素抑制试验结果分别见病例11表1。血皮质醇节律：8：00：10.04μg/dl（6.7～22.6μg/dl），16：00：10.69μg/dl，0：00：9.48μg/dl。促肾上腺皮质激素（ACTH）：8：00：3.8pg/ml（7.0～65.0pg/ml），24小时尿游离皮质醇122.17μg/24h（21～111μg/24h尿）。进一步行2mg地塞米松抑制试验后的血皮质醇抑制值为12.34μg/dl，尿皮质醇抑制值为120.6μg/24h；8mg地塞米松抑制试验后的血皮质醇抑制值为15.36μg/dl，尿皮质醇抑制值为284.0μg/24h。甲状腺功能、肾素活性-血管紧张素Ⅱ-醛固酮基础及激发试验、血去甲变肾上腺素及变肾上腺素均未见明显异常。

病例11表1　糖耐量+胰岛素释放+生长激素抑制试验

	0'	30'	60'	120'	180'
葡萄糖（mmol/L）	11.29	17.92	22.94	22.03	17.53
胰岛素（μIU/ml）	8.49	13.17	15.44	16.55	14.26
C肽（μg/L）	3.61	4.39	4.98	5.93	5.85
生长激素（ng/ml）	2.07	1.99	2.01	2.83	2.59

24小时动态血压：收缩压正常，舒张压升高（122/82mmHg）；白天清醒时段：收缩压和舒张压均正常（124/83mmHg）；夜间睡眠时段：收缩压正常，舒张压升高（116/79mmHg）；起床后清晨时段：收缩压和舒张压均正常（119/84mmHg）。

眼底照相提示双眼眼底DM-Ⅱ期病变。

神经传导检测提示右胫神经传导速度减慢。

心脏超声提示：主动脉根部增宽。

胸部CT增强提示：前上纵隔明显强化软组织结节，增大淋巴结或胸腺来源结节可能。

上腹部CT增强提示：两侧肾上腺多发小结节样增粗；左侧肾上腺外侧肢卵圆形等密度结节影（大小约2.9cm × 2.3cm），增强后明显强化（病例11图1）。

垂体MRI增强提示：垂体左侧翼下缘小结节（直径4mm），微腺瘤待排，垂体柄略左偏（病例11图2）。

双侧睾丸、附睾、精索、睾丸超声提示：双侧睾丸内散在强回声，微石症可能；双侧附睾、精索未见明显异常。

胃镜：慢性浅表-萎缩性胃炎，伴胃窦糜烂。肠镜：未见明显异常。

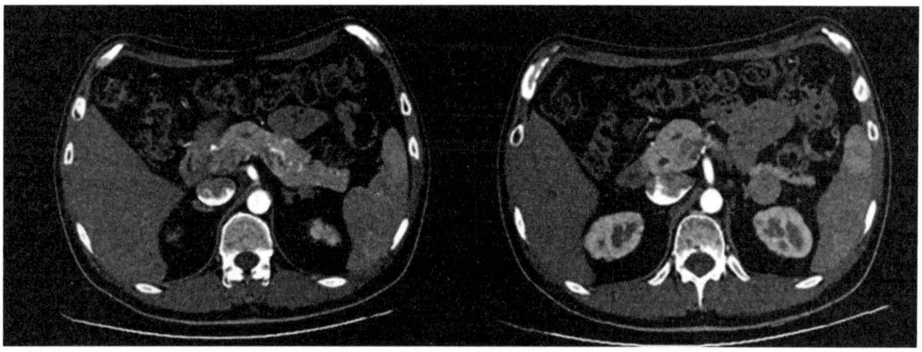

病例11图1　肾上腺CT增强

注：两侧肾上腺多发小结节样增粗；左侧肾上腺外侧肢卵圆形等密度结节。

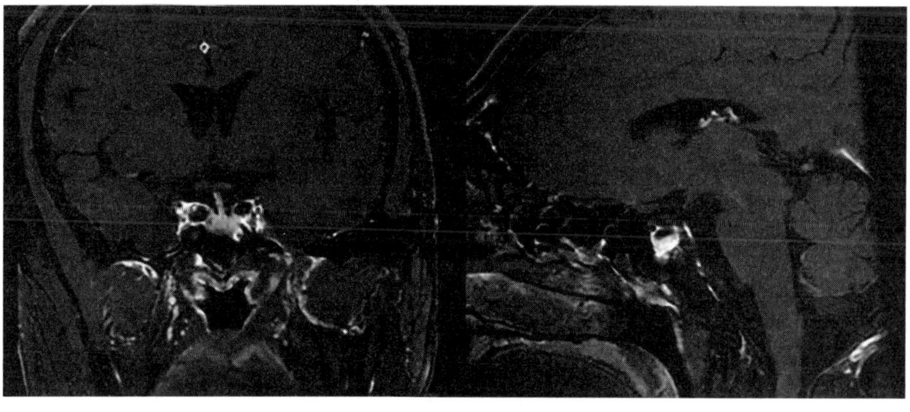

病例11图2　垂体MRI增强提示

注：垂体左侧翼下缘小结节，微腺瘤待排，垂体柄略左偏（左：冠状位；右：矢状位）。

二、诊疗经过

患者为中年男性，以发生于年轻时的高血糖为主要表现，既往血糖控制不佳，近年来出现血压升高，在诊疗过程中先后发现垂体和肾上腺占位，本次入院评估存在超重。查体：手足增大，前额、眉弓突出，下颌骨前突，舌体肥厚，鼻翼增宽，唇黏膜多发蓝痣，背部脂肪垫增厚，但无明显多血质面容、满月脸、紫纹的体征。入院查GH及IGF-1明显升高，同时口服糖耐量试验后GH水平不能被抑制。进一步查肾上腺激素提示血尿皮质醇明显增高、血ACTH水平偏低；追问病史否认外源性糖皮质激素应用史。进一步完善内分泌动态试验提示小剂量（2mg DST）和大剂量（8mg DST）地塞米松抑制试验均不被抑制。肾上腺CT增强提示双侧肾上腺呈多发小结节样增生改变，同时垂体MR增强提示垂体微腺瘤可能。结合病史，临床诊断考虑“Carney综合征，原发性色素沉着结节性肾上腺皮质病，肢端肥大症，糖尿病，高血压，脑卒中，糖尿病伴多个并发症”。

经多学科会诊讨论，考虑患者同时存在高皮质醇血症和GH-IGF-1轴轻度异常，垂体影像学占位不典型，如进行手术，建议优先干预肾上腺，术后密切随访GH、IGF-1水平及影像学变化。术前分子分型诊断结果示*PRKAR1A*基因c.440+4delG杂合变异，该变异位于4号外显子-4号内含子交界区域，有可能影响剪接。1000G、ExAC、gnomAD及ClinVar等数据库均未收录。有必要进一步在家系成员中进行临床表型和相关基因筛查。

遂转入泌尿外科，进一步行腹腔镜下左侧肾上腺切除术。术后肾上腺病理诊断提示：肾上腺皮质多发结节性病变伴色素沉积，符合原发性色素性结节性肾上腺皮质疾病；免疫组化显示结节内细胞：Inhibin（+），Melan A（+），SF-1（+），P53（野生型），β-Catenin（膜+），CyclinD1（散在+），CYP11B1（++～+++），CYP11B2（+～++），CD56（部分+），CgA（-），Ki67（1%+）。

术后1个月随访复查，1个月内体重下降6.5kg（BMI 25.92）。血压119/88mmHg。糖耐量试验示空腹血糖5.35mmol/L，餐后2小时血糖15.37mmol/L，HbA1c 8.6%。GH基础值2.567ng/ml，高糖抑制试验GH谷值1.970ng/ml，IGF-1 459ng/ml。血皮质醇节律：8：00 4.84μg/dl，16：00 4.11μg/dl，0：00 3.61μg/dl，ACTH 8：00 59.8pg/ml，24小时尿游离皮质醇39.33μg/24h（尿量1.9L/24h）。降糖方案调整为：格列齐特60mg bid联合西格列汀/二甲双胍（50/850mg）1片bid，降压方案调整为比索洛尔5mg qd。并建议2个月后再次入院评估。

三、病例讨论

本例患者首发表现为年轻时起病的糖尿病，多次就诊期间，层层深入，发现患者同时存在GH及皮质醇水平升高，最终通过临床表现，激素测定及功能试验、影像学，病理及分子诊断，明确该患者为Carney综合征（Carney complex，CNC）。该病可同时累及内分泌、心脏、皮肤黏膜、神经肿瘤等多个部位。临床上表现为皮肤黏膜的斑点样色素沉着和黏液瘤、心脏黏液瘤、上皮样蓝痣、原发性色素性结节性肾上腺病（PPNAD）、分泌GH和PRL的垂体肿瘤、沙砾体样色素性神经鞘膜瘤（PMS）、甲状腺腺瘤或腺癌、大细胞钙化性Sertoli细胞肿瘤、卵巢肿瘤、乳房导管腺瘤和罕见的骨软骨黏液瘤等。

多项研究证实，CNC呈常染色体显性遗传，其易感位点在2p16或17q22-24。近来研究发现该病除了与cAMP依赖性蛋白激酶Aα调节亚基（*PRKAR1A*）基因突变相关外，还与磷酸二酯酶基因，*PDE11A*和*PDE8B*基因突变有关。CNC患者中，约有75%的患者存在GH轴的轻微异常，表现为无症状的GH或IGF-1升高和（或）GH不被高糖所抑制，其原因可能由一定程度的GH分泌细胞过度增生引起，真正发展为临床肢端肥大症的病例并不多见，为10%～12%。而本例患者即属于此类型。而肢端肥大症往往起病隐匿，以血液中过度分泌GH和IGF-1为主要特征。与遗传相关的肢端肥大症罕见，相关疾病除CNC以外，还有如多发性内分泌腺瘤病1型、家族性孤立性垂体腺瘤McCune-Albright综合征等，能促使垂体增生和肿瘤形成，导致肢端肥大症或巨人症。该病对容貌和骨骼的影响往往是长期过度分泌GH所导致，因此真正被诊断时病程已经历数年甚至更久，GH过度分泌可导致肝脏或外周胰岛素抵抗，进而出现葡萄糖耐量降低和糖尿病，与一般人群相比，此类患者患糖尿病的风险明显增加。

PPNAD在临床上多以CNC组分之一出现，发病年龄较小，平均年龄23岁左右，临床表现以库欣综合征为主，呈隐匿性起病，且症状不典型，有周期发作倾向，存在持续的自主性肾上腺皮质功能亢进的特征。糖皮质激素通过增加糖异生，减少蛋白质分解，减少外周组织对氨基酸的利用、降低外周组织对胰岛素的敏感性等因素，进一步增加了糖代谢异常的风险，本例患者GH分泌增加，同时合并肾上腺皮质激素水平的升高，因此，他的高血糖临床表型，且年轻时起病，应首先考虑由GH和皮质醇异常分泌所致的继发性糖尿病所致。

四、病例点评

在内分泌原因所致的高血糖中，肢端肥大症和库欣综合征均是常见的继发性因素，但两者合并存在所致的高血糖却极为罕见。糖尿病作为常见的慢性非传染性疾病，如何积极筛查继发性因素，在临床上做到早期发现、早期诊断和及时治疗是改善代谢紊乱，延缓并发症发生的重要因素。

本例患者，以高血糖为首诊原因，同时合并肢端肥大症和PPNAD（即CNC），经历10年之久才得以明确诊断。回顾病史，在整个诊疗经过中，有几个重要病史特点，对该病的早期诊断有重要意义。

1. 首先，患者年轻时起病，起病前无明显的暴饮暴食或感染等诱因，且诊断后，血糖长期控制不佳，其父母有糖尿病病史，父亲同时患有直肠癌且在后续基因诊断中发现了相同基因变异，这些提示需高度警惕遗传因素所致特殊类型糖尿病的可能。可见详细的病史询问（包括既往史和家族史）显得尤为重要。

2. 患者经诊断后，始终未予认真随访，也未进行及时血糖监测。且即使在发现垂体占位后也没有引起足够重视，从首次发现糖尿病到最终诊断CNC，经过了10年时间，这个过程体现了对糖尿病患者定期规律随访和全面内分泌激素筛查的重要性。同时，患者从初次诊断起就应该进行口服糖耐量和胰岛素分泌功能测定，并在随后随访过程中定期复查胰岛素分泌功能的变化，这对于糖尿病的分型诊断有提示作用。

3. 患者存在手足增大，前额、眉弓突出，鼻翼增宽等肢端肥大症的典型临床表现，但没有明显的"库欣"外貌（如无多血质面容、满月脸、紫纹和多毛等），这些临床特征也极易掩盖患者同时存在两种内分泌激素分泌异常的本质，为诊断带来困难。

4. 患者同时存在GH瘤和PPNAD，对于同时存在两种激素异常时，应首先处理哪种原发因素，如何权衡，有赖于对患者病情的准确判断，同样也体现了多学科团队协作的重要性。本例患者经多学科讨论后，考虑目前GH分泌异常相对较轻，垂体影像学占位不典型，因此手术推荐优先干预肾上腺，术后根据随访中GH、IGF-1水平及影像学变化，决定是否进一步选择生长抑素治疗或手术治疗。

5. 对于内分泌原因所致的糖尿病，需强调长期随访。此时，不再局限于仅对患者的血糖、血压、血脂等代谢指标和并发症进行评估，而更应关注CNC其他组分或脏器异常的进展（比如诊断时考虑结肠镜筛查结肠癌、定期检查心脏超声以早期发现心房黏液瘤、以及甲状腺超声筛查甲状腺肿瘤等），以及其他并发症的评估，例如心血管疾病、骨关节炎和睡眠呼吸暂停等，应予以长期监测和严格管理。

（病史提供：周薇薇　张翼飞　上海交通大学医院附属瑞金医院）
（点评专家：王卫庆　上海交通大学医院附属瑞金医院）

参考文献

[1]Correa R，Salpea P，Stratakis CA.Carney complex：an update[J].Eur J Endocrinol，2015，173（4）：M85-97.DOI：10.1530/EJE-15-0209.

[2]中华医学会内分泌学分会.肢端肥大症诊治中国专家共识（2020版）[J].中华内分泌代谢杂志，2020，36（9）：751-760.DOI：10.3760/cma.j.cn311282-20200706-00497.

[3]Gadelha MR，Kasuki L，Korbonits M.Novel pathway for somatostatin analogs in patients with acromegaly[J]. Trends Endocrinol Metab，2013，24：238-246.DOI：10.1016/j.tem.2012.11.007.

[4]Chahal HS，Chapple JP，Frohman LA，et al.Clinical，genetic and molecular characterization of patients with familial isolated pituitary adenomas（FIPA）[J].Trends Endocrinol Metab，2010，21：419-427.DOI：10.1016/j.tem.2010.02.007.

[5]中华医学会糖尿病学分会.中国2型糖尿病防治指南（2020年版）[J].中华糖尿病杂志，2021，13（4）：315-409.DOI：10.3760/cma.j.cn115791-20210221-00095.

病例12　Graves病合并胰岛素自身免疫综合征

一、病历摘要

（一）病史简介

患者男性，26岁，因“心悸、手抖体重下降1年，发作性意识障碍1个月”入院。

现病史：患者2008年5月因心悸、手抖、颈粗、体重下降到外院就诊，诊断为“甲状腺功能亢进症”。口服“他巴唑”2个月后自觉症状减轻停药，未复查甲功。2009年5月因上述症状再发，再次开始服药治疗，用药方案为他巴唑10mg 3次/日，心得安片20mg 3次/日。2009年5月26日外院复查甲功：FT_3 8.26pmol/L（3.19～9.15pmol/L），FT_4 15.86pmol/L（9.11～25.47pmol/L），TSH 0.56μU/ml，TGAb 84.24%（＜30%），TMAb 64.76%（＜20%）。患者2009年5月22日上午11时左右明显诱因出现心慌、饥饿、出汗，随之意识不清。无剧烈恶心、呕吐，无抽搐及大小便失禁。同事给予冰棍一支，约半小时后神志转清，未行诊治。2009年5月25日晨6点睡眠时被父亲发现意识障碍，呼之不应。遂送往当地哈励逊国际和平医院，测血糖为1.75mmol/L，诊断为“低血糖症”。给予静脉输注葡萄糖治疗，17时复测血糖10.4mmol/L，但仍处于昏迷状态。2009年5月26日晚11时左右神志转清，当时血糖水平不详。住院期间行OGTT试验结果示：血糖：空腹2.63mmol/L，餐后60分8.89mmol/L，餐后120分3.59mno1/L，餐后180分1.91mmol/L。2009年6月1日在其他医院查血清胰岛素：空腹362pmol/L（17.8～173pmol/L），餐后60分 396pmol/L，餐后120分371pmo1/L，餐后180分332pmo/L，血清IAA、ICA、GAD阴性，HbA1c 7.9%（4.5%～6.3%）。腹部超声、胰腺CT未见明显异常。患者目前精神状态良好，体力情况一般，食欲食量正常，体重近半月来增加约2.5kg，大便3～4次/日，小便正常。为进一步检查及治疗以“低血糖待查”收入院。

既往史：否认肝炎、结核、疟疾病史，否认高血压、心脏病史，否认糖尿病、脑血管疾病、精神疾病史，否认手术、外伤、输血史，否认食物、药物过敏史，预防接种史不详。否认家族性遗传病史。

（二）体格检查

体温36.9℃，脉博108次/分，呼吸18次/分，血压130/75mmlg，身高166cm，体

重61kg，BMI 22.13。发育正常，营养一般，甲亢面容，表情自如，自主体住，神志清楚，查体合作。全身皮肤黏膜无黄染，无皮疹、皮下出血、皮下结节、瘢痕，毛发分布正常，皮下无水肿，无肝掌、蜘蛛痣。全身浅表淋巴结无肿大。头颅无时形，眼裂增宽，眼脸无水肿，球结膜充血，巩膜无黄染，瞳孔等大同圆，对光反射灵敏，乳突无压痛，听力粗测无障碍。口唇无发绀，口腔黏膜无色素沉着。伸舌居中，齿龈无色素沉着，咽部黏膜无充血、红肿，扁桃体无肿大。颈软无抵抗，颈动脉搏动正常，颈静脉无怒张，气管居中，肝颈静脉回流征阴性，甲状腺弥漫性肿大Ⅱ～Ⅲ度，质韧，表面不光滑，有结节感，双倒甲状腺可闻及血管杂音，胸廉无略形，胸骨无叩痛。双肺呼吸音清，未闻及干湿啰音，无胸膜摩擦音。心前区无隆起，心尖搏动正常，心浊音界正常，心率108次/分，律齐，各瓣膜听诊区未闻及杂音，无心包摩擦音。腹平坦，无腹壁静脉曲张，腹部柔软，无压痛、反跳痛，腹部无包块、肝脏未触及，脾脏未触及，Murphy氏征阴性，肾区无叩击痛，无移动性浊音。肠鸣音正常，4次/分。肛门生殖器未查。脊柱正常生理弯曲，四肢活动自如，无畸形、下肢静脉曲张、杵状指（趾），手抖征（±）。双下肢无水肿。四肢肌力、肌张力未见异常，双侧肱二、三头肌腱反射正常，双侧膝、跟腱反射正常，双侧Babinski征阴性。

（三）辅助检查

1．外院检查

血糖（2009年6月1日，哈励逊国际和平医院）：空腹2.63mm1/L，餐后60分8.89mmol/L，餐后120分 3.59mmo/L，餐后180分1.91mmol/L。

血清胰岛素（2009年6月1日，北京中同蓝博检验所）：空腹362pmo1/L（17.8～173pmo1/L），餐后60分钟396pmo1/L，餐后120分钟371pmo1/L，餐后180分钟332pmo/L。

糖尿病相关抗体（2009年6月4日，哈励逊国际和平医院）：血清IAA、ICA、GAD阴性。

糖化血红蛋白（2009年5月31日，哈励逊国际和平医院）：7.9%（4.5%～6.3%）。

甲功（2009年5月26日，哈励逊国际和平医院）：FT_3 8.26pmo1/L（3.19～9.15pmo1/L），FT_4 15.86pmol/L（9.11～25.47pmol/L），TSH 0.56μIU/ml，TGAb 84.24%（＜30%），TMAb 64.76%（＜20%）。

腹部超声（2009年5月28日外院）：肝、胆、胰、脾、肾未见明显异常。

2．入院后检查　血、尿、便常规正常，血清四项、凝血四项、肿瘤标志物正常。类风湿因子<9.75U/ml，C-反应蛋白<0.308mg/dl。抗ENA六项示：抗核抗体 阴性，抗双链DNA抗体 阴性，抗Sc1-70抗体 阴性，抗Jo-1抗体 阴性，抗Sm抗体阴性，抗UIRNP抗体 阴性，抗SSA抗体 阴性，抗SSB抗体 阴性。红细胞沉降率2mm/h。血生化：丙氨酸氨基转移酶76.9U/L，碱性磷酸酶138.4U/L，尿素7.51mmol/L，钙2.18mmol/L。甲功七项示：血清甲状腺素234.4nmol/L，血清三碘甲腺原氨酸9.86nmo1/L，血清游离T_3 18.77pmo/L，血清游离T_4 38.37pmo/L，血清促甲状腺激素<0.01mU/L，抗甲状腺球蛋白抗体>500.0U/ml，抗甲状腺过氧化物酶抗体>1300.0U/ml，促甲状腺激素受体抗体测定TRAb 43.5U/L。性腺六项示：血清睾酮22.88nmol/L，血清雌二醇191.21pmol/L，血清黄体生成激素8.37mIU/ml，血清泌乳素5.75μg/L，血清卵泡刺激素5.11U/L。血清生长激素0.2μg/L。血清促肾上腺皮质激素（ACTH）：0AM 5.9pmo1/L，8AM 17.6pmol/L，4PM 6.1pmo/L；血清皮质醇（F）：0AM<25.7nmoL/L，8AM 395.2nmol/L，4PM 134.8nmo/L。全血糖化血红蛋白测定5.4%。行75g OGTT试验结果示病例12表1。

病例12表1　75g OGTT试验

	空腹	餐后 1 小时	餐后 2 小时	餐后 3 小时
血糖（mmol/L）	5.19	14.93	4.02	2.06
血清胰岛素 INS（mU/L）	70.2	79.4	73.8	60.6
血清 C 肽（ng/ml）	11.15	13.52	13.22	9.55

胰岛素释放指数1.63。行饥饿试验，早餐后3小时血糖2.67mmol/L，血清胰岛素66.4mU/L，C肽7.77ng/ml。抗谷氨酸脱羧酶抗体阴性，胰岛素自身抗体测定阳性，胰岛细胞抗体测定阴性。心电图示：窦性心动过速，左心室电压高。胸片未见异常。甲状腺超声示：①甲状腺弥漫性病变，请结合相关化脸检查考虑甲亢；②甲状腺多发偏强田声结节，考虑良性，建议动态观察。腹部超声：肝胆胰脾未见异常。胰腺CT：未见异常。

2009年7月28日第2次入院后完善血、尿、便常规未见异常。7月29日甲功七项：TT_4 51.7nmo1/L，TT_3 2.00nmo/L，FT_3 4.73pmo/L，FT_4 10.30pmoL，TSH<0.01mU/L，TgAb>500.0U/ml，TPOAb>1300.0U/ml，7月29日完善75g OGTT结果如病例12表2。

病例12表2　第二次复查75gOGTT试验

	空腹	餐后 1 小时	餐后 2 小时
血糖（mmol/L）	5.11	14.03	10.21
血清胰岛素 INS（mU/L）	45.9	109	128

生化：丙氨酸氨基转移酶46.2U/L，天冬氨酸氨基转移酶22.0U/L。糖化血红蛋白5.1%。动态血糖监测提示患者全天血糖波动在3.9 ~ 14.7mmol/l。夜间血糖及餐前血糖在5.6mmol/L左右，餐后2小时血糖在9 ~ 14.7mmol/L。8月6日复测胰岛素自身抗体阴性，胰岛细胞抗体阴性。8月3日甲状腺超声提示：甲状腺弥漫性病变，结合病史考虑为甲亢治疗后改变颈部多发低回声结节，淋巴结，建议动态观察。

二、诊疗经过

入院后结合患者症状、体征、辅助检查，入院初步诊断为：①低血糖原因待查自身免疫性低血糖？胰岛β细胞瘤？反应性低血糖？②甲状腺功能亢进症。结合患者青年男性，甲亢病史1年，口服他巴唑治疗，入院前1个月出现发作性意识障碍，多于晨起及下餐前空腹状态发作，发作时有Whipple三联征，外院OGTT提示患者存在高胰岛素血症，合并Graves病。不除外自身免疫性低血糖。既往口服过含巯基的他巴唑，入院后停用该药，患者一般状态尚可，完善75g OGTT试验及饥饿试验，在75g OGTT试验中，服糖后3小时测指尖血糖2.2mmol/l（具体结果见病例12表1），6月14日行饥饿试验，早餐后3小时左右测指尖血糖2.6mmol/l。与院外病史相符，完善ACTH，血皮质醇及24小时尿UFC未见异常，生长激素及性激素测定未见异常，肿瘤标志物未见异常。无胰岛素使用史，具有内源性高胰岛素血症血症。完善胰岛素相关抗体提示：抗谷氨酸脱羧酶抗体阴性，胰岛素自身抗体测定阳性，胰岛细胞抗体测定阴性。腹部CT未见异常。考虑内源性高胰岛素血症诊断明确，病因鉴别目前不支持胰岛素瘤。结合患者合并桥本甲状腺炎合并Graves病。并有含巯基类的他巴唑应用病史。不除外胰岛素自身免疫综合征的可能。给予停用他巴唑。根据院内化验检查，补充诊断：肝功能异常，甲状腺多发结节。针对Graves病治疗，治疗方案排除口服抗甲状腺药物治疗，目前方案包括碘-131治疗和手术治疗。鉴于患者甲状腺体积较大，同位素治疗的剂量偏大，建议患者行手术治疗，并请普外科会诊。向患者讲明Graves病治疗方案的各自的利弊。目前患者不同意甲状腺次全切除手术治疗，要求当地医院行碘-131治疗。院内停用他巴唑药物后动态监测患者血糖，无低血糖发作。患者于2009年6月20日出院，出院诊断：①胰岛素自身免疫综合征；②Graves病；③甲状腺多发结节；④肝功能异常。出院建议患者低碘饮食，给予盐酸普萘洛尔控制心率，复方益肝灵片保肝降酶治疗，转到专科医院尽快行碘-131治疗甲亢；同时建议少量多餐，监测血糖，避免低血糖。患者出院后在当地医院给予丙硫氧嘧啶100mg 3次/日治疗甲亢。于2009年7月9日于当地医院复查甲功五项：TT_3 1.89ng/nl（0.8 ~ 1.9ng/nl），TT_4 0.43nmol/L（5.0 ~ 13.0nmol/L），FT_3 8.71pmo1/L

（3.5～6.5pmol/L），FT_4 1.25pmo/L（0.88～1.85pmol/L），TSH 0.03μIU/ml（0.35～5.29μIU/ml）。空腹血糖5.19nmol/L，谷丙转氨酶33.94U/L（0～40U/L），谷草转氨酶24.6U/L（0～40U/L）。于2009年7月29日为进一步复查甲状腺功能及低血糖情况再次入院。入院后复测75g OGTT提示糖耐量减低，甲功七项提示FT_4略低，给予调整丙硫氧嘧啶100mg 2次/日，考虑含巯基药物再次使用可能再次诱发低血糖发生，故建议患者调整Graves病治疗方案。患者要求回当地碘-131治疗。

三、病例讨论

患者青年男性，反复发作严重低血糖，患者未用降糖药物及胰岛素，就低血糖原因应考虑以下病因进行鉴别：①胰岛β细胞瘤：常于清晨或半夜、空腹时发作，血清胰岛素浓度升高但不超过正常的10倍，影像学检查可见胰腺占位；②IAS：有典型的自发的低血糖症状，发作时血糖低于2.8mmol/L，无外源性胰岛素应用史但血中存在高滴度的胰岛素抗体，血浆总免疫反应性胰岛素显著增高，含巯基药物是发病的重要诱因；③2型糖尿病早期反应性低血糖：多表现为餐后低血糖，且OGTT示糖耐量异常，C肽水平与胰岛素水平一致；④B型胰岛素抵抗：好发于中年黑人女性，低血糖多发生于空腹，常伴难以控制的高血糖、严重胰岛素抵抗、黑棘皮病和雄性化表现，胰岛素受体抗体阳性。该青年患者病程中反复发生低血糖，Graves病病史明确，服用含巯基抗甲状腺药物史，甲状腺功能检查提示甲状腺功能亢进症，既往无胰岛素应用史但胰岛素自身抗体阳性，血清胰岛素水平明显升高，且与C肽呈分离现象，胰腺CT未见明显占位。故诊断为IAS。

IAS又称自身免疫性低血糖症，是一种临床罕见导致低血糖症的疾病之一。最早于1970年由日本Hirata首次报道，故又名Hirata病。

本病是新的Ⅶ型超敏反应自身免疫性疾病，由于血中非外源性胰岛素诱发产生高浓度免疫活性胰岛素（IRI）和高效价胰岛素自身抗体（IAA），从而导致严重的自发性和反复性低血糖。

IAS为罕见的内分泌疾病，以反复发作的严重低血糖为典型临床症状。IAS的发病机制尚不明确，常见于自身免疫性疾病（如Graves病、系统性红斑狼疮或类风湿性关节炎），以Graves病最常见。可以通过暴露于药物或病毒而被触发，或者可以自发地表现出来。一般认为是在易感基因（如HLA-DR4等位基因）的基础上，由于自身免疫缺陷或巯基类药物诱发产生IAA导致。

IAS在不同人种的发病率与其HLA表型相关，Uchigata等调查自2004—2007年报道的56例日本IAS患者中，主要与DRB1*0406等位基因相关，而欧美人群以

DRBl*0403更为常见。我国IAS患者的HLA基因型检测数据较少，缺乏大规模的研究资料，有研究报道了4例硫辛酸及6例甲巯咪唑诱发IAS中国患者的HLA-DR基因分型，主要是DRBl*0406。

巯基类药物引起的IAS通常在药物暴露后的几周内发生，涉及到的化学药物有甲巯咪唑、丙硫氧嘧啶、谷胱甘肽、卡托普利、α-硫辛酸、肼屈嗪、青霉素、亚胺培南、异烟肼、氯吡格雷（活性代谢物）、硫普罗宁等。在我国约71.4%的IAS患者发病前使用过含巯基药物，且绝大多数为甲巯咪唑。中成药及其他中药制剂，也有可能导致IAS。巯基可与胰岛素分子二硫键相互作用，使内源性胰岛素发生变构，从而改变了胰岛素分子的免疫原性触发免疫反应而产生IAA。IAA是IAS诱发严重低血糖的关键，与胰岛素分子大量结合导致胰岛素不易释放即出现高血糖。血糖升高进一步刺激胰岛素分泌，胰岛素又与抗体结合，如此循环，造成高胰岛素血症。当胰岛素IAA复合物在某种诱因作用下解离时，血中大量游离胰岛素释放即出现严重低血糖。

IAS诊断标准如下：①未使用外源性胰岛素和降糖药物而反复出现典型的自发性低血糖症状，发作时血糖水平＜2.8mmol/l；②血液中免疫活性胰岛素和或C肽水平升高；③胰岛素自身免疫性抗体IAA滴度明显升高；④排除其他原因导致的低血糖（注意与胰岛素瘤和B型胰岛素抵抗相鉴别）。

IAS具有自限性，预后良好，80%患者在停用诱发药物1～3个月自行缓解。临床治疗主要包括：①停用可能引起IAS的药物，去除诱因；②少食多餐及低碳水化合物饮食，以减少餐后早期高血糖和由此引起的对胰岛素分泌的刺激，并防止低血糖发作；③对于停药或饮食控制仍不能改善症状者，可用α-糖苷酶抑制剂治疗，以预防餐后高血糖，从而减少IAS患者血糖波动；④对于反复低血糖发作、病情不易控制的患者，可使用糖皮质激素及免疫抑制剂，但临床起效较慢，如利妥昔单抗、硫唑嘌呤、环磷酰胺等。糖皮质激素类药物常推荐口服泼尼松30～60mg/d，并根据病情逐渐减量，总疗程2～12周。血浆置换是一种有创但有效的治疗方式，起效相对较快，可考虑用于难治性低血糖患者，但不推荐胰腺部分切除以缓解低血糖发作。针对该患者治疗上停用他巴唑，调整饮食结构，此后未再出现低血糖。复测胰岛素自身抗体胰岛素自身抗体阴性。建议行甲状腺次全切治疗Graves病。

四、病例点评

IAS是一种临床少见、易误诊的疾病，及时正确认识和诊断IAS对避免误诊、手术不当和严重不良反应具有重要意义。临床医师和药师应警惕药物诱发IAS的可能性。

IAS是临床上引起低血糖的重要原因，多见于有自身免疫疾病的患者，特别是Graves病，尤其是服用含巯基药物时。考虑到Graves病是临床常见病，甲巯咪唑是治疗Graves病的首选用药，因此对于IAS应该有足够的认识。对于自身免疫疾病的患者出现低血糖，特别是服用含巯基的药物时，要特别警惕，早期识别，避免反复严重低血糖引起神经损害，尤其是要避免不必要的手术治疗。该病例符合青年Graves病患者，口服含巯基类抗甲状腺药物后出现反复低血糖，及时就诊完善相关鉴别诊断，最终诊断IAS，属于轻度患者，停用他巴唑，并更改饮食结构后，患者未出现低血糖发作。

此外，有必要告知患者规律服药，在服用甲巯咪唑同时可能存在IAS的风险，服药期间如出现低血糖或高血糖、过敏，应及时就诊和处理，以减少患者的痛苦和死亡风险。

（病例提供者：张婷婷　中国人民解放军总医院第五医学中心）

（点评专家：臧　丽　中国人民解放军总医院第一医学中心）

参考文献

[1]Hirata Y，Ishizu H.Elevated insulin–binding capacity of serum proteins in a case with spontaneous hypoglycemia and mild diabetes not treated with insulin[J].Tohoku J Exp Med，1972，107（3）：277–286.

[2]Cappellani D，Macchia E，Falorni A，et al.Insulin Autoimmune Syndrome （Hirata Disease）：A Comprehensive Review Fifty Years After Its First Description[J].Diabetes Metab Syndr Obes，2020，13：963–978.

[3] Chigata Y，Hirata Y，Lwamoto Y.Drug–induced insulin autoimmune syndrome[J]. Diabetes Res Clin Pract，2009，83（1）：19–20.

[4]Gullo D，EvansJL，Sortino G，et.al. Insulin autoimmune syndrome （Hirata Disease） in European Caucasians taking α–lipoic acid.[J].Clin Endoerinol，2014，81（2）：

204–209.

[5]张娟，张敏.硫辛酸致胰岛素自身免疫综合征的文献分析[J].中国现代医药杂志，2021，23（9）：80–84.

[6]王春江，孙伟，孙林丽.甲巯咪唑致中国人群胰岛素自身免疫综合征的临床特点分析[J].中国临床药理学与治疗学，2020，25（2）.

[7]梁凯，侯新国，宋君，等.中国人群胰岛素自身免疫综合征的临床特点分析[J].中华内科杂志，2011，50（8）：690–691.

[8]Cappellani D，Sardella C，Campopiano MC，et al.Spontaneously remitting insulin autoimmune syndrome in a patient taking alpha–lipoic acid[J].Endocrinol Diabetes Metab Case Rep，2018，2018：18–22.

[9]Church D，Hunter RW，Lyall M，et al. Resolution of hypoglycemia and cardiovascular dysfunction after rituximab treatment of insulin autoimmune syndrome[J].Diabetes Care，2017，40（7）：e80–e82.

[10]Chu JP，Zheng XW，Lu J，et al.Insulin–induced autoimmune syndrome：A case report[J].Exp Ther Med，2016，12（5）：3359–3362.

[11]Chen F，Yang J，Liu Y，et al.Insulin autoimmune syndrome：Three case reports[J].Medicine（Baltimore），2018，97（51）：e13486–e13490.

病例13　Prader-Willi综合征伴糖尿病

一、病历摘要

（一）病史简介

患者女性（病例13图1），16岁，因“体重进行性增加13年，伴血糖升高4年”入院。

现病史：患者足月顺产，生产当天曾用催产素，无窒息抢救史，Apgar评分不祥，出生体重2450g，身长48cm。出生后患儿肌张力低下，吸吮力差，无法给予母乳喂养，人工奶粉管饲喂养，之后按时添加辅食。婴儿时期哭泣次数少，哭声弱。1周岁能抬头，13个月能爬，14个月能站，2岁能走。牙齿萌出时间正常，多龋齿。自3岁起，患儿出现多食，尤爱零食，肥胖，平均每年体重增长5kg，13岁起，身高不再增长，手脚也不再增大，患者双手较同身高正常人小（病例13图2）。患者智力及认知功能均较同龄人差。目前尚无月经来潮。患者13岁时因肥胖于外院就诊，当时查空腹血糖12mmol/L，餐后2小时血糖16mmol/L，糖化血红蛋白13.7%，诊断为糖尿病，予口服二甲双胍1000mg bid po，血糖控制不佳，遂调整为优泌林70/30 早20U、晚16U ih，空腹血糖控制在6～10mmol/L，餐后2小时血糖控制在11～18mmol/L。患者平素胃纳极佳，进食量大，嗜睡，每日睡眠12～13小时。平日运动少，四肢协调性差。学习成绩差，就读于辅读学校。患者平日任性，脾气暴躁，易怒，会抓咬家人。2个月前患者因高热伴休克就诊于外院，拟诊为糖尿病酮症酸中毒、尿路感染、感染性休克。给予抗感染、胰岛素及对症支持治疗后病情好转，出院后予优泌林70/30：早20U、晚15U ih，二甲双胍500mg tid po，以控制血糖。现为求进一步诊治至我院就诊，门诊拟“糖尿病”收入院。自患病来，患者一般情况可，胃纳佳，睡眠佳，两便次数多，有烦渴、多尿，尤以夜间明显，有泡沫尿，无腹泻。近1个月来，体重减轻5kg。

既往史：3岁时曾患喉炎，经久未愈。7岁患哮喘、气管炎，曾用激素及抗生素治疗，具体不祥，后自愈。父母体健，否认近亲婚配，患者母亲孕期无用药及感染史，患者有一姐姐，25岁，已婚已育，生长以及智力发育正常如同龄人。否认乙肝、结核等传染病史。

家族史：否认家族相关遗传病史。

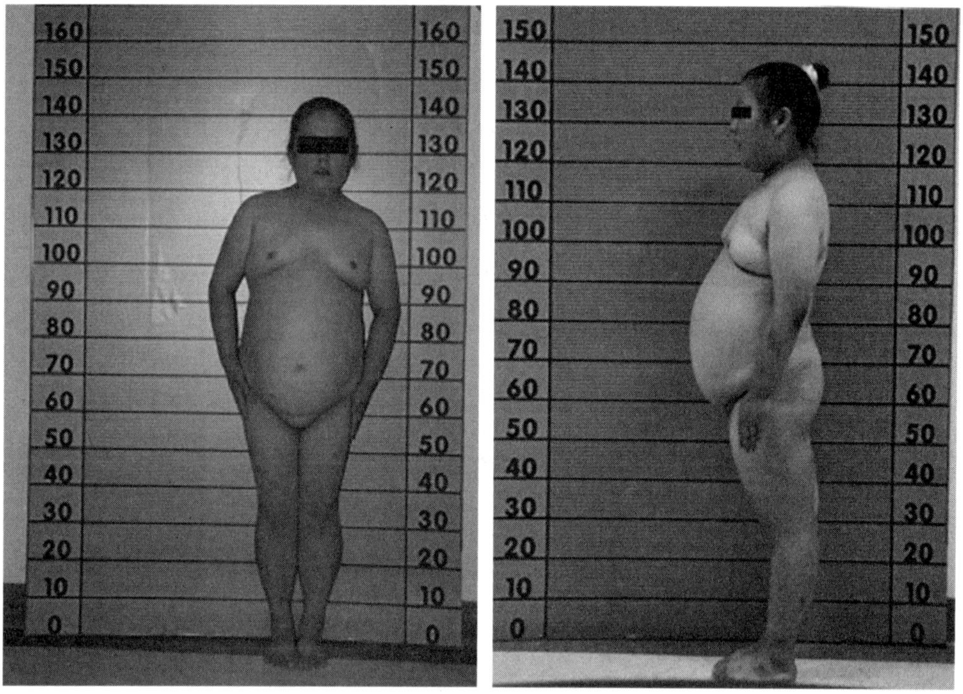

病例13图1　患者的特征性面容及体型

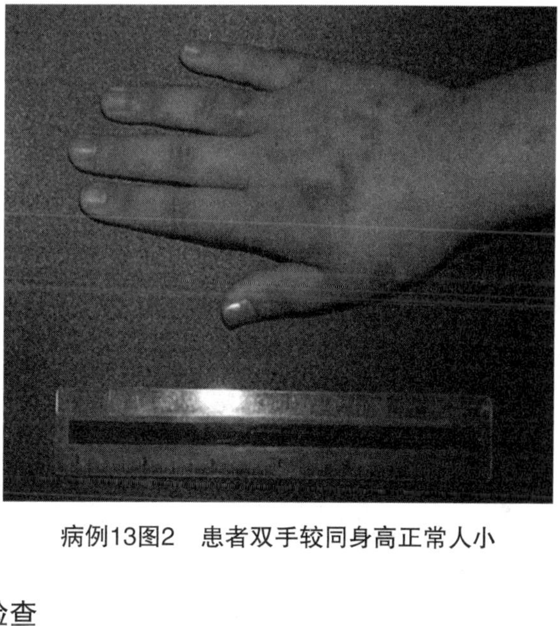

病例13图2　患者双手较同身高正常人小

（二）体格检查

体温36.8℃，脉搏78次/分，呼吸18次/分，血压120/70mmHg。神志清，精神可，体型矮小肥胖且双手较同身高正常人小，身高142cm，体重 61kg，BMI 30.25，腰围96cm，臀围96cm，头围54cm。无颈蹼，发际正常。全身皮肤黏膜无黄染、苍白，颈部、腋下、肘内侧及腹股沟区可及黑棘皮改变，有少量腋毛生长，无痤疮、紫纹，无出血点，浅表淋巴结未触及肿大。眼睑无异常，杏仁眼，巩膜无黄染。颈软，气管居中，甲状腺无肿大。两肺呼吸音清，未闻及干湿啰音。心率78次/分，律齐，无杂音。无盾胸。乳房可及乳核及小叶。腹膨隆，脐内陷，腹部脂肪厚度3cm，腹软，全腹无压痛，肝肋下一指，脾肋下未触及，移动性浊音阴性，肝肾区无叩痛，足背动脉搏动正常。腹股沟处有念珠菌感染，大阴唇有色素沉着，小阴唇、阴蒂均不明显，非幼稚型外阴，但尚未成熟，有少量阴毛。双下肢无水肿。四肢远端浅感觉稍差，肌张力稍低，肌力5级，生理反射未引出，病理反射未引出，小脑共济可。

（三）辅助检查

患者入院后查血常规、肝肾功能、甲状腺功能、血尿皮质醇、血促肾上腺皮质激素水平均在正常范围。糖耐量：空腹血糖9.30mmol/L，餐后2小时血糖26.00mmol/L；C肽释放：空腹C肽2.13ng/ml，餐后2小时C肽7.99ng/ml；糖化血红蛋白11.60%；血脂：三酰甘油6.45mmol/L，胆固醇5.12mmol/L；生长激素0.78ng/ml；尿常规：蛋白质（+++），糖（++）；尿蛋白定量：1707 mg/24h；性激素：促卵泡刺激素5.39mIU/ml，促黄体生成素0.94mIU/ml，雌二醇25pg/ml。染色体核型检查：46，XX。荧光原位杂交（FISH）：15q近端无缺失（病例13图3）；甲基化特异性聚合酶链反应（MS-PCR）：第15号染色体母源单亲二体（matUPD15）（病例13图4）。胸片：脊柱侧弯；腹部B超：脂肪肝；妇科B超示：子宫附件均未见异常。骨龄评估：与实际年龄大致相符；颅脑+垂体MRI：未见明显异常。

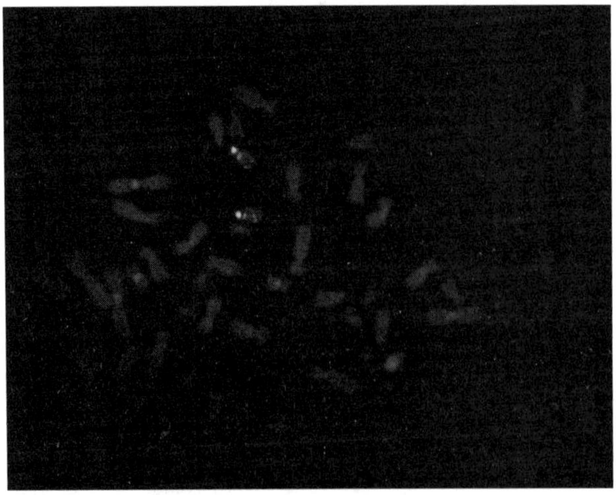

病例13图3　荧光原位杂交（FISH）

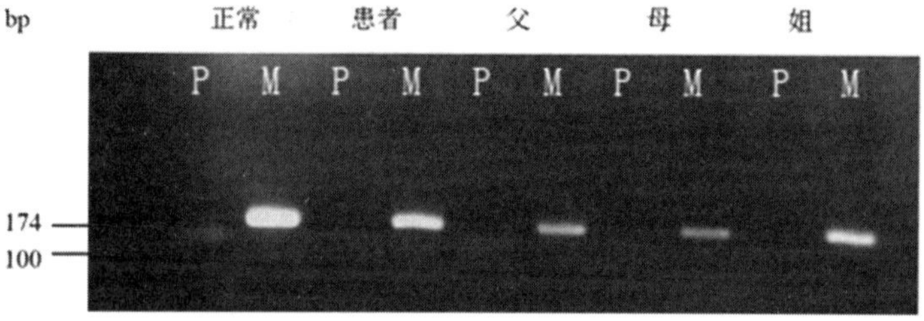

病例13图4 甲基化特异性聚合酶链反应（MS-PCR）

二、诊治经过

根据临床症状、体征、实验室及影像学检查，并结合基因学结果，考虑该患者诊断为：①Prader-Willi综合征；②糖尿病；③蛋白尿；④高脂血症；⑤脂肪肝；⑥脊柱侧弯。入院后予积极控制饮食，调整降糖方案为优泌林70/30：早18U、晚12U ih＋二甲双胍1000mg bid po，患者血糖逐步下降，控制在空腹血糖6～7mmol/L，餐后2小时血糖8～10mmol/L。另外，患者存在蛋白尿，予氯沙坦钾50mg qd po。患者出院后继续门诊随访。

三、病例讨论

患者系青少年女性，主要表现为肥胖、糖尿病、性幼稚、智力低下，虽然内分泌一些常见的疾病如肥胖-生殖无能综合征、Turner综合征、Noonan’s综合征等可有上述临床表现，但以上疾病常伴有不同程度的各种畸形，如颈蹼、后发际低、盾胸、肘外翻等，而从患者的体征来看并不符合上述疾病。纵观患者的生长发育过程，从出生后的手足无力、吸吮力差、生后少哭、哭声弱，到幼年开始多食、肥胖、智力低下、脾气暴躁、易怒，身材矮小且双手较同身高正常人小，以及步入青春期后第二性征发育迟缓，考虑为Prader-Willi综合征。

Prader-Willi综合征，又称肌张力低下-智能障碍-性腺发育滞后-肥胖综合征，最早由Prader、Willi及Labhart于1956年发现，他们描述了一群小孩有肥胖、身材矮小、隐睾症或阴茎短小、发育迟缓及出生后低张力等特殊表征。1972年，Hall及Smith将其命名为Prader-Willi综合征。国外报道发生率为1/25 000～1/10 000，其出生发病率估计为1/25 000，平均死亡率3%。其临床表现随年龄而变化：胎儿期及新生儿期以胎动少，婴儿期肌张力低下，哭声弱，喂养困难为主要表现；婴幼儿期患儿生长发育不良，运动语言发育差；儿童期因多食导致肥胖，呈矮胖外观，认知功能损害参差不齐；青春期以肥胖，性腺发育不良，学习困难为特征。常因多食肥胖而伴发糖尿病，多死于糖尿病、心力衰竭。饮食依从性困难和食物强迫性，加上甜食偏好，解释了部分患者中非常高的糖化血红蛋白和血糖水平，导致了严重不受控制的糖尿病。在这些情况下，钠-葡萄糖共转运蛋白-2（SGLT-2）抑制剂与胰高糖素样肽-1（GLP-1）受体激动剂联合使用为糖化血红蛋白和血糖的正常化以及减肥提供了新的视角。Prader-Willi综合征的发病可能与丘脑下部功能紊乱或新陈代谢障碍有关。其分子基础是15q11-q13位点父源染色体上的候选基因表达缺失，其中75%是父源等位基因缺失；22%是母源的单亲二体型；3%是印记中心的甲基化异常。目前检测方法有高分辨染色体分析，荧光原位杂交，微卫星分析，印迹杂交以及甲基化分析。该患者FISH结果提示在荧光显微镜下，通过WIB滤光镜观察杂交信号，3种探针的杂交信号均呈阳性，证实15q近端无缺失。MS-PCR结果显示仅见174bp条带，而无100bp条带，提示缺乏父源的相关片段，而均为母源DNA，即第15号染色体母源单亲二体（matUPD15）。

Holm及Cassidy等人于1993年所提出的诊断标准，共包括8项主要诊断标准和11项次要诊断标准，年龄＞3岁总评分超过8分，主要诊断标准超过5项可诊断。该患者存在出生后的手足无力、吸吮力差；喂养困难；3岁起肥胖；具特征性面容（长颅、杏仁眼、小嘴、薄上唇、口角向下）；第二性征发育迟缓；智力发育迟缓；多食；基因异常（matUPD15）；出生时哭声弱；易怒、对抗等特征性行为；睡眠呼吸暂停；头发、皮肤颜色较浅；身材矮小且双手较同身高正常人小；上肢尺侧腕部缺乏弧度；内斜视；唾液黏稠；语言清晰度欠佳。评分13分（病例13表1），故确诊Prader-Willi综合征。

病例13表1　Prader-Willi综合征的诊断标准

Prader-Willi 综合征的诊断标准 / 对象	患者
主要标准（1 分）	
1. 新生儿和婴儿出现中枢性肌张力低下，吸吮力差，但随年龄增加会逐渐改善	√
2. 婴儿期出现喂养困难，常需要特殊喂养工具；体重增长不满意	√
3. 12 个月至 6 岁期间，体重迅速增加（大于两个标准差）	√
4. 婴儿期特征性面容：长颅、窄脸、杏仁眼、小嘴、薄上唇、口角向下（应含上述特征＞ 3 点）	√
5. 各年龄段出现相应的性腺机能减退，生殖器官发育不全，男性有阴囊发育不良，隐睾、小阴茎和（或）小睾丸（小于同龄人第 5 百分位）；女性有生殖器官缺如或严重发育不良，小阴唇和（或）小阴蒂；若不治疗，16 岁后仍有性腺成熟延迟和不完全，同时有青春期性征发育延迟（男性小性腺、面部或身体毛发少，不变声，女性仍无月经或月经少）	√
6. 6 岁前患儿整体发育延迟，6 岁以后有轻度到中度的神经发育延迟或学习障碍	√
7. 摄食过度 / 强迫摄食	√

续表

Prader–Willi 综合征的诊断标准 / 对象	患者
8. 15q11–13 缺失，通过高分辨染色体分析（＞650 带）或其他方法，检测到染色体或基因的异常，包括母源同源二倍体	√
次要标准（0.5 分）	
1. 妊娠期胎动减少；婴儿期无生气或哭声弱小，可随年龄增长有所改善	√
2. 特征性行为问题：易怒、猛烈的情感爆发和强迫行为、好争辩、对抗、程序化行为及固执、语言重复、偷窃和撒谎（应含上述特征＞5 点）	√
3. 睡眠紊乱或睡眠呼吸暂停	√
4. 6 岁时身材仍矮小（无遗传背景，未经生长激素干预者）	√
5. 色素减退：与家庭其他成员相比头发、皮肤颜色较浅	√
6. 与同龄儿相比手小（小于同龄儿标准第 25 百分位）和（或）足小（小于同龄儿标准第 10 百分位）	√
7. 上肢尺侧腕部缺乏弧度	√
8. 眼睛问题：内斜视、近视	√
9. 唾液黏稠	√
10. 语言清晰度欠佳	√
11. 有自损皮肤的现象	
计分	13

* 计分方法：主要标准每项 1 分，次要标准每项 0.5 分，支持证据可增加诊断的确定性，但不计得分。0 ~ 3 岁患儿计分 5 分（其中主要标准得分为 4 分）即可诊断，＞3 岁儿童和成年人累计 8 分（其中主要标准得分＞5 分）即可诊断。

该病的治疗需要多学科协作，针对不同的问题进行干预。根据不同表型特征及内分泌代谢紊乱情况进行有针对性的综合治疗。治疗包括内分泌遗传代谢、康复理疗、心理疏导、营养管理、外科等多学科共同参与。以下是一些治疗方法：①饮食行为与营养管理：贪食可引起肥胖、糖耐量异常及糖尿病等严重并发症，早期饮食干预及长期营养监测有助于改善患儿生活质量、预防严重并发症和延长寿命。饮食行为主要通过严格管理食物及控制饮食规律实现，目前尚无一种药物可以有效控制食欲。胃减容手术能否用于该病尚存争议，考虑到手术并发症发生率较高及手术后疗效的不确定性，不推荐该手术为常规治疗；②生长激素治疗：该病患儿早期使用重组GH治疗，不仅有助于改善身高，还可以降低体脂率、提高肌肉质量、调整血脂水平，以及获得更好的运动强度和功能；③性激素治疗：从目前的文献来看，性腺功能减退症在Prader–Willi综合征的男孩和女孩中很常见，女孩比男孩更常自发进入青春期，据报道只有妇女有生育能力和怀孕；相反，男子通常是不育的。从生物学的角度来看，补充性激素是继续改善身体成分和骨量以及像正常青少年一样完成性成熟和发育的方法。因此，临床上所有的Prader-Willi综合征患者在诊断为性腺功能减退时，通常需补充性激素，以诱导儿童和青少年进入青春期，并维持成人正常的身体发育和健康。

目前对于该病尚无根治方法，且治疗手段仍有争议主要为对症处理。本例患者基本以对症治疗为主，使用胰岛素联系口服降糖药控制血糖，血管紧张素Ⅱ受体拮抗剂（ARB）类药物控制蛋白尿，同时予以生活方式干预，尽可能减少患者过度的食物摄入量，延缓过度肥胖引起的一系列并发症的发生。

四、病例点评

年轻患者出现肥胖伴糖尿病或糖代谢异常时，需要考虑到特殊类型的糖尿病，主要包括以下几类：单基因缺陷、内分泌疾病（比如库欣综合征和肢端肥大症等继发的糖尿病）、胰源性糖尿病、药物所致糖尿病（比如使用大量类固醇激素等药物导致的糖尿病）、感染以及其他与糖尿病相关的遗传综合征。一些包含糖尿病的遗传性综合征可以表现为各种生长发育的异常，如Down综合征、Wolfram综合征和Prader-Willi综合征等。临床上，应仔细询问病史及查体，牢牢把握诊断及鉴别诊断要点，才不会导致漏诊和误诊。如果患者在婴幼儿期出现不明原因的低肌张力并伴有喂养困难，智力障碍，第二性征发育迟缓等问题时，Prader-Willi综合征应考虑在内，及时进行筛查。从该病例中，可以深刻体会到诊断标准掌握和运用的重要性。

该综合征的管理需要多学科方法，治疗涉及饮食运动管理、药物治疗以及心理干预。作为降糖治疗的基石，通过仔细的饮食计划、密切监督和限制食物获取来限制食物摄入的努力必须从家庭延伸到学校、工作场所和社区环境。关于本例患者的降糖药物治疗，其入院后采用胰岛素联合口服降糖药物二甲双胍的方案，二甲双胍用于治疗合并糖尿病的Prader-Willi综合征患者，不仅能改善胰岛素抵抗，而且对部分患者可以适当增加饱腹感，一定程度上缓解其对食物的渴望。该患者年仅16岁，入院时血糖控制差，糖化血红蛋白高达11.6%，由于药物使用的年龄限制，故继续使用胰岛素强化治疗，考虑到胰岛素会进一步增加患者体重，计划待患者年满18周岁后尝试启用SGLT-2抑制剂或GLP-1受体激动剂，以抑制食欲和降糖减重。

（病例提供者：张豫文　石　娟　上海交通大学医学院附属瑞金医院）
（点评专家：张翼飞　上海交通大学医学院附属瑞金医院）

参考文献

[1]Hall BD，Smith DW.Prader–Willi syndrome.A resum é of 32 cases including an instance of affected first cousins， one of whom is of normal stature and intelligence[J].J Pediat，1972，81（2）：286–93.doi：10.1016/s0022-3476（72）80297-x.PMID：5042487.

[2]Kubota T，Sutcliffe JS，Aradhya S，et al.Validation studies of SNRPN methylation as a diagnostic test for Prader–Willi syndrome[J].Am J Med Genet，1996，66（1）：77–80.doi：10.1002/（SICI）1096-8628（19961202）66：1<77：：AID-AJMG18>3.0.CO；2-N.PMID：8957518.

[3]Holm VA，Cassidy SB，Butler MG，et al.Prader–Willi syndrome：consensus diagnostic criteria[J].Pediatrics，1993，91（2）：398–402.PMID：8424017；PMCID：PMC6714046.

[4]Goldstone AP.Prader–Willi syndrome：advances in genetics，pathophysiology and treatment[J].Trends Endocrinol Metab，2004，15（1）：12–20.doi：10.1016/j.tem.2003.11.003.PMID：14693421.

[5]Noordam C，Höybye C，Eiholzer U.Prader–Willi Syndrome and Hypogonadism：A Review Article[J].Int J Mol Sci，2021，22（5）：2705.doi：10.3390/ijms22052705.PMID：33800122.

04 第四章 糖尿病并发症

病例14 胃轻瘫合并肾糖阈减低致反复糖尿病酮症

一、病历摘要

（一）病史简介

患者男性，44岁，因“多饮、多尿2年，反复恶心、呕吐3个月，再发3周”入院。

现病史：患者入院前2年无明显诱因出现口干、多饮（3～4L/d）、多尿（尿量约等于饮水量），未重视及诊治。3个月前饮用大量甜饮料后出现恶心、呕吐胃内容物。就诊外院，测随机血糖为22.4mmol/L，尿糖+++、尿酮体+++。血气分析：pH 7.27，PCO_2 31 mmHg，PO_2 93mmHg，BE –12.7mmol/L，胰岛素自身抗体、胰岛细胞抗体、谷氨酸脱羧酶抗体均阴性，诊断“2型糖尿病，糖尿病酮症酸中毒”。经过降糖、静脉输注胰岛素消除酮体等治疗后缓解。出院后规律应用赖脯胰岛素餐前各6U，甘精胰岛素16U 睡前皮下注射及二甲双胍0.5g 3次/天治疗，监测空腹血糖6～8mmol/L，餐后血糖未监测。此后反复、无明显诱因出现严重恶心、呕吐，每次就诊随机血糖为9～12mmol/L，血尿检查符合糖尿病酮症诊断，经补液、消除酮体后，消化道症状可在1～2天缓解。多次查肝肾功、淀粉酶、脂肪酶、腹部超声及胃镜无异常。3个月内共反复发作5次类似症状。遂暂停二甲双胍，继续餐时＋基础胰岛素方案，血糖控制在空腹5～6mmol/L，餐后8～10mmol/L。3周前患者无诱因再次出现上述症状，呕吐严重（每日10余次），就诊于我院查随机血糖10.5mmol/L，尿糖（+++），尿酮体（++），收入内分泌科住院。发病以来患者大便1次/1～2天，黄软便，小便如前述。体重2年前79kg（体质指数29.4），近2年逐渐下降10kg。

既往史：高血压3年，最高血压不详，口服替米沙坦40mg 1次/日，血压控制在105/70mmHg左右。高脂血症半年，口服瑞舒伐他汀10mg 1次/睡前治疗。否认其他特殊用药史及有毒有害物质接触史。

家族史：母亲60岁诊断高血压，哥哥50岁诊断2型糖尿病。

（二）体格检查

体温36.5℃，脉搏116次/分，呼吸16次/分，卧位血压120/80mmHg（立位血压110/72mmHg）。身高164cm，体重69kg，BMI 25.7。急病面容，皮肤黏膜干燥。浅表淋巴结未及肿大，甲状腺未及肿大。心肺查体无异常。腹部柔软平坦，无压痛、反跳痛，肝脾未触及，未闻及振水音，肠鸣音4次/分，无减弱或亢进。双下肢无水肿，双下肢压力觉、针刺觉、振动觉、温度觉、关节位置觉正常，双下肢皮肤温度正常对称，双侧足背动脉搏动对称有力。

（三）辅助检查

血常规正常。尿糖（+++），尿酮体（++），尿比重1.020，尿pH 8.0。血D-3羟丁酸0.51mmol/L（参考范围0.03～0.3mmol/L），对应血糖10.5mmol/L。血气分析：pH 7.46，PCO_2 34.7mmHg，PO_2 111.0mmHg，HCO_3^- 25.8mmol/L，BE 1.6mmol/L。血电解质正常。糖化血红蛋白6.3%，胰岛素自身抗体、胰岛细胞抗体、谷氨酸脱羧酶抗体阴性。肝功能、肾功能、血脂、心肌酶谱、凝血、肿瘤标志物无异常。予胰岛素治疗血糖控制平稳1周后行馒头餐试验（0min、30min、60min、120min）：血糖：7.2mmol/L、9.3mmol/L、13.0mmol/L、13.8mmol/L；C肽：464.3pmol/L、667.0pmol/L、1207.0pmol/L、1768.1pmol/L。皮质醇节律、甲状腺功能、性激素均无异常。鉴于患者既往反复多次在血糖＜13.9mmol/L时出现糖尿病酮症，且入院后亦多次血糖＜10mmol/L时尿糖仍+++～++++，故评估24小时尿葡萄糖定量为10.3g/24h，明显增多（留尿当日全天尿量3000ml，动态血糖监测全天血糖波动于6.0～8.3mmol/L）。

慢性并发症评估：尿微量白蛋白正常。眼底检查示双眼糖尿病视网膜病变（非增殖期）。颈动脉及下肢动脉内中膜增厚。胃排空显像：胃内放射性2小时残余87%（计算胃半排时间277分钟），提示胃排空功能明显受损。外院胃镜未见明显异常，因患者入院前曾外院行胃镜检查未见机械性病变，且入院后胃排空显像已提示胃排空明显减缓，故未再复查胃镜评价是否存在胃潴留。

二、诊疗经过

患者入院后，即予静脉胰岛素输注清除酮体、补液、甲氧氯普胺止吐治疗，2天后恶心呕吐症状逐渐缓解。患者恢复半流食后，予三餐前门冬胰岛素+睡前甘精胰岛素皮下注射治疗。根据胃排空显像诊断胃轻瘫、且发现患者尿糖排泄异常增多后，放宽血糖控制目标并调整饮食结构：保证能量供应，增加精细碳水化合物摄入，予优质蛋白、低脂、少渣饮食。降糖药物调整为西格列汀100mg 1次/日，逐渐减停餐前门冬胰岛素，保留睡前甘精胰岛素10U，监测血糖控制于空腹6～8mmol/L，餐后＜11mmol/L。胃轻瘫方面，予盐酸伊托必利50mg 1次/日促进胃肠蠕动，甲钴胺0.5mg 3次/日营养神经。出院后患者门诊随诊，未再出现恶心呕吐，监测血糖空腹6～7mmol/L，餐后9～11mmol/L。出院3个月复查糖化血红蛋白6.4%，尿糖、尿酮体均阴性，停用睡前甘精胰岛素。出院4个月暂停伊托必利2周复查胃排空显像2小时残余34%（计算胃半排时间83.43分钟），对比4个月前明显好转。为防止呕吐再发，恢复伊托必利规律服用。1年后尝试停用胃肠动力药未再出现消化道症状及糖尿病酮症，恢复普通糖尿病饮食，复查胃排空显像：2小时残余29%（计算胃半排时间66.94分钟），胃排空功能正常；复查24小时尿葡萄糖定量0.05g/24h，恢复正常。

三、病例讨论

本患者中年男性，慢性病程，起病时肥胖、症状相对隐匿，结合其胰岛相关抗体阴性及C肽分泌功能评估，诊断2型糖尿病。本病例有2个突出特点：①反复发作恶心、呕吐合并尿糖、血尿酮体升高，诊断糖尿病酮症成立，针对酮症的治疗后症状均可短期内缓解，似乎消化道症状与酮症相关；②在规律应用胰岛素且血糖控制达标的情况下酮症反复，且尿糖明显增多。

众所周知，酮体的蓄积可以导致恶心呕吐，而持续呕吐也能造成能量缺乏诱发酮体的生成，那么两者谁是因谁是果呢？反复询问病史后，我们发现患者发作间期有轻微的餐后腹胀，这提示其可能具有消化道动力障碍。进一步胃肠道动力评估证实患者胃排空严重延迟，结合胃镜等检查除外溃疡病等器质性疾病，诊断糖尿病性胃轻瘫。由此推测，胃轻瘫导致患者存在潜在、持续的能量吸收障碍；呕吐又加重了热量缺乏，诱发酮症；酮体的蓄积进一步加重消化道症状，如此形成恶性循环。在既往治疗中，针对酮症的补液支持暂时纠正了能量缺乏，促进酮体消除，胃肠道症状一过性减轻，然而没有针对胃肠动力障碍的治疗，不能打破上述恶性循环，症状仍会再发。针对胃轻瘫给予调整饮食结构、促胃肠道动力药物和神经营养药并放宽血糖控制目标后，从根本上解决了患者的能量障碍，即使停用胰岛素亦未再发作酮症，该治疗反应也证实了上述病因的分析。由此可见，胃轻瘫是本例患者酮症反复发作的核心症结。

糖尿病性胃轻瘫是糖尿病慢性神经病变的并发症之一，1958年由Kassander首次报导，定义为在没有胃机械性梗阻的情况下，因功能障碍导致胃排空延迟，引起一系列上消化道症状如恶心呕吐、早饱、腹胀、嗳气等临床综合征。文献报导在1型糖尿病中其患病率可达40%，在2型糖尿病中为10%～30%。胃轻瘫患者由于反复的上消化道症状导致进食不规律，血糖控制常存在困难，甚至可因反复呕吐、能量缺乏诱发DKA或者与DKA同时起病增加鉴别的困难。与无胃轻瘫的糖尿病患者相比，合并胃轻瘫的患者的门急诊就诊率、住院率、住院天数均明显增加。糖尿病性胃轻瘫发病机制复杂，包括高血糖影响、自主神经病变、胃肠道激素紊乱等。胃排空的延迟是目前诊断胃轻瘫的唯一客观指标。在完善胃镜检查除外机械性梗阻以后，可应用放射性核素显像、胶囊内镜或胃电图等对胃排空功能进行评估。放射性核素显像是美国神经胃肠病学和运动学会推荐的检测和诊断手段：在患者服用含有显像剂的混合餐之后的4小时内，通过闪烁显像的方法检测食物在胃内的残余，若残余物2小时＞60%和（或）4小时＞10%就可以诊断为胃轻瘫。本例患者具有典型的上消化道症状，胃镜除外器质性疾病，放射性核素显像2小时食物残余87%，故胃轻瘫诊断明确。糖尿病性胃轻瘫应采取综合治疗，重点在于调整饮食结构及促进胃动力。饮食应避免高脂、红肉、粗纤维蔬菜以及易形成胃石的食物。根据患者不同情况选择止吐药和促进胃肠动力药物。其他探索性治疗包括电刺激、内镜治疗等。

本病例的第二个特点，是在全天血糖控制达标时，尿糖明显增多。Defronzo等报道正常健康人肾糖阈对应血糖在9.4～11.1mmol/L，当血糖低于以上数值时原尿中99%以上的葡萄糖被肾小管重吸收，每日肾脏排糖不足0.5g，若大于0.5g，可以判断为肾糖阈下降。已知2型糖尿病患者肾糖阈升高、肾重吸收葡萄糖增多，针对此研发的钠-葡萄糖协同转运蛋白2（sodium-dependent glucose transporters 2，SGLT-2）抑制剂已成功应用于2型糖尿病患者的降糖治疗。而本例患者虽为2型糖尿病，但其全天血糖维持在6.0～8.3mmol/L、低于常规肾糖域水平时，尿葡萄糖高达10.3g/d，故肾糖阈减低明确。这提示其肾小管对葡萄糖的重吸收功能存在明显障碍，葡萄糖经肾脏丢失进一步加重能量缺乏，促进酮症产生。该过程类似于SGLT-2抑制剂在2型糖尿病患者中诱发的“血糖正常的糖尿病酮症”。本患者未使用SGLT-2抑制剂，也无家族性肾性糖尿的家族史，在血糖控制平稳3个月后复查尿糖恢复阴性。那么，如何理解患者上述肾糖阈的波动？高糖可造成肾小球的微血管病变，也能造成肾小管损伤。DKA时酸中毒和容量缺乏、肾脏灌注不足可诱发急性肾损伤或进一步加重肾小管功能障碍。因此推测本患者在既往高糖状态下受到DKA打击，从而出现肾小管功能受损，肾糖阈降低、葡萄糖经肾丢失，而代谢改善稳定之后肾小管葡萄糖重吸收功能又得以逐渐修复。

四、病例点评

本患者确诊2型糖尿病，在规律应用胰岛素、血糖控制达标的情况下仍反复发作恶心呕吐、糖尿病酮症，其特殊之处为：①糖尿病性胃轻瘫导致能量吸收障碍，诱导酮症产生；酮症又恶化了胃肠道症状，也“掩盖”了胃轻瘫的诊断；②严重的糖代谢异常导致肾糖阈一过性降低，葡萄糖经肾丢失进一步加重能量匮乏，推助酮症的反复出现。针对性地予促进胃肠道动力治疗，调整饮食结构，保证易消化的碳水化合物供应，适当放宽血糖控制目标，可打破恶性循环。因此，临床中对于反复出现恶心、呕吐的糖尿病患者，在考虑糖尿病酮症和胃肠道器质性疾病的同时，要注意甄别糖尿病性胃轻瘫。此外，对于血糖控制达标时反复的糖尿病酮症，应注意是否存在肾糖阈降低，随访肾小管功能的变化。细致分析患者临床表现的独特之处，对于有酮症倾向的患者，应合理能量管理、慎用SGLT-2抑制剂、设定个体化的血糖控制目标，有助于减少糖尿病酮症的复发。

（病例提供者：刘　烨　乐云逸　北京大学第三医院）

（点评专家：洪天配　北京大学第三医院）

参考文献

[1]Kassander P.Asymptomatic gastric retention in diabetics（gastroparesis diabeticorum）.Ann Intern Med [J]，1958，48（4）：797-812.

[2]Parkman HP，Hasler WL，Fisher RS.American Gastroenterological Association technical review on the diagnosis and treatment of gastroparesis[J]. Gastroenterology，2004，127（5）：1592-1622.

[3]Horowitz M，O'Donovan D，Jones KL，et al.Gastric emptying in diabetes：clinical significance and treatment[J].Diabetic medicine，2010，9（3）：177-194.

[4]Nicolas I，Koch KL.Gastroparesis in type 2 diabetes mellitus：prevalence，etiology，diagnosis，and treatment[J].Curr Gastroenterol Rep，2007，9（4）：270-279.

[5]Rawla P，Vellipuram AR，Bandaru SS，et al.Euglycemic diabetic ketoacidosis：a diagnostic and therapeutic dilemma[J].Endocrinol Diabetes Metab Case Rep，2017，1：17-0081.

[6]Sharayah A，Hajjaj N，Osman R，et al.Gastroparesis in a patient with diabetic ketoacidosis [J].Cleveland Clinic Journal of Medicine，2019，86（4）：238-239.

[7]Brian H，Martinez FJ，Gill BM，et al.Delayed radionucleotide gastric emptying studies predict morbidity in diabetics with symptoms of gastroparesis.Gastroenterology[J]，2009，137（2）：445–452.

[8]Purna K，Gianrico F.Diabetic gastroparesis：what we have learned and had to unlearn in the past 5 years[J].Gut，2010，59（12）：1716–1726.

[9]Tougas G，Eaker EY，Abell TL，et al.Assessment of gastric emptying using a low fat meal：establishment of international control values[J].Am J Gastroenterol，2000，95（6）：1456–1462.

[10]Koch KL，Jorge CE.Diabetic gastroparesis[J].Gastroenterol Clin North Am，2015，44（1）：39–57.

[11]Defronzo RA，Marcus H，Sreeneeranj K，et al.Characterization of renal glucose reabsorption in response to dapagliflozin in healthy subjects and subjects with type 2 diabetes[J].Diabetes Care，2013，36（10）：3169–3176.

[12]ElSayed NA，Aleppo G，Aroda VR，et al.Pharmacologic Approaches to Glycemic Treatment：Standards of Care in Diabetes–2023[J].Diabetes Care，2023，46（Suppl1）：S140–S157.

[13]Scheen AJ.Sodium–glucose cotransporter type 2 inhibitors for the treatment of type 2 diabetes mellitus. Nat Rev Endocrinol[J]，2020，16（10）：556–577.doi：10.1038/s41574-020-0392-2.

[14]Dhatariya KK，Glaser NS，Codner E，et al.Diabetic ketoacidosis.Nat Rev Dis Primers[J]，2020，6（1）：40.

病例15　糖尿病足的诊治经过

一、病历摘要

（一）病史简介

患者男性，69岁，主因“血糖升高30年，右足破溃半年，加重1个月余”入院。

现病史：患者30年前无明显诱因出现多饮、多食、多尿，查空腹血糖>22.2mmol/L，诊断为“2型糖尿病”，予“格列本脲2.5mg tidA（三餐前口服）”降糖治疗，服药1个月后因视物模糊自行停药，未控制饮食。18年前因视物模糊加重于我科住院，诊断为“2型糖尿病、糖尿病视网膜病变、糖尿病大血管病变、糖尿病周围神经病变”，予“精蛋白生物合成人胰岛素（预混30R）25U早晚餐前皮下注射”降糖治疗，血糖控制不稳定，常于晚餐前出现心慌、饥饿感。9年前患者自觉乏力、活动后双下肢酸痛，伴静息状态下双足麻木，双侧胫前皮肤常无诱因自发破溃结痂，未重视。8年前调整降糖方案为“精蛋白生物合成人胰岛素（预混50R）20U早晚餐前＋二甲双胍0.5g bidA（早晚餐前）”治疗，后加用“磷酸西格列汀100mg qd”。4年前诊断双眼非增殖期糖尿病性视网膜病变、糖尿病足（0期）、糖尿病肾病（平均UAER值49.1μg/min），右胫前动脉及左胫后动脉重度狭窄、闭塞，调整降糖方案为“甘精胰岛素25U qn＋门冬胰岛素30U 三餐前皮下注射”联合“二甲双胍缓释片1g bidA（早晚餐前）＋西格列汀100mg qd＋达格列净10mg qd”，监测空腹血糖13～15mmol/L，餐后血糖18～19mmol/L。半年前患者行足部按摩后右足四、五趾间出现水疱、破溃，就诊于我院，诊断为“糖尿病足，Wagner 3级”，当时查胰岛功能提示空腹C肽28.1pmol/L，2小时后C肽为91.7pmol/L，调整降糖方案为“门冬胰岛素注射液 三餐前20U＋甘精胰岛素注射液睡前30U皮下注射”联合“盐酸二甲双胍缓释片1g bidA＋利格列汀片5mg qd口服”降糖治疗，同时给予局部换药、抗感染，自诉右足破溃基本愈合，血糖控制可。1个月前患者因饮食随意，致血糖控制不佳，空腹血糖13.0mmol/L，餐后2小时血糖18.0mmol/L，同时出现右下肢肿胀，右足第4、第5趾间再次破溃，有脓性分泌物，臭味，为进一步诊治再次入院。否认发热、胸闷、胸痛；否认恶心、呕吐、腹痛、腹泻；否认头痛、怕热、手抖、心慌等不适。有间断视物模糊、下肢麻木感，无刺痛；饮食未控制，大便正常，否认泡沫尿，近期体重无明显变化。

既往史：血脂异常病史20余年，目前服用“阿托伐他汀20mg qn”降脂治疗。脂肪肝病史20余年。高尿酸血症5年，否认痛风发作，目前苯溴马隆50mg qd、碳酸氢钠0.5g tid治疗。高血压4年，最高180/110mmHg，目前服用“苯磺酸左氨氯地平2.5mg QdA1（早餐前）、富马酸比索洛尔5mg qdA1（早餐前）”降压治疗。否认脑血管疾病、精神疾病史，否认肝炎、结核、疟疾病史，2019年行膀胱肿瘤切除术，10年前因双眼白内障行人工晶体植入术。否认过敏史。吸烟30余年，5支/日，已戒6年，偶饮酒。

婚育史：26岁结婚，爱人及一子体健。

家族史：父亲患2型糖尿病，否认其他家族性遗传病史。

（二）体格检查

体温36.1℃，脉搏68次/分，呼吸18次/分，血压116/74mmHg，身高173cm，体重80kg，BMI 26.73，腰围106cm，臀围100cm，腰臀比1.06。发育正常，营养良好，锁骨上脂肪垫（－），水牛背（－），黑棘皮征（－），双肺呼吸音清，未闻及干湿性啰音，心率68次/分，律齐，各瓣膜听诊区未闻及杂音，肝脾脏未触及，肠鸣音正常。右足皮肤紫红，肿胀明显，局部皮温高，无压痛，右足四趾下侧可见2cm×2cm水疱，未破溃，4、5趾间破溃，可见脓性分泌物，有异味，右侧足背动脉未及。左足底可见胼胝体，质硬，左足背皮温低。双下肢针刺痛觉、温度觉和压力觉下降，震动觉正常。

（三）辅助检查

1．既往检查（2022年我院）　颈动脉：双侧颈动脉多发斑块，管腔未见狭窄；双侧椎动脉未见明显异常；下肢动脉：左侧下肢动脉多发斑块，管腔轻度狭窄；右侧下肢动脉多发斑块，右侧胫前动脉大部分管腔闭塞可能；ABI：左侧1.00，右侧1.21；眼底：双眼糖尿病性视网膜病变（非增殖期）；肾病方面查3次UAER平均值57.6μg/min；肌电图：左侧胫神经、腓总神经感觉传导速度减慢，运动传导未引出。右足DR示右足第4、第5趾骨周围软组织炎性表现，第4远节趾骨显示欠清，余未见明确骨质破坏。MRI检查示右足第4远节趾骨改变，第4、第5节趾骨周围炎性改变，符合糖尿病足表现。

2．入院后检查　白细胞5.85×10^9/L，血红蛋白107g/L↓，血小板205×10^9/L，中性粒细胞百分比73%，红细胞4.39×10^{12}/L；C–反应蛋白19.9mg/L；尿蛋白质阴性，乳酸2.6mmol/L。

血清叶酸2.27ng/ml↓；25–羟基维生素D 7.5ng/ml↓，血清维生素B_{12} 1576pg/ml。

肝功能正常，葡萄糖9.5mmol/L，镁0.64mmol/L↓，血清铁6.52μmol/L↓，白蛋白37g/L↓，三酰甘油3.24mmol/L，TC 3.29mmol/L，低密度脂蛋白胆固醇1.68mmol/L，高密度脂蛋白胆固醇1.04mmol/L。

全血糖化血红蛋白测定10.9%；糖尿病分型（抗体）测定：IAA、ICA、GAD（–）；复查空腹C肽232.5pmol/L，2小时后C肽为289.3pmol/L。

白蛋白肌酐比值（UACR）：75.31mg/g；39.05mg/g；53mg/g；血肌酐73μmol/L，肌酐清除率94.4ml/（min·1.73m^2）。

足部伤口分泌物涂片检查：革兰阳性球菌少，革兰阴性球菌阴性，真菌菌丝阴性，革兰阴性杆菌少，真菌孢子阴性，革兰阳性杆菌阴性。

腹部彩超：脂肪肝。

超声心动图：左房扩大；室间隔肥厚；主动脉瓣钙化伴关闭不全（轻）；左室舒张功能减低。

肌电图：所查神经广泛周围神经病变，F波未见异常。

盆腔动脉：对比2019年7月25日盆腔动脉三维。①双侧髂总动脉及髂内、外动脉硬化改变，大致同前；②原膀胱左后壁实性软组织突起，此次未见；③前列腺增生，大致同前；④双侧腹股沟多发肿大淋巴结，较前增大。

血管超声：右侧下肢动脉多发斑块，右侧胫前动脉大部分管腔闭塞可能，余下肢动脉管腔不均匀狭窄；右侧下肢深静脉未见明显异常，左侧下肢动脉多发斑块，左侧胫后动脉大部分管腔闭塞可能，余下肢动脉管腔不均匀狭窄；左侧下肢深静脉未见明显异常；双侧颈动脉多发斑块，管腔未见狭窄。

下肢CTA（病例15图1）：对比2019年7月25日下肢动脉三维，双下肢动脉粥样硬化改变，较前略进展；右侧胫前动脉及左侧胫后动脉局部管腔重度狭窄–闭塞。

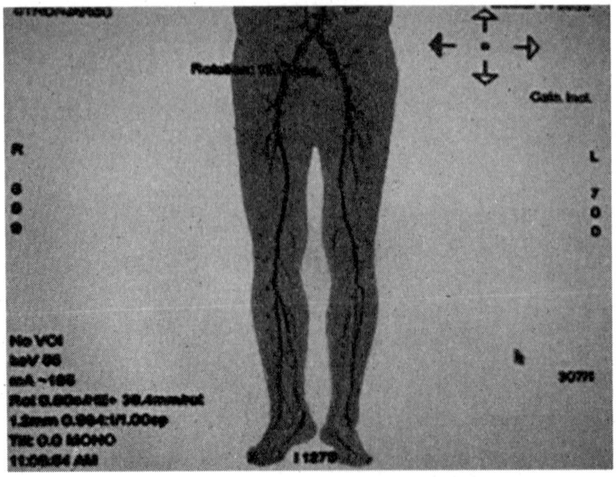

病例15图1　入院后下肢CTA结果

右足核磁结果（病例15图2）：对比2022年10月17日右足MRI平扫：①右足糖尿病足，右足第4、第5趾骨及第4跖骨改变，较前进展，第4跖骨远端骨质吸收破坏，新出现；以上相应部位周围炎性改变，较前进展；②右足背及足底皮下软组织、诸足底肌肿胀渗出改变，较前进展。

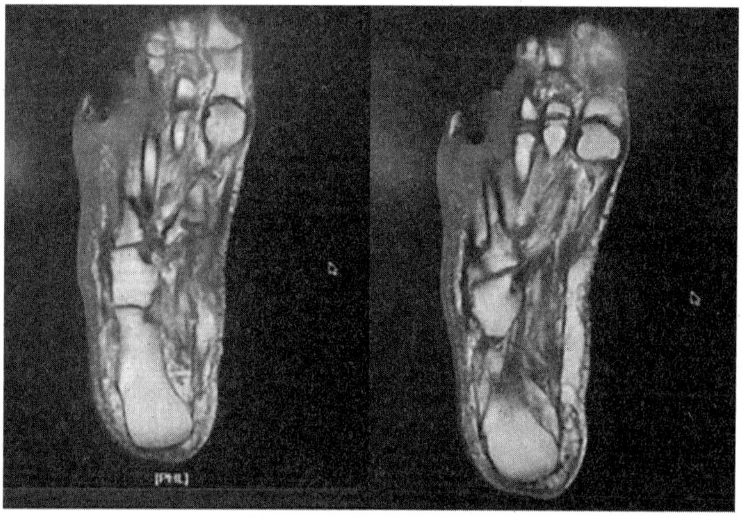

病例15图2　入院后右足核磁

右足骨三维（病例15图3）：①右足第4、第5趾骨周围软组织炎性表现，第4、第5趾骨及第4跖骨远端骨质吸收破坏，考虑坏疽改变；②右足退行性变。

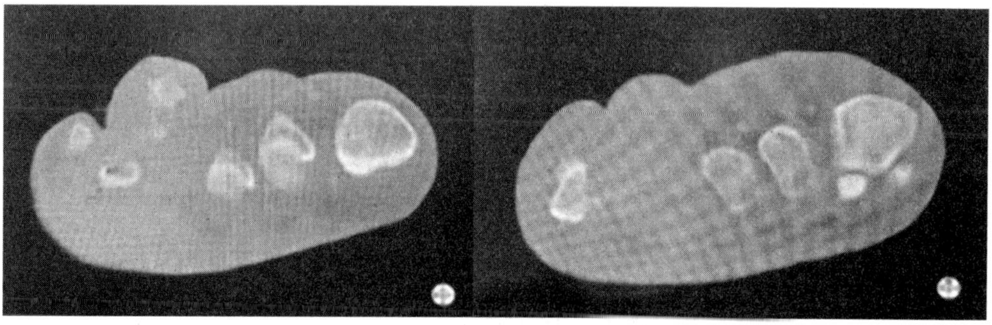

病例15图3　右足骨三维显像

二、诊疗经过

入院后诊断：①2型糖尿病，糖尿病大血管病变，右侧胫前动脉重度狭窄、闭塞，左侧胫后动脉重度狭窄、闭塞，糖尿病足（Wagner 4级），糖尿病周围神经病变，双眼非增殖期糖尿病视网膜病变，糖尿病肾病；②高血压；③高脂血症；④高尿酸血症；⑤脂肪肝。

治疗情况：有关降糖治疗，入院时血糖较高，加强糖尿病相关教育，给予优质蛋白饮食，均衡营养，减少下肢活动，继续给予胰岛素强化降糖治疗方案：予甘精胰岛素30U qn，门冬胰岛素20U—20U—20U三餐前皮下注射，盐酸二甲双胍缓释片1.0g口服 bidA，利格列汀5mg qd，患者入院后空腹血糖持续偏高，9 ~ 11mmol/L，餐后血糖6 ~ 12mmol/L，间断出现餐前低血糖，考虑到患者胰岛素剂量过大，将利格列汀调整为利拉鲁肽0.6mg qd，并逐渐降低胰岛素剂量，至出院前调整为甘精胰岛素20u QN，门冬胰岛素10U—10U—10U三餐前，盐酸二甲双胍缓释片1.0g bidA，利拉鲁肽1.2mg qd，患者空腹血糖7 ~ 7.5mmol/L，餐后血糖7 ~ 10mmol/L。

有关糖尿病足治疗，“糖尿病足合并感染，Wagner 4级”诊断明确，入院后给予“美罗培南1.0g q8h”，6天后调整为“头孢曲松钠2.0g qd”共4天，抗感染治疗，并予以“盐酸沙格雷酯100mg tid”“胰激肽原酶肠溶片240U tid”改善循环，“阿司匹林肠溶片100mg qd”抗聚，同时规范接受血管外科足部换药治疗，第一次换药时就进行深部清创，取出一块不完整碎片（病例15图4），第二次换药期间取出一节趾骨。经过综合治疗后患者感染较入院时明显改善，准备择期于血管外科接受进一步治疗。结合患者下肢麻木症状及体征和肌电图结果，“糖尿病周围神经病变”诊断明确，入院后予以“硫辛酸300mg qd”静点及甲钴胺500μg tid口服营养神经治疗，患者感下肢麻木症状有所改善。患者轻度贫血、白蛋白减低，考虑与患者糖尿病足感染、消耗所致，请营养科会诊，建议患者增加优质蛋白饮食，均衡营养。经过治疗后患者右足皮肤紫红、肿胀较前减轻，局部皮温高，无压痛，右足第4、第5趾间破溃，局部红肿减轻，脓性分泌物明显减少。调整为口服抗生素左氧氟沙星片0.5g qd。出院2周后，患者于血管外科行右胫后、胫前动脉球囊扩张成形术，创面于3个月后愈合。

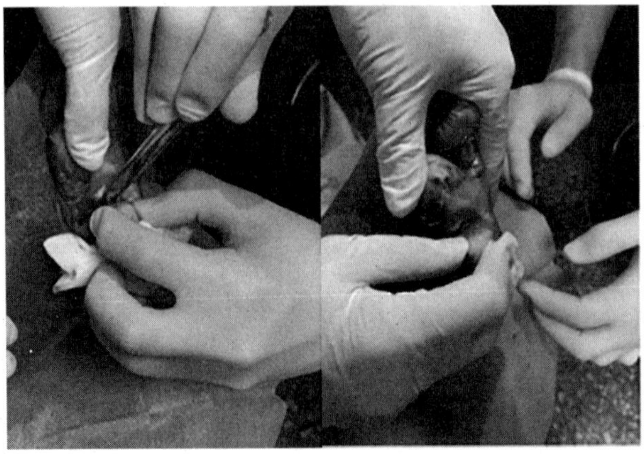

病例15图4　右足部伤口换药，取出死骨

有关糖尿病其他并发症治疗，根据UACR结果，诊断“糖尿病肾病G1A2期”，治疗方面积极控制血糖血压水平，给予联合GLP-1受体激动剂降糖治疗，患者高血压病史多年，目前服用“苯磺酸左氨氯地平2.5mg qdA1、富马酸比索洛尔5mg qdA1”降压治疗，血压控制110～125/70～80mmHg，调整降压药物为ARB/ACEI类。血脂异常病史20余年，目前服用“阿托伐他汀20mg qn”降脂治疗，目前LDL-C 1.68mmol/L，已达标，继续服用阿托伐他汀20mg qn和阿司匹林100mg qd。入院后三酰甘油3.24mmol/L，患者入院前进食油腻，建议患者清淡饮食，择期复查。

三、病例讨论

该患者为老年男性，主因“血糖升高30年，右足破溃半年，加重1个月余”入院。该患者糖尿病病史30年，中年起病，起病时腹型肥胖，既往使用口服降糖药物治疗10余年，血糖控制尚可，未出现糖尿病酮症倾向，胰岛功能呈逐年衰退趋势，多次查胰岛素抗体阴性，有糖尿病家族史。综上所述，考虑“2型糖尿病”诊断明确。患者长期血糖控制不佳，18年前诊断为“糖尿病视网膜病变、糖尿病大血管病变、糖尿病周围神经病变”，开始使用胰岛素治疗，4年前发现右胫前动脉及左胫后动脉重度狭窄、闭塞，诊断糖尿病足（0期）、糖尿病肾病，半年前右足四、五趾间出现水疱、破溃，诊断为“糖尿病足，Wagner 3级”，经过严格控制血糖、局部换药、抗感染治疗后，自诉右足破溃基本愈合。1个月前因血糖明显升高再次出现右下肢肿胀，右足第4、第5趾间再次破溃，有脓性分泌物，臭味，此次诊断考虑“糖尿病足，Wagner 4级”，入院后给予积极控制血糖、全身抗感染、局部换药等综合治疗后，伤口感染逐渐控制。

关于降糖药物的选择：患者糖尿病病史多年，存在胰岛素缺乏，合并多种糖尿病慢性并发症，此次入院合并明显感染，存在胰岛素强化治疗适应证；同时患者合并腹型肥胖，空腹血糖较难控制，患者在家自行增加胰岛素剂量，导致每日总剂量高达80U，但空腹血糖仍持续偏高，同时出现白天发作低血糖，考虑到患者胰岛素剂量使用较大，同时合并糖尿病大血管病变，根据《中国2型糖尿病防治指南（2020年版）》推荐，GLP-1RA联合胰岛素治疗能减少胰岛素剂量，利拉鲁肽联合胰岛素可使胰岛素剂量减少66%，体重较基线降低5.62kg，在伴心血管疾病或心血管疾病风险的2型糖尿病患者，利拉鲁肽可以减少3P-MACE（心血管死亡或非致死性心肌梗死或非致死性卒中复合事件），减少心血管疾病死亡和全因死亡风险，因此在继续使用二甲双胍的同时，改用利拉鲁肽联合胰岛素治疗，此后患者胰岛素剂量减少至出院前的50U，血糖逐渐平稳。钠-葡萄糖共转运蛋白2抑制剂（SGLT2i）

是一类近年受到高度重视的新型口服降糖药物，在一系列大型心血管结局及肾脏结局的研究中显示了心血管及肾脏获益，对于合并糖尿病肾病的患者应该有优先选择权。但对于合并下肢动脉硬化性疾病的糖尿病患者使用SGLT2i仍需谨慎，尽管达格列净和恩格列净说明书中已删除了增加截肢风险的提示，但在卡格列净和艾托格列净的说明书中，仍然保留增加截肢风险的警示，因此在本例患者中我们并未选择SGLT2i治疗。

糖尿病足病是指初诊或已有糖尿病的患者，足部出现感染、溃疡或组织的破坏，通常伴有下肢神经病变和（或）周围动脉病变（PAD）。全球糖尿病足溃疡（DFU）的患病率是6.3%，男性高于女性，2型糖尿病高于1型糖尿病。在我国，糖尿病足溃疡的年发病率为8.1%，治愈后的DFU患者1年内新发足溃疡的发生率为31.6%，DFU患者年死亡率为14.4%，45%的患者为Wagner 3级以上（中重度病变），总截肢率19.03%，其中大截肢2.14%、小截肢16.88%。

糖尿病足病预后很差，足溃疡是糖尿病足病最常见的表现形式，也是造成糖尿病患者截肢的主要原因。糖尿病足溃疡患者年死亡率高达11%，而截肢（包括大截肢和小截肢）后的5年死亡率高达40%。糖尿病足医疗花费巨大，2017年全球糖尿病的医疗费用高达7270亿美元，其中中国为1100亿美元。在发达国家，糖尿病足病占用了12%～15%的糖尿病医疗卫生资源，而在发展中国家则高达40%。

糖尿病足病治疗困难，预后很差，重在预防。指南强调早期识别并及时纠正糖尿病足病危险因素非常重要。详细询问大血管及微血管病变的病史，评估目前神经病变的症状（疼痛、烧灼、麻木感、感觉异常）和下肢血管疾病（下肢疲劳、跛行）以确定溃疡和截肢的危险因素。糖尿病患者需要定期筛查整体与局部危险因素，糖尿病足病整体危险因素包括男性、糖尿病长病程、吸烟、视力障碍、并发症与合并症多，此类患者需要重点关注足部情况。而局部危险因素更多是导致糖尿病足溃疡的诱因，如糖尿病周围神经病变、周围动脉病变、足部力学变化、足溃疡病史、截肢史等。指南提出对于糖尿病足的预防措施包括整体预防措施和局部预防措施及积极治疗慢性并发症。整体预防措施包括加强健康宣教、积极控制血糖、全面控制心血管高危因素（血压、血脂、血小板）、戒烟、适度规律的运动锻炼。局部预防措施包括每天检查足/鞋袜、修剪胼胝与嵌甲、矫正足畸形、选用合适的减压装置、治疗足真菌感染以及监测皮温、积极治疗Charcot神经骨关节病、纠正下肢静脉功能不全；另外，积极治疗糖尿病周围神经病变和下肢血管病变（LEAD）非常重要。本例患者合并糖尿病慢性并发症18年，在4年前就已确诊糖尿病足（0期），但仍没有有效控制各项危险因素，直到半年前足部溃疡合并感染出现。这也说明对于糖尿病足病的认识还不到位，对于糖尿病足高危患者的管理还很欠缺。

糖尿病神经病变（DPN）和下肢血管病变（LEAD）是糖尿病足重要的发病因素，45%～60%的糖尿病足溃疡因神经病变引起，合并DPN的DFU患病率达5.0%～7.5%；DPN伴感觉缺失的患者发生DFU风险增加7倍。因此，指南建议所有2型糖尿病患者在确诊时和1型糖尿病患者诊断后5年，应进行DPN筛查，随后至少每年筛查一次。筛查内容包括踝反射、震动觉、压力觉、针刺痛觉和温度觉。糖尿病神经病变以远端对称性多发神经病变最多见，是糖尿病足重要诱因，确诊是基于症状和体征，且是排它性诊断，需根据规范流程进行筛查评估，才能做出准确诊断。确诊DPN后需要积极治疗，包括对因治疗和对症治疗。对因治疗包括代谢控制、抗氧化应激、改善微循环、抑制醛糖还原酶和神经修复等，对症治疗主要是改善疼痛症状，药物包括三环类、SSRI等抗抑郁药、抗惊厥药和弱阿片类等。另外，还需关注糖尿病自主神经病变相关的心血管系统、消化系统、泌尿系统相关的症状。本例患者主要以远端对称性多发神经病变症状为主，治疗中我们采用了甲钴胺营养修复神经、硫辛酸抗氧化应激治疗，患者对疼痛感觉不灵敏，因此并未给予对症止痛治疗，患者在使用硫辛酸治疗后感觉下肢麻木症状有所好转。

糖尿病下肢血管病变（LEAD）也是2型糖尿病常见的慢性并发症之一。糖尿病性LEAD病变广泛，不仅累及大动脉、中动脉，更多涉及膝下中、小动脉，主要表现为血管中膜钙化、节段性狭窄或闭塞，是导致糖尿病患者足溃疡发生、致残及致死的主要原因之一。Eurodiale研究结果显示，47.5%的糖尿病足患者存在LEAD，合并LEAD者溃疡愈合率明显低于无LEAD者，且合并感染时是溃疡不愈合和大截肢的预测因素。因此指南推荐大于50岁的糖尿病患者，应常规行LEAD的筛查，伴有LEAD发病风险因素（如心脑血管病变、血脂异常、高血压、吸烟或糖尿病病程5年以上）的糖尿病患者应每年至少筛查一次，有足溃疡、坏疽的糖尿病患者，不论其年龄大小均应行全面动脉病变检查及评估。糖尿病合并LEAD的诊断依据包括：①符合糖尿病诊断；②下肢动脉狭窄或闭塞的临床表现；③如果患者静息ABI≤0.90，无论患者有无下肢不适的症状，应该诊断（lower-extremity arterial disease，LEAD）；④运动时出现下肢不适且静息ABI≥0.90的患者，如踏车平板试验后ABI下降15%～20%或影像学提示血管存在狭窄，应该诊断LEAD；⑤患者超声多普勒、CTA、MRA和DSA检查下肢动脉有狭窄或闭塞病变；⑥如果患者静息ABI＜0.40或踝动脉压＜50mmHg或趾动脉压＜30mmHg，应该诊断严重肢体缺血。LEAD一旦诊断，临床上应该进行Fontaine’s分期（病例15表1）。

病例15表1　下肢动脉粥样硬化病变的Fontaine′s分期

分期	临床评估
Ⅰ	无症状
Ⅱa	轻度间歇性跛行
Ⅱb	中到重度间歇性跛行
Ⅲ	缺血性静息痛
Ⅳ	缺血性溃疡或坏疽

LEAD的治疗原则包括加强教育和生活方式干预（戒烟、步行锻炼），强化药物治疗（降糖、降压、调脂、抗血小板、扩张血管），对合并LEAD的DFU患者，通常需要选择外科旁路手术和（或）血管腔内治疗进行血运重建以改善肢体供血。本例患者入院后进行综合指标的管理，包括强化降糖、联合降压、阿托伐他汀调脂、阿司匹林抗聚等治疗，同时以“盐酸沙格雷酯100mg tid”“胰激肽原酶肠溶片240U tid”改善循环，后续最终还是接受了血运重建术。

糖尿病足合并溃疡（DFU）的患者，由于常合并多种慢性并发症（DPN、LEAD等），临床医师不仅需要对DFU创面进行准确的分期分级评估，还需全面评估患者全身状态，包括营养状态、心、肾脏以及循环代谢、血管、心理认知状态、社会状态以及足机械力学等，制定综合有效的治疗方案。对DFU正确的评估是清创和修复治疗的前提，包括DFU的创面评估、伤口分类评估（病因分析和坏疽类型）以及DFU的分级，目前临床上广为接受的分级方法主要是Wagner分级（病例15表2）和Texas分级（病例15表3）。

病例15表2　糖尿病足Wagner分级

分级	临床表现
0	有发生足溃疡的危险因素，但目前无溃疡
1	足部表浅溃疡，无感染征象，突出表现为神经性溃疡
2	较深溃疡，常合并软组织感染，无骨髓炎或深部脓肿
3	深部溃疡，有脓肿或骨髓炎
4	局限性坏疽（趾、足跟或前足背）
5	全足坏疽

病例15表3　糖尿病足Texas分级和分期

分级	临床表现	分期	特点
0	足部溃疡史	A	无感染无缺血
1	表浅溃疡	B	合并感染
2	溃疡累及肌腱	C	合并缺血
3	溃疡累及骨和关节	D	感染和缺血并存

DFU治疗方面，合理清创是伤口愈合的独立影响因素，选择合适的清创术处理可加速伤口愈合，积极创面修复治疗为创面生长提供良好的环境和条件，促进成纤维细胞的增殖和基底肉芽组织快速增长使创面进入上皮化期，加速创面愈合。局部治疗的同时需要关注患者全身治疗包括营养、心脏、肾脏等方面。

糖尿病足合并感染（diabetic foot infection，DFI）是患者病情恶化、截肢和死亡最重要原因之一。长期血糖控制不佳、高龄、糖尿病史长、足溃疡分级较高、溃疡存在时间长（>30d）、下肢血管病变严重、保护性感觉丧失、肾功能不全、赤脚步行史等原因是糖尿病足患者发生感染的危险因素，年龄>60岁是发生DFI的独立危险因素。临床诊断方法包括采集病史、体格检查、炎症标志物的监测和溃疡创面微生物培养、以及影像学检查（足部X线平片、MRI用于评估软组织感染及骨髓炎，核素检查）。DFI的诊断以临床表现为主要依据，而不仅仅依靠病原菌参数。临床上根据患者病史、体格检查、实验室结果及影像学检查进行诊断。DFI明确诊断后需要分级评估，通常按照国际糖尿病足工作组（IWGDF）和（或）美国感染病学会（IDSA）的分级方法进行分级评估（病例15表4）。轻度DFI患者可以门诊治疗，仅需口服抗菌药物，预后较好，值得注意的是老年糖尿病患者可能会低估病情。而对于中重度感染、足深部组织感染、局部感染伴有大疱、瘀斑而极度疼痛，应开始积极全身抗感染治疗并联合外科手术和清创治疗。轻度感染的患者推荐选择主要针对需氧革兰阳性菌的抗生素，疗程一般1～2周，大部分中、重度感染选择针对需氧革兰氏阳性菌或（和）阴性菌或（和）厌氧菌的抗生素，有时需联合抗生素治疗，推荐使用哌拉西林/他唑巴坦、厄他培南、氨基青霉素、亚胺培南/西司他汀等，疗程一般为2～3周，部分可延长至4周。对于严重缺血的轻度足感染和合并缺血的中、重度感染患者需要进一步延长使用1～2周，出现骨髓炎抗生素疗程通常大于6周，如果切除了坏死的骨组织抗生素疗程与轻度感染疗程相当。一般来说，临床感染症状及脓性分泌物消失、足分泌物培养阴性可作为停用抗菌药物的指征。本例患者足部感染病原菌培养无明确提示，但考虑到患者感染较深，累及骨骼，我们仍然选择广谱抗生素，“美罗培南1.0g q8h”治疗6天后调整为“头孢曲松钠2.0g qd”共4天，患者在取出死骨和彻底清创后局部感染很快得到控制，后调整为口服抗生素继续治疗。

除了抗感染治疗和局部清创处理之外，所有糖尿病足溃疡合并感染患者均需关注营养状态，如果出现营养风险或营养不良，则需要适当的营养干预，尽量达到目标体重，由于机体能量消耗增加，需要适当提高每日所需热卡和蛋白质。另外，需要关注糖尿病足合并抑郁、焦虑问题，必要时给予药物治疗和心理干预治疗。

血运重建术后的综合管理也十分关键。研究显示，膝下动脉血管腔内治疗术后再狭窄率可高达94.2%，平均发生再狭窄的时间在术后3.5个月。因此在DFU患者进行血管重建后，应该积极控制血糖、血压及血脂，合理使用抗血小板药物和他汀类药物，可能对再狭窄和通畅率产生有益的影响；在标准治疗的基础上，加用舒洛地特（sulodexide），250LSU/次，每日2次，可以通过改善微循环功能，改善糖尿病患者血管腔内治疗术后效果。此外，DFU患者在血管重建术后尽早恢复患者的运动（包括主动运动与被动运动），应加强足溃疡局部处理以加速其愈合；对于足溃疡愈合的患者，应加强宣教，注意足部护理，预防足溃疡的复发。

病例15表4 美国感染病学会（IDSA）和国际糖尿病足工作组（IWGDF）对糖尿病足感染的分类

临床表现	PEDIS 分级	IDSA 感染严重程度
无全身或局部症状或感染	1	未感染
无更深组织感染。下列症状存在 2 项及以上（排除引起皮肤炎症反应的其他原因，如创伤、痛风、急性 Charcot 骨关节病、骨折、血栓和静脉淤血）： – 局部肿胀或硬结 – 溃疡周围红斑 0.5 ~ 2cm – 局限性压痛 – 局部发热 – 脓性分泌物	2	轻度
感染累及深部皮肤和皮下组织（如脓肿、骨髓炎、化脓性关节炎、筋膜炎），或红斑＞ 2cm 加上（2 级）分类中的一项；无全身炎症反应表现	3	中度
存在全身炎症反应表现，下列症状存在 2 项及以上： – 体温＞ 38℃或＜ 36℃ – 心率＞ 90 次 / 分 – 呼吸频率＞ 20 次 / 分或 $PaCO_2$ ＜ 32mmHg – 白细胞计数＜ 4000/μl 或＞ 12000/μl，或不成熟白细胞＞ 10%	4	重度

四、病例点评

糖尿病足是糖尿病患者主要死因之一，致残、致死率高，复发率高，医疗费用高，造成沉重的家庭及社会负担。其中，足溃疡和截肢是主要致死原因。糖尿病足的预防大于治疗，及早筛查并矫正糖尿病足危险因素和及早规范治疗糖尿病足溃疡能明显地降低截肢率和医疗费用，提高患者的生活质量。糖尿病足的防治必须贯彻预防为主、分级管理、专业化诊治和多学科协作的综合防治策略，既要有整体治疗观念，包括积极控制血糖、血脂、血压、抗血小板等治疗，关注心血管系统、泌尿系统、消化系统等慢性并发症相关治疗，也要有局部观念，关注足部溃疡伤口，强化多学科协作，积极处理创面，控制感染，及时开通病灶血管，后续加强随访，避免足溃疡复发。

糖尿病足患者年龄越大，病程越长，糖化血红蛋白水平及糖尿病足分级越高，截肢风险越高。糖尿病足感染控制及下肢动脉循环改善是减少糖尿病足截肢的重要保障措施。外科血运重建手术作为缺血性糖尿病足治疗中最重要和最关键的措施，可以显著降低大截肢的发生率，提高患者的生存质量

DFU患者的截肢除与合并LEAD相关外，还与感染严重程度直接相关。Eurodiale研究显示DFU患者LEAD与感染同时存在时，创面不愈合的风险增加了3倍。因此选择合适的抗生素和彻底清创治疗以积极控制感染，在感染控制后立即进行血管重建，是管理DFU合并LEAD及感染患者的关键。

该患者是个典型中年起病的2型糖尿病患者，合并腹型肥胖、血脂异常、高血压、吸烟等危险因素，由于长期血糖控制不佳，逐渐出现糖尿病慢性并发症，包括微血管并发症（糖尿病肾病及周围神经病变）和大血管并发症，并逐渐出现LEAD，在明确出现各种并发症和糖尿病高危足后，仍没有重视，未保护好足部，在进行足部按摩后出现足部皮损，从而导致糖尿病足溃疡并继发感染。患者第二次感染比第一次感染明显加重，伤口感染较深，累及多个趾骨和跖骨，换药过程中直接取出足部死骨多块。尽管患者局部感染比较严重，甚至已经出现骨髓炎和骨骼坏死，但其全身炎症状态并不严重，患者无发热表现，炎症标志物升高不明显，而由于下肢血运不畅和周围神经病变的存在，患者足部伤口处并无明显疼痛感，这些因素都会导致患者低估自己的病情，延误最佳治疗时机，增加后续治疗难度。幸运的是该患者此次入院后积极配合治疗，经过多项综合治疗措施，多学科协作后足部伤口感染得到有效控制，避免了截肢的风险。出院后还接受了血运重建术后。对于该患者，后续仍需要持续加强教育，积极控制各项危险因素，强化治疗多种代谢指

标，以降低糖尿病足溃疡再发及血管再狭窄的风险。从该病例中，我们也看出多学科团队合作（MDT）的重要性。

（病例提供者：何清华　北京医院·国家老年医学中心
杨　欢　甘肃省第三人民医院）
（点评专家：潘　琦　北京医院·国家老年医学中心）

参考文献

[1]张会峰，许樟荣，冉兴无.糖尿病足的相关定义和标准[J].中华糖尿病杂志，2020，12（6）：363-368.DOI：10.3760/cma.j.cn115791-20200430-00258.

[2]Jiang Y，Wang X，Xia L，et al.A cohort study of diabetic patients and diabetic foot ulceration patients in China[J].Wound Repair Regen，2015，23（2）：222-230.DOI：10.1111/wrr.12263.

[3]Xu Z，Ran X.Diabetic foot care in China：challenges and strategy[J].Lancet Diabetes Endocrinol，2016，4（4）：297-298.DOI：10.1016/S2213-8587（16）00051-6.

[4]Prompers L，Schaper N，Apelqvist J，et al.Prediction of outcome in individuals with diabetic foot ulcers：focus on the differences between individuals with and without peripheral arterial disease.The EURODIALE Study[J].Diabetologia，2008，51（5）：747-755.DOI：10.1007/s00125-008-0940-0.

[5]Boulton AJ，Kirsner RS，Vileikyte L.Clinical practice Neuropathic diabetic foot ulcers[J].N Engl J Med，2004，351（1）：48-55.DOI：10.1056/NEJMcp032966.

[6]中华医学会糖尿病学分会.中国2型糖尿病防治指南（2020年版）[J].中华糖尿病杂志，2021，13（4）：95.

[7]Smith RG.Validation of Wagner’s classification：a literature review[J].Ostomy Wound Manage，2003，49（1）：54-62.

[8]中华医学会糖尿病学分会，中华医学会感染病学分会，中华医学会组织修复与再生分会.中国糖尿病足防治指南（2019版）（Ⅲ）[J].中华糖尿病杂志，2019，11（4）：238-247.

[9]Lipsky BA，Berendt AR，Cornia PB，et al.Infectious Diseases Society of America.2012 Infectious Diseases Society ofAmerica clinical practice guideline for the diagnosis and treatment of diabetic foot infections[J].Clin Infect Dis，2012，54（12）：e132-173.DOI：10.1093/cid/cis346 .

[10]Li X，Qi X，Yuan G，et al.Microbiological profile and clinical characteristics of diabetic foot infection in northern China：a retrospective multicentre survey in the Beijing area[J].J Med Microbiol，2018，67（2）：160–168.DOI：10.1099/jmm.0.000658.

[11]Lipsky BA，Aragón–Sánchez J，Diggle M，et al.IWGDF guidance on the diagnosis and management of foot infections in persons with diabetes[J].Diabetes Metab Res Rev，2016，32 Suppl 1：45–74.DOI：10.1002/dmrr.2699.

[12]Lipsky BA，Berendt AR，Deery HG，et al.Diagnosis and treatment of diabetic foot infections[J].Clin Infect Dis，2004，39（7）：885–910.DOI：10.1086/424846.

[13]Chu Y，Wang C，Zhang J，et al.Can we stop antibiotic therapy when signs and symptoms have resolved in diabetic foot infection patients？[J].Int J Low Extrem Wounds，2015，14（3）：277–283.DOI：10.1177/1534734615596891.

[14]Paraskevas KI，Baker DM，Pompella A，et al.Does diabetes mellitus play a role in restenosis and patency rates following lower extremity peripheral arterial revascularization？a critical overview[J].Ann Vasc Surg，2008，22（3）：481–491.DOI：10.1016/j.avsg.2007.12.012.

[15]Liistro F，Angioli P，Grotti S，et al.Impact of critical limb ischemia on long–term cardiac mortality in diabetic patients undergoing percutaneous coronary revascularization[J].Diabetes Care，2013，36（6）：1495–1500.DOI：10.2337/dc12–1603.

[16]Piaggesi A，Abbruzzese L，Mattaliano C，et al.Sulodexide as adjunctive therapy in diabetic foot patients with critical limb ischemia treated with percutaneous transluminal angioplasty[J].Int J Low Extrem Wounds，2014，13（2）：103–109.DOI：10.1177/1534734614534442.

[17]Meloni M，Izzo V，Giurato L，et al.Recurrence of critical limb ischemia after endovascular intervention in patients with diabetic Foot Ulcers[J].Adv Wound Care（New Rochelle），2018，7（6）：171–176.DOI：10.1089/wound.2017.0778.

病例16　糖尿病合并早期心室收缩功能异常

一、病历摘要

（一）病史简介

患者男性，36岁，因“发现血糖升高1年余”入院。

现病史：患者2020年12月体检查空腹静脉葡萄糖6.8mmol/L，无口干、多饮、多尿、无易饥、多食、消瘦，未予重视，未再监测血糖。2022年2月体检查空腹葡萄糖14.22mmol/L，自行生活方式干预，3月13日至我院就诊，查空腹血糖11.2mmol/L，糖化血红蛋白10.4%。现患者为进一步控制血糖和完善糖尿病并发症筛查就诊于我科，门诊拟2型糖尿病收住我科。病程中患者无泡沫尿，有视物模糊，无心慌、胸闷、胸痛，无间歇性跛行及下肢静息痛，无双下肢水肿，无肢体麻木及疼痛，无腹胀腹痛，饮食睡眠可，大便正常，小便如前述，近期体重无明显增减。

既往史：无急性心肌梗死病史，无严重肺病史，无充血性心衰、卒中史。无易栓症。无特殊药物服用史。

婚育史：已婚，已育，有1女，健康。

家族史：父母健在。否认家族遗传病。

（二）体格检查

体温36.6℃，脉搏83次/分，呼吸20次/分，血压149/93mmHg，BMI 27.77。神志清楚，精神可，体型偏胖，甲状腺无肿大，双肺呼吸音清，未及干湿啰音，心率83次/分。心律规整，各瓣膜听诊区未闻及杂音。腹部质地软，无腹部压痛，无腹部反跳痛，四肢肌张力正常，双下肢无水肿。双侧足背动脉搏动正常，双足痛、触、温觉正常。

（三）辅助检查

外院检查：

2022年2月（外院）：空腹葡萄糖14.22mmol/L。TG 8.89mmol/L，TC 6.39mmol/L，高密度脂蛋白胆固醇1.10mmol/L，低密度脂蛋白胆固醇1.98mmol/L。

2022年3月13日（我院）：

入院后检查：入院后完善各项评估检查（血常规、肝肾功能、电解质等）。

三大常规：血、便常规未见异常。尿常规：尿酮体 阳性（1+）↑。

生化全套：谷丙转氨酶53.3U/L↑，谷草转氨酶31.8U/L，尿素4.3mmol/L，肌酐55μmol/L，尿酸476μmol/L↑，三酰甘油3.80mmol/L↑，总胆固醇4.93mmol/L，HDL-c 0.83mmol/L↓，LDL-c 2.74mmol/L，eGFR（MDRD）155.4ml/（min·1.73m^2）。

血糖评估：

血糖相关：糖化白蛋白15.7%。空腹葡萄糖11.2mmol/L，糖化血红蛋白10.4%。

胰岛自身抗体五项：胰岛素自身抗体2.12（+）COI，余项阴性。

动态血糖监测：共测定葡萄糖值1350个，平均值7.7mmol/L，标准差2.1mmol/L，变异系数27.3%，最高值15.2mmol/l，最低值4.8mmol/L。3.9mmol/L＜葡萄糖＜10mmol/L的时间：85%；≥7.8mmol/L的时间：32%；≥10mmol/L的时间：15%；≥13.9mmol/L的时间：1%；≤3.9mmol/L的时间：0%；≤2.8mmol/L的时间：0%。平均葡萄糖波动幅度为4.3mmol/L。

馒头餐、胰岛素C肽释放试验：见病例16表1。

病例16表1 馒头餐＋胰岛素C肽释放试验

	0分	30分	60分	120分
血糖（mmol/L）	7.06	10.70	13.40	15.40
胰岛素（μIU/L）	9.85	27.7	28.8	50.6
C肽（pmol/L）	713	1117	1412	2352

糖尿病并发症评估：

微血管并发症：

眼底照相：双侧视乳头色红边清，杯盘比正常，动静脉比2∶3，黄斑中心反光未见，未见明显出血渗出灶。

24小时尿蛋白组套：尿微量白蛋白/肌酐6.8mg/g，24小时尿微量白蛋白10.7mg，24小时尿蛋白77mg。

足部感觉阈值测定：正常。

肌电图：双侧被检上下肢感觉神经和运动神经传导速度及波幅在正常范围内。

大血管并发症：

四肢血管ABI：右1.28，左1.30，双下肢动脉无狭窄，双下肢血管弹性中度下降。

彩超血管（双侧颈动脉）：双侧颈动脉声像图及多谱勒血流频谱未见异常。

常规心电图：窦性心律，PR间期延长，T波改变，QT间期延长。

心脏彩超（超声心动图＋超声斑点跟踪成像）：二尖瓣、三尖瓣轻度反流，左室整体纵向应变值减低，节段纵向应变值降低。

肥胖和脂肪肝：

人体成分分析：目标体重79.7kg，体重控制-8.0kg，脂肪控制-8.0kg，肌肉控制0.0kg。

彩超腹部（肝、胆、胰、脾）：脂肪肝声像图。胆囊声像图未见异常。肝内外胆管声像图未见明显异常。胰腺声像图未见明显异常。脾脏未见明显异常。

完善我院超声心动图＋超声斑点跟踪成像。超声心动图及超声描述具体如下。

1. 左心房内径高值，左心室内径正常，室壁厚度正常，室壁运动尚可；二尖瓣开放正常，彩色多普勒血流显像（color doppler flow imaging，CDFI）示二尖瓣轻度反流。

2. 主动脉内径正常，壁活动尚可，主动脉瓣开放正常，CDFI示主动脉瓣轻微反流。

3. 右心房内径正常，右心室内径正常，房间隔局部回声偏薄，随两侧心房瞬时压差轻度摆动，肺动脉不增宽，据轻度三尖瓣反流的流速估测肺动脉收缩压正常。

4. 心功能检测：左室EF 59%，二尖瓣血流频谱示E/A＜1，组织多普勒检查示二尖瓣环E/E＇=7.5. 斑点追踪法测量左室心肌应变（病例16图1）：二维整体纵向应变值-15.4%，心尖长轴切面纵向应变值-15.3%，心尖四腔心切面纵向应变值-15.8%，心尖两腔心切面纵向应变值-15.3%。

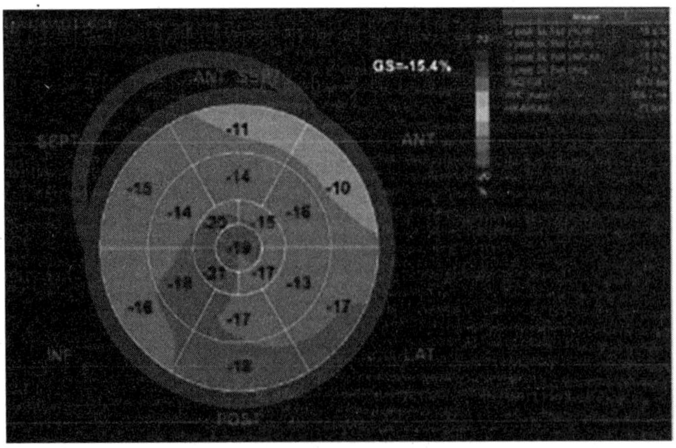

病例16图1　斑点追踪超声心动图图像

注：超声显示二尖瓣、三尖瓣轻度反流。左室整体纵向应变值减低，节段纵向应变值减低（仅供参考，请结合临床）。

二、诊疗经过

结合患者症状、体征、辅助检查，入院诊断考虑为2型糖尿病、高脂血症。

1. 糖尿病分型和治疗 患者36岁男性，病程<1年，无明显糖尿病症状，多次测空腹血糖≥7.0mmol/L，可诊断糖尿病。患者体型偏胖，合并高血压病、高脂血症等代谢异常，馒头餐试验提示患者胰岛功能可，抗胰岛细胞抗体（ICA）、谷氨酸脱羧酶抗体（GADA）、IA-2A等胰岛自身抗体阴性，目前支持2型糖尿病诊断，但需随访患者胰岛功能及抗体变化。

门诊查糖化血红蛋白10.4%，提示近2～3个月血糖控制差，入院后予胰岛素皮下泵强化降糖治疗，血糖控制平稳后停泵，调整为二甲双胍＋恩格列净控制血糖，继续监测血糖。

2. 并发症评估 微血管并发症评估：眼底照相未见渗出及出血点，排除糖尿病视网膜病变，患者视物模糊考虑与血糖控制不佳相关，嘱严格控制血糖。尿ACR、eGFR正常，患者无泡沫尿，无双下肢水肿，暂不考虑糖尿病肾病，嘱门诊复查尿微量白蛋白。足部感觉阈值、肌电图正常，暂不考虑糖尿病周围神经病变。

大血管并发症评估：颈动脉彩超未及异常，三酰甘油轻度升高，低密度脂蛋白胆固醇74mmol/L，暂不予药物治疗，嘱低脂饮食，1个月后门诊复查血脂。

3. 随访评估

（1）随访病史、体格检查和用药情况：患者治疗9个月后门诊随诊，无明显口干多饮等症状，用药方案保持原方案未变，体格检查：体重80kg，BMI 24.7，血压113/71mmHg。

（2）随访代谢指标控制情况：患者代谢指标控制情况如病例16表2所示，患者经过9个月积极生活方式干预及降糖治疗后，糖化血红蛋白已达到指南控制的目标范围，三酰甘油和尿酸水平较前明显下降。

病例16表2 患者治疗前后血糖和血脂指标的对比

	入院时	治疗 9 个月后
血糖评估		
糖化血红蛋白（%）	10.4	5.5
空腹血糖（mmol/L）	7.06	5.22
餐后 2 小时血糖（mmol/L）	15.4	6.06
空腹 C 肽（pmol/L）	713	901
餐后 2 小时 C 肽（pmol/L）	2352	1631

续表

	入院时	治疗 9 个月后
血脂评估		
TC（mmol/L）	4.93	4.19
HDL-C（mmol/L）	0.83	0.94
LDL-C（mmol/L）	2.74	2.52
TG（mmol/L）	3.8	2.36
尿酸（μmol/L）	476	270

注：TC：总胆固醇；HDL-C：高密度脂蛋白胆固醇；LDL-C：低密度脂蛋白胆固醇；TG：甘油三酯。

（3）随访心脏彩超情况：患者心脏彩超评估提示左心室收缩功能恢复正常，具体如下。

超声描述：

左心房内径高值，左心室内径正常，室壁厚度正常，室壁运动尚可；二尖瓣开放正常，CDFI示二尖瓣轻度反流。

主动脉内径正常，壁活动尚可，主动脉瓣开放正常，CDFI示主动脉瓣轻微反流。

右心房内径正常，右心室内径正常，房间隔局部回声偏薄，随两侧心房瞬时压差轻度摆动，肺动脉不增宽，据轻度三尖瓣反流的流速估测肺动脉收缩压正常。

心功能检测左室EF正常，二尖瓣血流频谱示E/A＞1，组织多普勒检查示：二尖瓣环E/E′ =6.6。

斑点追踪法测量左室心肌应变（病例16图2）：二维整体纵向应变值-19.3%，心尖长轴切面纵向应变值-19.1%，心尖四腔心切面纵向应变值-18.9%，心尖两腔心切面纵向应变值-19.7%。

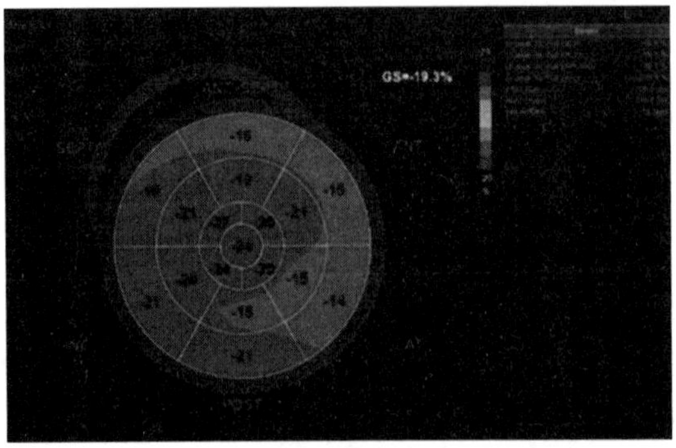

病例16图2　随访时斑点追踪超声心动图图像

超声结论：二尖瓣、三尖瓣轻度反流，左室整体纵向应变值正常范围，部分节段纵向应变值减低（仅供参考，请结合临床）。

三、病例讨论

患者系青年男性，诊断分型考虑为2型糖尿病。2型糖尿病患者的治疗理念由强化降糖，到“以患者为中心”的个体化治疗，再到多重风险因素的综合管理，如今更为强调心血管结局的获益。2019年ESC/EASD《糖尿病、糖尿病前期与心血管疾病指南》建议对患者进行危险因素分层，对于中高危患者建议应用有心血管获益的降糖药物。在2020年《中国2型糖尿病防治指南》的诊疗路径建议对患者心血管危险程度进行分层。患者BMI较高，合并高血压及血脂异常，是心血管疾病高危人群。尽管临床诊疗的终点在于预防动脉粥样硬化性心血管疾病，主要为缺血性和非缺血性的心脏病，但心力衰竭的预防仍不能予以忽视。

对于2型糖尿病患者的心脏功能异常，以左心室异常为主，主要表现为左心室心脏结构、左心室收缩功能、左心室舒张功能的异常。其中，在无症状期，传统的超声心动图技术可发现心室增大，心肌增厚，左心室舒张功能异常。左心室收缩功能异常的评估主要依据射血分数，而射血分数的下降是疾病后期的表现。该患者起病年龄较早，病程短，并未出现心脏结构的改变和舒张功能的异常，但高血糖所致的心脏功能异常，需用敏感性更高的技术才能得以识别。近年来，超声心动图的新技术可早期评估糖尿病患者的心脏功能改变。应用斑点追踪超声心动图技术，可以在早期发现该患者左心室收缩功能的异常，表现为左心室整体纵向应变的缩短。在2019年美国超声心动图学会对于超声心动图关键指标定义的报告中，左心室整体纵向应变（GLS）正常值设定为-20%，通常以一个标准差（2%）以下为异常的切点。根据我国2020年《超声心动图评估心脏收缩和舒张功能临床应用指南》，鉴于不同厂家的仪器所测量的GLS结果差异较大，尚无法推荐GLS的正常值和正常低限。指南建议GLS≤-20%为正常参考值界限。患者在起病之初，表现为左心室整体纵向应变的下降，其左心室整体纵向应变为15.4%，可观察到早期左心室收缩功能的异常。

胰岛素抵抗、葡萄糖代谢异常、心脏脂质沉积是糖尿病心肌病发展的关键机制。从临床角度来看，积极控制血糖可减少微血管并发症，但在减少大血管并发症方面效果有限。同时，不同降糖药物对于心功能的改善尚存在争议。虽然中外指南对于心力衰竭的一级预防，治疗途径尚不太明确。但是强化血糖控制、降低脂毒性可能是值得重视的治疗目标。该患者尚处于疾病的早期阶段，并未出现心脏结构的改变，优化治疗方案能否恢复心脏功能值得探索。

在诊疗路径上，降糖治疗是该患者首先需要考虑的问题。该患者合并了多种心血管高危因素，应用了二甲双胍＋葡萄糖协同转运蛋白2（SGLT2抑）抑制剂的治疗。二甲双胍为指南推荐的首选药物，在临床试验中，SGLT2抑制剂降低2型糖尿病患者主要心血管事件风险、心血管死亡、因心力衰竭住院和慢性肾脏疾病的发展。同时，无论患者基线是否合并动脉粥样硬化心血管疾病，这一获益均得到证实。相对于其他心血管结局的获益，SGLT2抑制剂对于心功能的改善尤其显著。本患者在随访期间糖化血红蛋白显著下降，复查斑点追踪超声心动图，提示左心室整体纵向应变接近正常。针对年轻、病程短的患者，积极控制血糖，使得左心室的功能出现可逆改变，这对于患者的心功能保护至关重要。

然而，SGLT2抑制剂对于心功能的改善，可能不仅仅归因于血糖控制。此类药物除降糖外的心肌保护作用逐渐受到重视。多种机制可解释其心血管的保护作用，包括脂肪含量降低，心脏负荷降低，心脏能量代谢改善等。

在减重方面，SGLT2抑制剂减少脂肪组织，从而实现体重减轻。通过尿葡萄糖排泄所产生热量损失约等于200kcal/d。来自随机临床试验的数据表明，使用SGLT2抑制剂，6个月内可降低体重2～3kg。该患者联合使用二甲双胍，并结合生活方式干预，实现了8kg左右的减重效果。在内脏脂肪组织中，心外膜脂肪是与心脏直接关联的脂肪组织。SGLT2抑制剂与心外膜脂肪的减少相关，心外膜脂肪参与了瘦素和肾素–血管紧张素–醛固酮系统（RAAS）信号传导，这可能是其降低体脂、改善心功能的可能机制。

SGLT2对于心脏负荷有重要影响，2型糖尿病患者心血管和肾脏结局的临床试验中，SGLT2抑制剂可减少心力衰竭住院风险。SGLT2抑制剂增加肾脏葡萄糖和钠的排泄，可降低心脏前负荷，减少肺血管充血和全身水肿。与血管内容量相比，SGLT2i增加的尿葡萄糖排泄可能更大比例减少组织间液。另外，SGLT2i还通过在不增加心率的情况，降低动脉压3～5mmHg从而减少心脏后负荷。这些效应使心脏的前后负荷同时降低，从而保护心脏功能。

部分观点认为，SGLT2抑制剂增加脂肪酸氧化和酮体生成，降低碳水化合物利用率，从而改善了心脏的能量代谢状态。在动物实验中观察到，SGLT2抑制剂通过将心脏能量利用从葡萄糖转换为游离脂肪酸、酮体和支链氨基酸，从而减少不利的心脏重塑。而SGLT2抑制剂治疗糖尿病小鼠，随着葡萄糖和脂肪酸氧化速率的增加，心脏ATP产生增加约30%。此外，SGLT2抑制剂可刺激促红细胞生成素分泌，增加红细胞形成和红细胞比容，可能有助于改善心脏的氧供，从而改善心脏功能。

另外，有观点认为SGLT2i可以改善线粒体功能并减少氧化应激。除了血糖评估和控制，高血压的评估仍是不可或缺的一环。2008年，丹麦Steno-2研究发现，综合管理控制血糖、血压、血脂等多重危险因素，能够显著降低2型糖尿病患者心血管事件和全因死亡风险。这一研究结果提示综合防治多重危险因素可以预防、控制、延缓心血管病变的发生和发展，显著降低心血管死亡率及全因死亡率，改善患者预后。该患者通过生活方式的干预，以及降糖药物的使用，积极减重，尽管未使用降脂药物，随着胰岛素抵抗的减轻，患者血脂异常得到改善，对于心血管疾病的预防起到积极重要的作用。

四、病例点评

本例患者属于新诊断的糖尿病患者，患者年龄相对较轻。对于年轻的2型糖尿病患者，临床实践中除了注意糖尿病的分型诊断，更不容忽视心血管疾病的早期预防，合理选用降糖药物和控制代谢指标在目标范围内，对心血管功能的改善至关重要。

（病例提供者：孟　然　刘　杰　南京大学医学院附属鼓楼医院）

（点评专家：朱大龙　南京大学医学院附属鼓楼医院）

参考文献

[1]Cosentino F，Grant PJ，Aboyans V，et al.2019 ESC Guidelines on diabetes，pre-diabetes，and cardiovascular diseases developed in collaboration with the EASD[J].European Heart Journal，2019，41（2）：255-323.

[2]中华医学会糖尿病学分会.中国2型糖尿病防治指南（2020年版）[J].中华糖尿病杂志，2021，13（4）：95.

[3]Douglas PS，Carabello BA，Lang RM，et al.2019 ACC/AHA/ASE Key Data Elements and Definitions for Transthoracic Echocardiography[J].Journal of the American Society of Echocardiography，2019，32（9）：1161-1248.

[4]中华医学会超声医学分会超声心动图学组，中国医师协会心血管分会超声心动图专业委员会.超声心动图评估心脏收缩和舒张功能临床应用指南[J].中华超声影像学杂志，2020，29（6）：461-477.

[5]Gaede P，Lund-Andersen H，Parving HH，et al.Effect of a Multifactorial Intervention on Mortality in Type 2 Diabetes[J].New England Journal of Medicine，2008，358（6）：

580–591.

[6]Lang RM， Badano LP，Mor–Avi V，et al.Recommendations for cardiac chamber quantification by echocardiography in adults：an update from the American Society of Echocardiography and the European Association of Cardiovascular Imaging[J]. Journal of the American Society of Echocardiography，2015，28（1）：1–39.e14.

病例17　糖尿病肾病

一、病历摘要

（一）病史简介

患者男性，71岁，因“血糖升高21年，尿蛋白11年，肌酐升高4年”入院。

现病史：患者于2002年体检发现血糖升高，无明显“三多一少”症状，未在意，后血糖逐渐升高，于2008年开始先后口服盐酸二甲双胍、瑞格列奈、格列吡嗪降糖治疗，血糖控制均欠佳。2012年、2013年、2014年查尿常规均提示尿蛋白++，未在意。2014年因血糖控制差我院住院查全血HbA1c11.1%，24小时尿蛋白1.7g，快速微量尿白蛋白/肌酐 605mg/g，低密度脂蛋白胆固醇3.02mmol/L，眼底未见明显异常，用餐时给予基础胰岛素联合二甲双胍口服降糖治疗，辛伐他汀20mg/晚降脂治疗，此后每年规律体检。2019年发现血压升高，最高190/80mmHg，口服苯磺酸氨氯地平降压治疗，血压控制在130～160/60～80mmHg，同年化验查血肌酐轻度升高，此后逐步升高。2021年于我院住院查血肌酐315.8μmol/L、24小时尿蛋白6.44g～7.37g、全血糖化血红蛋白6.5%，眼科查眼底诊断双眼糖尿病视网膜Ⅲ期，行B超引导下经皮肾穿刺活检病理提示糖尿病肾脏病（RPS2010-Ⅳ）、肾内动脉硬化，予黄葵胶囊、肾衰宁胶囊、百令胶囊、复方α-酮酸片、贝前列素钠片、舒洛地特软胶囊、托伐普坦、重组人促红素等药物护肾、改善微循环、利尿及纠正贫血治疗，利格列汀联合门冬胰岛素、甘精胰岛素降糖治疗，苯磺酸氨氯地平、波生坦降压治疗。2022年我院复查血肌酐554.6μmol/L，继续予护肾排毒、改善循环等治疗，告知患者病情及未来透析可能，后院外复查血肌酐逐步升高至619μmol/L。患者为进一步治疗，遂于我院就诊，门诊以“糖尿病肾脏病、2型糖尿病”的诊断收入院。患者精神一般，大便可，应用利尿剂小便可，体重无明显变化。

既往史：1969年因机器外伤行左足踇趾末节切除术；1985年因机器外伤行右手第4指骨末节切除术；2021年诊断肺结核可能性大，予抗结核治疗，未复查。否认输血史，否认药物、食物过敏史，否认肝炎等传染病史。

（二）体格检查

体温36.3℃，脉搏82次/分，呼吸18次/分，血压176/84mmHg。神志清，双肺可未闻及少许湿性啰音，心律82次/分，律齐，心脏各瓣膜听诊区未及明显杂音。腹软，无抵抗。双下肢中度水肿，右侧较左侧明显。

（三）辅助检查

血常规：血红蛋白82g/L，中性粒细胞0.730×10^9/L，淋巴细胞0.18×10^9/L，白细胞6.61×10^9/L；血生化：血清白蛋白34.5g/L、血清尿酸477.7 μ mol/L、CO_2结合率18.6mmol/L、钾5.15mmol/L、钙2.15mmol/L、无机磷1.6mmo/L；凝血：血浆D–二聚体1.96 μ g/ml；肾功能：尿素18.72mmol/L、肌酐629.2 μ mol/L、24小时尿蛋白6.09g；心功能：脑钠肽前体＞35 000.0pg/ml；HbA1c：5.5%；双下肢动脉、颈动脉粥样硬化；超声心动图示左心及右房增大，肺动脉压力中–重度增高，少量心包积液，EF 52%；胸部CT示右上肺叶结节，右肺中叶、下叶内基底段、左肺上叶舌段肺不张，双侧胸腔积液。

二、诊疗经过

结合患者症状、体征、辅助检查，入院诊断考虑为：①2型糖尿病 糖尿病肾脏病 肾内动脉硬化 糖尿病大血管病变；②慢性肾功能不全（CKD5）肾性贫血；③高血压病3级 很高危。患者入院后生命体征尚平稳，予托拉塞米、布美他尼利尿，苯磺酸氨氯地平、阿利沙坦酯降压治疗，胰岛素降糖治疗，杏芎氯化钠、贝前列素钠片改善循环，蔗糖铁注射液、重组人促红素–β注射液纠正贫血，低分子肝素注射液抗凝，百令胶囊、尿毒清颗粒护肾。痰培养提示肺炎克雷伯菌感染，予注射用比阿培南抗感染治疗、间断吸氧。化验查血肌酐629.2 μ mol/L，排除静脉置管手术禁忌后，于2023年3月24日在超声引导下行右侧颈内静脉透析管置管术，并于3月27至4月4日行常规碳酸氢盐血液透析治疗5次，期间于3月31日行局麻下左上肢自体动静脉内瘘成形术。患者病情平稳，嘱出院后规律行血液透析治疗，门诊随访。

三、病例讨论

糖尿病肾脏疾病（diabetic kidney disease，DKD）是指由糖尿病所致的慢性肾脏疾病（chronic kidney disease，CKD），是糖尿病主要的微血管并发症之一。糖尿病肾病起病隐匿，病变可累及全肾（包括肾小球、肾小管、肾间质、肾血管等），一旦进入大量蛋白尿期后，进展至终末期肾病（end–stage renal disease，ESRD）的速度大约为其他肾脏病变的14倍，因此早期诊断、预防与延缓糖尿病肾病的发生发展对提高糖尿病患者存活率，改善其生活质量具有重要意义。DKD通常是根据快速微量尿白蛋白/肌酐比值（urinary albumin/creatinine ratio，UACR）升高和（或）eGFR

下降、同时排除其他CKD而作出的临床诊断，肾穿刺病理检查是诊断DKD的金标准，有助于鉴别DKD与非糖尿病肾病（nondiabetic kidney disease，NDKD）。我国目前仍无统一的糖尿病肾病诊断标准，中国糖尿病肾脏疾病防治临床指南推荐采用病例17表1诊断标准，符合任何一项者可考虑为糖尿病肾脏病变（适用于1型及2型糖尿病）。

病例17表1　糖尿病肾脏病变诊断标准

美国肾脏基金会肾脏病预后质量倡议（NKF-K/DOQI）指南标准	在大部分糖尿病患者中，出现以下任何一条者考虑其肾脏损伤是由糖尿病引起的： 1. 大量白蛋白尿 2. 糖尿病视网膜病变伴微量白蛋白尿? 3. 在10年以上糖尿病病程的1型糖尿病中出现微量白蛋白尿
中华医学会糖尿病学分会微血管并发症学组工作建议	1. 大量白蛋白尿 2. 糖尿病视网膜病变伴任何一期慢性肾脏病 3. 在10年以上糖尿病病程的1型糖尿病中出现微量白蛋白尿

诊断时，出现以下情况之一的应考虑其CKD是由其他原因引起的：①无糖尿病视网膜病变；②GFR较低或迅速下降；③蛋白尿急剧增多或有肾病综合征；④顽固性高血压；⑤尿沉渣活动表现；⑥其他系统性疾病的症状或体征；⑦血管紧张素转换酶抑制剂（ACEI）或血管紧张素Ⅱ受体拮抗剂（ARB）类药物开始治疗后2～3个月肾小球滤过率下降超过30%。

本患者2002年发现血糖升高，2012年出现尿蛋白（++），2014年我院查UACR 605mg/g、24小时尿蛋白1.706g，虽眼底未见明显异常，但考虑糖尿病视网膜病变并非2型糖尿病患者糖尿病肾脏病的诊断必备条件，当时临床诊断为糖尿病肾脏病。确诊DKD后，应根据eGFR进一步判断肾功能受损的严重程度（病例17表2）。另改善全球肾脏疾病预后指南工作组建议，联合CKD分期（G1～G5）和白蛋白尿分期（A1期：UACR<30mg/g，A2期：UACR 30～300mg/g，A3期：UACR>300mg/g），以描述和判定DKD的严重程度。

病例17表2　糖尿病患者慢性肾脏疾病分期（CKD分期）

分期	肾脏损害[a]	eGFR［ml/（min·1.73m²）］
1期（G1）	有	≥90
2期（G2）	有	60～89
3a期（G3a）	有或无	45～59

续表

分期	肾脏损害[a]	eGFR［ml/（min·1.73m^2）］
3b 期（G3b）	有或无	30 ~ 44
4 期（G4）	有或无	15 ~ 29
5 期（G5）	有或无	＜ 15 或透析

注：[a] 肾脏损害：主要指白蛋白尿（尿白蛋白 / 肌酐比≥ 30mg/g），也包括血尿、其他尿沉渣异常、影像学或病理异常等；eGFR：预估肾小球滤过率，通过慢性肾脏病流行病学协作（CKD-EPI）公式计算。

通过CKD-EPI公式计算本患者2014年eGFR 89.704ml/（min·1.73m^2），UACR 605mg/g，24小时尿蛋白1.7g，临床分期诊断为糖尿病肾脏病G2A3期。2021年我院住院查糖尿病视网膜病变Ⅲ期，eGFR 17.789ml/（min·1.73m^2），24小时尿蛋白6.44g ~ 7.37g，病理分期诊断为糖尿病肾脏病Ⅳ期。2022年查eGFR 8.883ml/（min·1.73m^2），24小时尿蛋白3.89g，诊断为糖尿病肾脏病Ⅳ期。2023年eGFR 7.635ml/（min·1.73m^2），24小时尿蛋白6.086g，诊断为糖尿病肾脏病Ⅳ期。患者24小时尿蛋白及血肌酐变化情况如病例17图1所示。

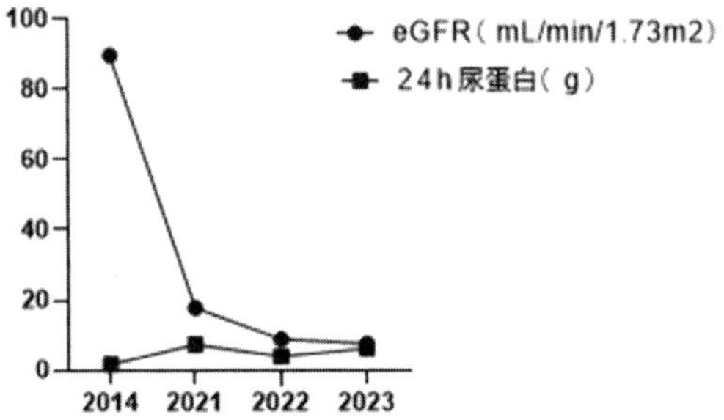

病例17图1　患者24小时尿蛋白及血肌酐变化情况

患者从2002年发现血糖升高，2012年查尿蛋白（++），2014年经临床诊断糖尿病肾脏病，2019年经病理诊断糖尿病肾脏病，至2023年发展至CKD5期需血液透析治疗。回顾患者21年病史，可以看到糖尿病肾病发展过程中如不及时干预，将治疗窗口前移，则预后很差。在患者的病程中有以下3个重要诊疗时间点。

第一阶段：患者2002年发现血糖升高、体型超重（BMI 26.7），应及时就诊，预防DKD发生，包括早期筛查并发症、改变生活方式、控制血糖等。早期筛查包括至少每年一次尿常规、尿白蛋白与肌酐比值（UACR）和血肌酐（计算eGFR），改变生活方式包括饮食治疗、运动、戒烟、限酒、限制盐摄入（3 ~ 6g）、控制体重等，有利于保护肾功能。降糖目的是控制血糖，严格降糖治疗无论在1型糖尿病还是2型糖尿病均能延缓肾病的发生和进展，血糖控制目标：糖化血红蛋白不超过7%。

第二阶段：患者2012年查尿蛋白2+，至2019年查血肌酐轻度升高，均未重视，未进一步诊治。对于出现白蛋白尿或eGFR下降的DKD患者，应早期予以综合治疗（如优化降糖、降压、合理使用ACEI/ARB等），减少或延缓ESRD的发生。首先发展为DKD患者的血糖控制应遵循个体化原则。血糖控制目标：糖化血红蛋白不超过7%，eGFR＜60ml/（min·1.73m^2）的DKD患者糖化血红蛋白≤8%。对老年患者，糖化血红蛋白控制目标可适当放宽至8.5%。另由于CKD患者的红细胞寿命缩短，HbA1c可能被低估。在CKD 4～5期的患者中，可用果糖胺或糖化血清白蛋白反映血糖控制水平。降糖药物选择，作为2型糖尿病控制血糖的首选药物，二甲双胍本身不会对肾功能有影响，蛋白尿也并非使用二甲双胍的禁忌，指南建议eGFR 45～59ml/（min·1.73m^2）减量，eGFR＜45ml/（min·1.73m^2）禁用。患者自2014年应用予胰岛素联合二甲双胍降糖治疗后，血糖控制可。虽目前没有确凿证据表明胰岛素治疗有降糖之外的肾脏获益，但胰岛素治疗的目的是改善血糖控制。患者2019年出现血压升高，最高190/80mmHg，血压控制目标应＜130/80mmHg，血压升高不仅是DKD发生发展的重要因素，也是决定患者心血管病预后的主要风险因素。在糖尿病患者中，血压对肾功能的影响很突出，收缩压超过140mmHg的患者，肾功能下降速度为每年13.5%，而收缩压＜140mmHg者每年肾功能下降的速度是1%。对该患者糖尿病伴高血压且UACR＞300mg/g的患者，强烈推荐ACEI或ARB类药物治疗，因其不仅减少心血管事件，而且延缓肾病进展，包括ESRD的发生。此时的降糖药物可选择具有降压及降低肾脏终点（包括进展至大量蛋白尿，血清肌酐翻倍，开始肾脏替代治疗，或因肾脏疾病死亡）风险的钠–葡萄糖协同转运蛋白2抑制剂或降低复合肾脏事件（新发持续性大量白蛋白尿、持续性血清肌酐水平加倍、ESRD或肾脏疾病死亡）风险的胰高血糖素样肽–1受体激动剂。

第三个阶段：患者2021年肾脏专科就诊查糖尿病视网膜病变Ⅲ期，eGFR 17.789ml/（min·1.73m^2），24小时尿蛋白6.44～7.37g，血红蛋白106g/L，临床诊断为糖尿病肾脏病、肾性贫血，肾穿刺活检结果提示弥漫性肾小球硬化，根据2010年肾脏病理学会研究委员会首次提出的DKD病理分级标准诊断为糖尿病肾脏病（RPS2010–Ⅳ）。2023年我院复查血肌酐629.2μmol/L［eGFR 7.635 ml/（min·1.73m^2）］、24小时尿蛋白6.09g、血清白蛋白34.5g/L、血红蛋白82g/L、CO_2结合率18.6mmol/L、脑钠肽前体＞35 000.0pg/ml，诊断为糖尿病肾脏病Ⅳ期、肾性贫血。针对晚期DKD的综合治疗，包括ESRD的肾脏替代治疗、防治ESRD相关并发症、减少心血管事件及死亡风险，改善生活质量、延长寿命。2021年予护肾、改善微循环、利尿、纠正贫血降压及降糖治疗；2023年予血液透析治疗、吸氧、利尿、护肾、改善微循环、降压及降糖治疗。此阶段可选择的降糖药物包括利格列汀、罗格列酮及胰岛素。罗格列酮虽可被完全代谢，无原形药物从尿中排出，肾功能下降的患者无需调整剂量，但噻唑烷二酮类可增加水钠潴留风险，不宜使用。利格列汀主要以原形通过肠肝系统排泄，肾排泄低于给药剂量的5%，因此使用不受肾功能降低的影响，用于CKD 1～5期的患者均无需调整剂量。对于中晚期DKD患者，特别是CKD3b期及以下者，肾脏对胰岛素的清除减少，胰岛素需求量可能下降，注意及时调整胰岛素剂量，预防低血糖。患者应用利格列汀联合胰岛素降糖治疗，血糖控制可。可选择的降压药物包括氯沙坦、福辛普利、硝苯地平控释片、氨氯地平、美托洛尔、特拉唑嗪、多沙唑嗪，患者应用苯磺酸氨氯地坪，血压控制在140/70mmHg左右。

总之，糖尿病患者需定期监测白蛋白尿和eGFR以早期诊断DKD，当评估为CKD3期即开始咨询肾脏专科可以显著降低诊疗费用、提升医疗质量、延缓透析时间。诊断DKD的患者还需监测疾病进展，识别使肾功能进展的合并因素，要重视CKD并发症的监测，如血压升高、容量负荷过重、电解质紊乱、代谢性酸中毒、贫血及代谢性骨病等，监测内容包括并发症相关症状、血压、体重、血电解质、血红蛋白（贫血者测定铁代谢指标）、血清钙、磷、甲状旁腺激素和25-羟维生素D等，评价急性肾功能不全、心血管病变风险和CKD并发症风险，及时调整药物及使用剂量。另外，对于使用ACEI、ARB及利尿剂的患者，血钾的监测尤为重要，因为高钾血症和低钾血症均增加心血管风险和心血管死亡。

本病例患者在DKD第一阶段及第二阶段均未重视，未严格控制血糖，疾病最终进展为CDK5期，需肾脏替代治疗，影响了患者的生活质量，并带来经济负担。本病例提醒医患提高对糖尿病肾脏病的重视，患者应及时专科就诊并得到及时、恰当的诊疗，以改善生活质量，减少疾病的致残率，减轻疾病给家庭和社会带来的负担。

四、病例点评

肾脏疾病是糖尿病最重要的长期并发症之一，并且是全世界肾衰竭的主要原因。大约一半的2型糖尿病患者和1/3的1型糖尿病患者将发展为慢性肾脏疾病，由长期高血糖导致的DKD是一种进行性疾病，其始于微量白蛋白尿，可能为隐匿性或初期肾病，随着白蛋白在尿液中的丢失量逐渐增加，伴随着肾功能进行性下降，最终导致终末期肾病。1型糖尿病患者慢性肾脏疾病的发生率低于2型糖尿病患者。这种差异主要是因为1型糖尿病患者在诊断时通常更年轻、更健康，并且患有较少的合并症。严格血糖控制可部分逆转肾小球肥大和高滤过，延迟微量白蛋白尿的发展，并稳定甚至逆转微量白蛋白尿。相比之下，2型糖尿病患者的病情更复杂，因为患者常合并其他导致肾功能不全的因素，包括高血压、血脂异常、肥胖、肾内血管疾病、急性肾损伤、动脉粥样硬化、肾缺血等。该病例患者2002年起病时体型超重，发现血糖升高后放任其发展，未予生活方式控制，未严格降糖治疗，后期合并高血压、高三酰甘油血症，即使从2014年开始严格控制血糖，但合并多种影响肾功能不全因素未及时严格治疗，最终进展为终末期肾病。从该病例中可以看出，对于2型糖尿病患者，早期严格控制血糖，及时监测影响肾脏功能的合并疾病并合理治疗对DKD的重要性。

（病例提供：胡晓娜　中国人民解放军总医院第一医学中心）
（点评专家：吕朝晖　中国人民解放军总医院第一医学中心）

参考文献

[1]中华医学会糖尿病学分会微血管并发症学组.中国糖尿病肾脏疾病防治临床指南[J].中华糖尿病杂，2019，11（1）：15-28.DOI：10.3760/cma.j.issn.1674-5809.2019.01.004.

[2]ElSayed NA，Aleppo G，Aroda VR，et al.Chronic Kidney Disease and Risk Management：Standards of Care in Diabetes-2023[J].Diabetes Care，2023，46（Suppl 1）：S191-S202. doi：10.2337/dc23-S011.

[3]Akhtar M，Taha NM，Nauman A，et al.Diabetic Kidney Disease：Past and Present[J].Adv Anat Pathol，2020，27（2）：87-97.doi：10.1097/PAP.0000000000000257.

病例18　糖尿病神经病变-小纤维神经病变

一、病历摘要

（一）病史简介

患者男性，44岁，因“发现血糖升高9年余，双足麻木刺痛1个月”入院。

现病史：患者9年前体检时发现空腹血糖高于正常值（具体不详），当时无口干、多饮、多尿、消瘦表现，未予诊治。后于2012年多次测空腹静脉血糖＞7mmol/L，餐后血糖＞11.1mmol/L，三酰甘油最高17.0mmol/L，就诊于当地医院，诊断为“2型糖尿病、高脂血症”，予门冬胰岛素30注射液早13U、晚12U降糖，非诺贝特200mg qd降脂等处理，后复查空腹血糖波动于7～8mmol/L，餐后血糖不详，三酰甘油3.5mmol/L。1年前指尖监测血糖偏高，自行调整降糖方案为门冬胰岛素12U早中晚＋二甲双胍500mg qd联合降糖，血糖控制仍欠佳。近1个月来，患者无明显诱因下出现双足麻木刺痛，伴灼热感，就诊于我院内分泌科门诊，查生化示：血糖9.6mmol/L，三酰甘油5.05mmol/L，糖化血红蛋白9.8%；C肽（空腹）718.7pmol/L，葡萄糖（餐后2小时）11.3mmol/L，C肽（餐后2小时）987.5pmol/L，眼底照相、肌电图未见明显异常。为求进一步调整血糖和完善相关并发症的筛查，门诊拟“2型糖尿病、高脂血症”收住入院。患者自本次发病以来，无明显口干多饮，时有视物模糊，有肢体麻木，无胸闷胸痛，无头晕头痛，无恶心呕吐，无腹痛、腹胀、腹泻，双下肢无明显水肿，食欲、睡眠可，二便正常，近1个月体重减轻5kg。

既往史：平素体健。既往无肝炎、结核病史。无外伤史、手术史，无过敏史。5年前曾有急性高脂血症性胰腺炎病史，经对症治疗后好转。无高血压等慢性病史。按规定进行预防接种。

个人史：生长于南京市，有吸烟史，吸烟20年，平均20支/天，未戒烟；无饮酒史。无吸毒或其他药物嗜好，无疫水、疫区接触史，无放射性物质、化学毒物接触史，无冶游史。

婚育史：28岁结婚，育有一子，配偶及子女体健。

家族史：父亲已故，母亲健在，有高血压病。家族中有类似患者，姑姑及堂哥有糖尿病，否认家族遗传病。

（二）体格检查

体温36.5℃，脉搏92次/分，呼吸20次/分，血压125/85mmHg，体质指数23.35。神志清楚，精神可，体型中等，甲状腺无肿大，双肺呼吸音清，未及干湿啰音，心率92次/分。心律规整，各瓣膜听诊区未闻及杂音。腹部质地软，无腹部压痛、反跳痛，四肢肌张力正常，双下肢无水肿。双侧足背动脉搏动正常。

（三）辅助检查

1．入院前检查

生化：葡萄糖9.6mmol/L，三酰甘油5.05mmol/L，总胆固醇3.3mmol/L，高密度脂蛋白0.71mmol/L，低密度脂蛋白1.02mmol/L。

糖化血红蛋白9.8%。

C肽（空腹）718.7pmol/L，葡萄糖（餐后2小时）11.3mmol/L，C肽（餐后2小时）987.5pmol/L。

尿微量白蛋白/肌酐8.8mg/g。

尿常规：尿葡萄糖（++++），尿酮体（–）。

眼底照相：未见明显异常。

肌电图：未见明显异常。

入院时随机血糖10.7mmol/L，血酮0.1mml/L。

2．入院后检查

实验室检查：

血常规：未见异常。

尿常规：未见异常。

大便常规：未见异常。

生化全套：肝功能、肾功能、电解质正常，葡萄糖6.92mmol/L↑，血脂：三酰甘油3.91mmol/L↑，胆固醇3.11mmol/L，高密度脂蛋白0.66mmol/L↓，低密度脂蛋白1.03mmol/L↓，载脂蛋白A1 0.78g/L↓，载脂蛋白B 0.49g/L↓，eGFR（MDRD）129.9ml/（min·1.73m^2）。

糖化血红蛋白9.2%↑，糖化白蛋白18.4%↑。

口服葡萄糖耐量试验、同步胰岛素、C肽释放试验：见病例18表1。

24小时血ACTH及皮质醇水平及节律：见病例18表2。

病例18表1　口服葡萄糖耐量试验＋同步胰岛素、C肽释放试验

	0 分钟	30 分钟	60 分钟	120 分钟
葡萄糖（mmol/L）	6.92	7.6	10.5	13.3
胰岛素（μIU/ml）	5.49	10.19	12.08	39.78
C 肽（pmol/L）	439.6	521.9	605.2	1615

病例18表2　24小时血ACTH及皮质醇水平及节律

	8 点	16 点	24 点
ACTH（pmol/L）	7.93	2.71	3.71
皮质醇（nmol/L）	295	137	149
24 小时尿皮质醇（nmol）	-		

隔夜地塞米松抑制试验：ACTH（8：00）＜1.11pmol/L（参考范围0～10.21pmol/L），皮质醇32.00nmol/L↓（参考范围上午：145.4～619.4；下午94.9～462.2nmol/L）。隔夜地塞米松抑制试验判定标准：午夜24：00口服1mg地塞米松，次日8：00抽血ACTH和皮质醇水平，正常：次日8：00皮质醇水平＜50nmol/L；可疑：次日8：00皮质醇水平50～140nmol/L；皮质醇增多症可能：次日8：00皮质醇水平＞140nmol/L，需进一步行经典小剂量地塞米松抑制试验再次确定。

胰岛自身抗体组套：抗谷氨酸脱羧酶抗体、抗酪氨酸磷酸酶抗体、胰岛细胞抗体、抗胰岛素抗体均阴性。

甲功五项，血清降钙素测定，血清甲状旁腺激素测定：促甲状腺激素1.370mIU/L，游离三碘甲状腺原氨酸4.09pmol/L，游离甲状腺素19.70pmol/L，甲状腺球蛋白抗体34.10U/mL，抗甲状腺过氧化酶抗体＜9.0U/mL，降钙素＜2.00pg/ml，甲状旁腺激素3.40pmol/L。

骨代谢四项，血清维生素B_{12}测定，血清叶酸测定：血清骨钙素16.48ng/ml，血清Ⅰ型胶原羟末端肽β特殊序列0.52ng/ml，血清总Ⅰ型胶原氨基末端肽43.97ng/ml，25-羟基维生素D 7.42ng/ml，维生素B_{12} 573.00pg/ml，叶酸7.53ng/ml。

24小时尿蛋白组套：蛋白定量66.3mg/L↑，尿微量白蛋白6.6mg/L，尿肌酐11549μmol/L，尿微量白蛋白/肌酐5.1mg/g，尿总蛋白/肌酐0.05，24小时尿肌酐12704μmol，24小时尿量1.10L，24小时尿微量白蛋白7.3mg，24小时尿蛋白73mg。

铁代谢组套，游离脂肪酸，CA 199：转铁蛋白1.8g/L↓，血清铁23.8μmol/L，不饱和铁结合力15.6μmol/L↓，总铁结合力39.4μmol/L↓，游离脂肪酸0.27mmol/L，CA199＜0.6U/ml。

凝血五项：凝血酶原时间11.1秒，国际标准化比值0.90，活化部分凝血活酶时间29.8秒，凝血酶时间17.6秒，纤维蛋白原4.0g/l，D-二聚体0.11mg/L。

影像学及并发症检查：

常规心电图：窦性心律，正常范围心电图。

颈动脉彩超：双侧颈动脉声像图及多谱勒血流频谱未见异常。

胸腰椎平扫（CT）：①胸腰椎轻度退变，$L_{4/5}$椎间盘膨出，请结合临床；②L_5/S_1椎间盘后缘后纵韧带钙化。

ABI＋经皮氧分压：双下肢血管弹性重度下降，双下肢无明显缺血。

骨密度：骨量正常。

足部感觉阈值筛查：双足温度觉下降。

SUDOSCAN：中等程度的外周自主神经病变。

定量感觉测试：左足冷感觉阈值在正常范围内，热感觉高于正常范围上限，右足冷感觉阈值在正常范围内，热感觉高于正常范围上限。

皮肤环钻病理：（左皮肤环钻，大腿）：皮肤组织，表皮未见明显异常，真皮浅层血管轻度增生，查见神经纤维束（1处）。（左皮肤环钻，小腿）：皮肤组织，未见表皮，真皮浅层血管轻度增生，未查见神经纤维束。

皮肤环钻免疫荧光染色（病例18图1）：表皮内神经纤维密度（左侧大腿）4.1根/mm，（左侧小腿）2.1根/mm，均低于正常参考范围下限。

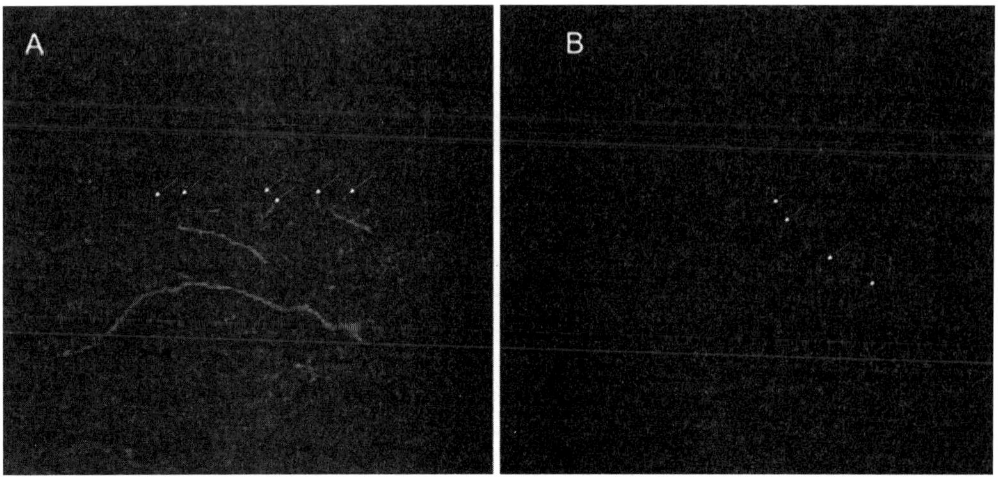

病例18图1　表皮神经免疫荧光染色

注：A.左侧大腿；B.左侧小腿。

二、诊疗经过

结合患者症状、体征、辅助检查，入院诊断考虑为：①2型糖尿病；②糖尿病性周围神经病；③高脂血症；④胸腰椎轻度退变、腰椎间盘膨出（$L_{4/5}$）、后纵韧带骨化（L_5/S_1）；⑤维生素D缺乏。

入院后一般治疗：二级护理，糖尿病饮食，监测心率、血压、血糖。

原发病治疗：患者入院后予胰岛素皮下泵强化治疗，血糖控制平稳后改为维格列汀50mg bid联合二甲双胍500mg tid口服降糖，监测血糖可。

对症治疗：

1．糖尿病周围神经病变：患者存在糖尿病周围神经病变的症状及体征，但肌电图未见明显异常，随后我们对患者进行皮肤活检PGP9.5免疫荧光染色表皮神经纤维密度（IENFD）及定量感觉测试检查，结果支持患者糖尿病小纤维神经病变诊断，予甲钴胺营养神经、硫辛酸抗氧化应激、依帕司他抑制醛糖还原酶活性、胰激肽原酶改善微循环治疗。

2．高脂血症：患者既往高脂血症病史，入院后查血脂示三酰甘油升高，予非诺贝特200mg qd降脂治疗，建议患者出院后定期复查血脂。

3．胸腰椎轻度退变、腰椎间盘膨出（L_4/L_5）、后纵韧带骨化（L_5/S_1）：患者有双足麻木症状，为排除腰椎病变，完善腰椎CT示胸腰椎退变、腰椎间盘膨出、后纵韧带骨化，建议患者出院后骨科门诊随诊。

4．维生素D缺乏：患者入院后查25-羟维生素D提示缺乏，治疗上嘱患者增加含维生素D丰富食物摄入，增加户外日晒时间，予以阿法骨化醇0.50μg qd口服补充活性维生素D治疗，建议患者出院后定期复查25-羟维生素D、血钙及骨密度。

三、病例讨论

患者系中年男性，糖尿病病程9年，体型中等，有糖尿病家族史，口服降糖药物有效，入院后查甲功及生长激素正常，可排除甲亢及生长激素瘤引起的继发性血糖升高；患者昼夜皮质醇节律异常，隔夜地塞米松抑制试验可被抑制，排除皮质醇增多症引起的继发性血糖升高，入院查胰岛功能尚可，胰岛自身抗体阴性，结合临床表现及实验室检查结果，诊断考虑2型糖尿病。

患者近期出现了双足麻木刺痛症状，查体双足温度觉下降，结合患者病程较长，血糖控制不佳，合并高脂血症、吸烟等危险因素，需考虑糖尿病周围神经病变可能，根据2020年中华医学会糖尿病学分会《中国2型糖尿病防治指南》关于糖尿病神经病变的诊断标准，可临床诊断患者糖尿病周围神经病变。但患者入院查肌电图未见异常，根据中华医学会糖尿病学分会神经并发症学组《糖尿病神经病变诊治专家共识（2021年版）》关于小纤维神经病变的诊断标准，如患者皮肤活检提示表皮内神经纤维密度（intraepidermal nerve fiber density，IENFD）减少或定量温度觉感觉阈值异常均可确诊小纤维神经病变，随后我们对患者进行大腿及小腿皮肤环钻活检及定量感觉测试，并行胸腰椎CT排除腰椎病变导致的下肢麻木，综合以上结果均支持糖尿病小纤维神经病变诊断。

糖尿病神经病变的发病率和严重程度与高血糖的持续时间和血糖水平呈正相关，且高血糖所诱导的微血管损伤在后期血糖控制良好的情况下依然存在，并且该损害不可逆，因此，良好的血糖控制是糖尿病神经病变治疗的基石，本例患者入院后进行了胰岛素强化降糖治疗，血糖控制平稳后改为两种口服药物降糖，监测血糖控制可。其次，健康的生活方式可以降低糖尿病神经病变的发病风险，延缓危险因素发展的进程。国外前瞻性研究显示高三酰甘油血症、肥胖、吸烟、高血压均为神经病变的危险因素，因此指导患者进行戒烟、降脂治疗有助于延缓糖尿病神经病变的进展。目前针对糖尿病神经病变的病因和发病机制治疗包括控制血糖、营养神经、抗氧化应激、抑制醛糖还原酶活性、改善微循环等，该患者使用了甲钴胺、硫辛酸、依帕司他、胰激肽原酶等多种不同机制的神经病变药物，有效改善了患者神经病变症状。对于以痛性神经病变为主要临床表现的患者，还可加用抗惊厥类药（普瑞巴林、加巴喷丁）、选择性5-羟色胺及去甲肾上腺素摄取抑制剂（serotonin - norepinephrine reuptake inhibitors，SNRI）类抗抑郁药（度洛西汀、文拉法辛）、三环类抗抑郁药（阿米替林、去甲替林）等药物或加用阿片类药物、联合针灸、电刺激诊疗等方法缓解神经病理性疼痛。

糖尿病周围神经病变发病机制复杂，临床表现多样化，容易漏诊、误诊，由于缺乏针对神经损伤的特效治疗方法，早期筛查、早期干预非常重要。除了良好的血糖控制外，生活方式干预以及针对病因和发病机制的神经病变治疗是必要的。对于糖尿病神经病变，仍需要大样本和长时间的多中心临床研究，以获得更加规范、有效的诊断治疗方法。

四、病例点评

糖尿病周围神经病变是糖尿病常见的慢性并发症，详细的病史采集及体格检查（踝反射、振动觉、压力觉、温度觉、针刺觉五项筛查）有助于早期筛查糖尿病周围神经病变，肌电图作为确诊糖尿病周围神经病变的检测手段之一，目前已广泛用于临床。

该患者糖尿病病程较长，近期出现了下肢麻木刺痛症状，但院前肌电图检查未见明显异常，为进一步明确患者是否合并糖尿病神经病变，我们对患者进行了下肢皮肤环钻活检及定量感觉测试，同时为排除腰椎疾病，对患者进行了胸腰椎CT检测，综合以上结果均支持糖尿病小纤维神经病变诊断，并予以调节血糖、营养神经、抗氧化应激、改善微循环等治疗，有效改善了患者神经病变的临床症状。

从该病例中，可以看出多种糖尿病神经病变早期筛查方法运用的重要性。仅以临床症状、体格检查及肌电图可能会漏诊一部分仅以小纤维神经病变为首发表现的糖尿病神经病变，因此综合的临床诊疗思维及全面的神经病变检查手段对此类患者的诊治显得十分必要。

（病例提供：李晨曦　南京大学医学院附属鼓楼医院）
（点评专家：王维敏　南京大学医学院附属鼓楼医院）

参考文献

[1]中华医学会糖尿病学分会.中国2型糖尿病防治指南（2020年版）[J].中华糖尿病杂志，2021，13（4）：95.

[2]中华医学会糖尿病学分会神经并发症学组，时立新，朱大龙，等.糖尿病神经病变诊治专家共识（2021年版）[J].中华糖尿病杂志，2021，13（6）：18.

[3] Pop-Busui，Rodica，Boulton，et al.Diabetic Neuropathy：A Position Statement by the American Diabetes Association.[J].Diabetes Care，2017.

[4]Terkelsen AJ，P á ll Karlsson，Lauria G，et al.The diagnostic challenge of small fibre neuropathy：clinical presentations，evaluations，and causes[J].Lancet Neurology，2017，16（11）：934-944.

[5]MacDonald S，Sharma TL，Li J，et al.Longitudinal follow-up of biopsy-proven small fiber neuropathy[J].Muscle Nerve，2019，60（4）：376-381.

病例19　全身情况的调整在糖尿病足溃疡治疗中的意义：1例糖尿病足溃疡病例报告

一、病历摘要

（一）病史简介

患者男性，52岁，因“发现血糖升高5年，左足反复破溃4年，加重3个月”于2010年1月24日入院。

现病史：患者5年前开始出现口干、多饮、多尿症状，查空腹血糖8mmol/L，诊断为“糖尿病”，不规则口服格列齐特治疗，未监测血糖。4年前开始出现左足反复溃烂，足趾逐渐发黑，患者自行剪除左足2～5趾后残端渐愈合，但左足其他部位仍反复出现破溃。3个月前左足溃烂加重伴流脓、发热、全身水肿，于当地医院就诊，查糖化血红蛋白12.2%，双足正斜位片：左足跖趾骨骨质破坏伴2～5趾缺损，结合临床考虑糖尿病足，左第一跖骨陈旧性骨折（病理性），白蛋白20.4g/L，胸部CT：两侧胸腔积液伴两肺下叶压迫性不张，两肺上叶感染，给予“改善循环、抗感染”等治疗后效果不佳，转我院住院治疗。

既往史：否认高血压病史，入院前3周时测血压200/100mmHg，经治疗恢复正常。否认冠心病等慢性病史，否认乙肝、结核等传染病史，否认家族相关遗传病史。吸烟史20年，已戒烟4年，否认饮酒嗜好。

（二）体格检查

血压140/70mmHg，体温35.6℃。轮椅推入，神清，精神差，全身水肿，轻度贫血貌。心率90次/分，律齐。两肺呼吸音粗，可闻及散在湿啰音。腹平、软，无压痛，肝脾肋下未及。阴囊水肿明显。双下肢重度可凹陷性水肿，左足底可见约4cm×5cm创面（病例19图1A），内有脂肪组织坏死，周围皮肤发白，无触痛，有恶臭，创面下组织松散，镊子可探及深处骨质。左外踝下方可见一5cm×5cm创面（病例19图1B），内见坏死组织伴脓性渗出，两处创面通过跗骨下窦道相通。双足背动脉搏动未及，皮温正常，双下肢针刺感觉减退。

（三）辅助检查

血常规：红细胞2.5×10^{12}/L，血红蛋白73.7g/L，白细胞9.2×10^{9}/L，中性粒细胞

百分比75.4%，血小板284 × 10^9/L。

肝功能：谷丙转氨酶18U/L，谷草转氨酶27U/L，碱性磷酸酶320U/L，γ-谷氨酰转肽酶270U/L，白蛋白21.9g/L。

肾功能：尿素氮5.60mmol/L，肌酐74μmol/L，尿酸249μmol/L。

空腹血糖：14.7mmol/L。

血脂：总胆固醇3.28mmol/L，三酰甘油0.82mmol/L，高密度脂蛋白0.79mmol/L，低密度脂蛋白2.07mmol/L。

心肌酶谱：乳酸脱氢酶269U/L，肌酸激酶34U/L，肌酸激酶MB同工酶26U/L。

心电图：肢体导联低电压。

双足正斜位片：左足第一跖骨陈旧性骨折，左足第3、第4、第5趾仅残留少许趾骨。左足第二趾趾骨未见，第二跖骨远端骨质吸收溶解。左足第2、第3、第4、第5趾软组织影未见。

胸片：两肺野炎症性改变，需排除两胸腔积液。

二、诊疗经过

足部创面处理方面，考虑到患者的全身情况较差，且伴有肺部感染和心功能不全，大截肢（踝关节或踝关节以上）的围手术期风险高，因此入院后第2天，在神经阻滞麻醉下行小截肢术，术中咬除左足感染坏死的第一趾和第一跖骨，清除坏死组织，充分引流脓液（术后创面情况见病例19图2）；同时入院留取创面分泌物标本后立即静脉给予去甲万古霉素、亚胺培南西司他丁和甲硝唑抗感染治疗。虽然分泌物病原菌培养结果为阴性（考虑与入院前已在外院应用过抗生素有关），但因患者发热且足部软组织和骨质均存在感染征象，上述抗生素持续应用达6周。

全身支持治疗方面，予胰岛素控制血糖；加强餐食营养，根据血红蛋白和白蛋白的变化，补充悬浮红细胞和人血白蛋白；予前列地尔静脉注射改善血供，2周后改为西洛他唑口服；患者入院时合并有心功能不全，入院后3天心功能不全加重，予米力农改善心脏功能、单硝酸异山梨酯扩冠、间断使用呋塞米利尿。

经上述治疗后，患者糖脂代谢趋于稳定，营养状态较前改善，全身水肿逐渐消褪，心功能逐渐改善，入院后2周左右，创面局部感染基本控制，肉芽组织开始生长，4个月后足底创面基本愈合，留有大小约1cm × 2cm创面（病例19图3A），左外踝下方创面完全愈合（病例19图3B），患者能正常行走、生活如常，根据Katz's提出的日常生活评分，该患者并未遗留残疾。

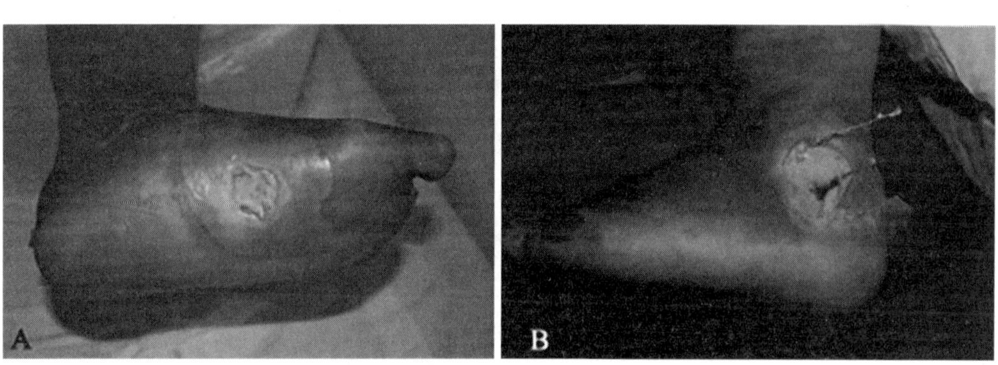

病例19图1　入院时足部创面

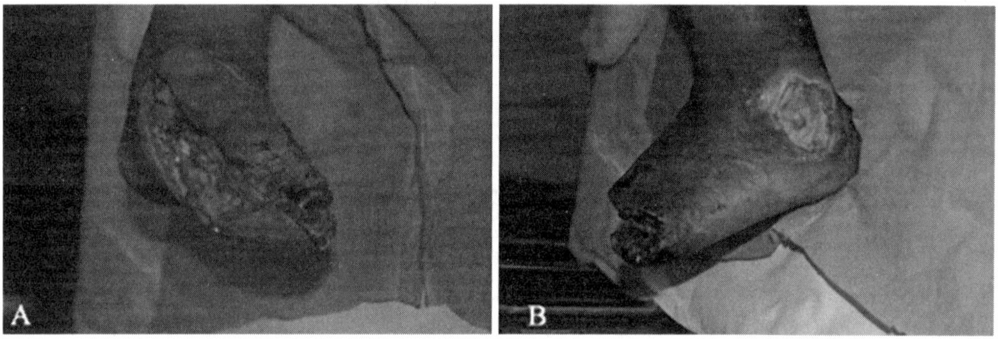

病例19图2　手术后4天足部创面

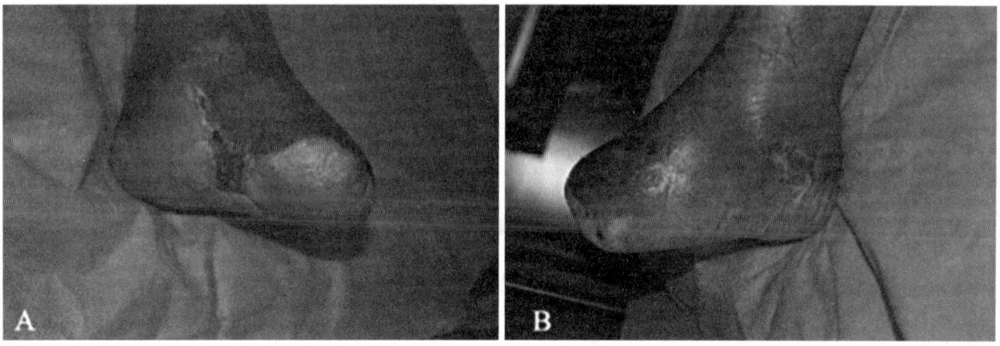

病例19图3　入院后4个月足部创面

三、病例讨论

本例患者糖尿病病史5年，血糖控制情况较差，4年前出现左足部溃疡，逐渐加重，外院就诊时足溃疡创面已深达骨质且伴严重感染，同时伴有低蛋白血症及两肺感染，全身营养状态较差，转至我院，考虑患者存在局部严重损伤、感染，导致全身消耗，病情已经非常严重，因此在局部感染坏死组织清创的基础上，全身情况的改善成为溃疡是否愈合和愈合时间的关键。在本例患者中，予以积极清创手术，清除了局部感染坏死的骨质和软组织，最大程度的减轻了患者的感染负担，结合全身抗菌素抗感染、改善血供、营养支持、改善心功能等综合治疗，患者心脏功能逐步改善，全身生化指标好转，水肿消退，溃疡局部血液供应改善，假以时日，患者的足溃疡得到愈合。

四、病例点评

糖尿病足溃疡是糖尿病的晚期并发症。糖尿病足是指发生于糖尿病患者的与局部神经异常和下肢远端外周血管病变相关的足部感染、溃疡和（或）深层组织破坏。患者足部从皮肤到骨与关节的各层组织均可受累，严重者可以发生局部的或全足的坏疽，需要截肢。截肢可严重地影响患者的生活质量，并增加对侧截肢的危险性。糖尿病足可发展迅速，处理不当会导致病情急转直下，严重致残，甚至死亡。现有的文献，无论是糖尿病足病的诊断与治疗，还是基础研究和药物与仪器设备的开发，都还是集中在足溃疡的局部。除少数外部损伤因素很大的糖尿病足溃疡外，绝大多数的糖尿病足溃疡，是由于神经病变不能感知微小损伤；局部微循环障碍，微小损伤导致的局部不能形成急性炎症反应，最终成为慢性炎症，使损伤发展成溃疡。如果继发感染，由于患者局部和全身抵抗力差，可能会迅速蔓延，促使全身情况恶化，危及生命。从糖尿病足溃疡的发病原因和发病机制不难发现，实际上，这是一种全身性疾病。局部处理，去除感染组织和坏死组织的确很重要，因为它会加重患者机体的损耗，最终导致死亡；如果没有改善患者的全身状态，包括血糖、营养状态以及可能存在的脏器功能损伤，及时局部已经清理干净，由于神经和微循环障碍，营养不良，伤口将无法愈合，随时可能发生条件致病菌感染。足部溃疡已经非常严重，需要去除足部才能挽救生命。同时患者全身情况又十分差的情况下，截肢手术暂停，待全身情况改善才能手术。足溃疡的迁延不愈，感染源无法控制，消耗患者全身营养；全身情况得不到改善，溃疡也无法愈合。在局部清创后，心脏或其他脏器功能障碍是导致患者死亡的主要原因。因此，重视糖尿病足溃疡患者全身情况的改善，是保证溃疡愈合和患者生命的重要途径之一，与局部治疗一起，都是关键。由于局部溃疡面积大，感染严重，多个脏器功能特别是心脏功能差，术前准备治疗往往达不到全身麻醉的标准，临床上时常有患者仍在不断恶化，来不及手术导致患者死亡。因此，此时去除感染灶是挽救患者生命的重要环节，但合理的清创范围和方式是临床工作中的难题。糖尿病足溃疡患者由于严重感染、营养不良、心、肾功能不全等多种合并症的消耗，入院时常病情危重，此时去除感染灶是挽救患者生命的重要环节，但合理的清创范围和方式是临床工作中的难题。本例糖尿病足溃疡患者创面已深达骨质且伴严重感染，在治疗过程中仅清除了局部感染坏死的骨质和软组织，而并没有进一步行大截肢，经过抗感染、改善血供、营养支持、改善心功能等综合治疗后，足溃疡逐渐愈合，保留了患者下肢，未留下残疾，可正常的行走和生活。在糖尿病足溃疡的治疗过程中，局部彻底清创后，血供的改善、营养状态的调整和重要脏器功能的改善就成为糖尿病足溃疡患者存活、肢体保留和溃疡愈合的关键因素，因此，糖尿病足溃疡的治疗不仅需重视局部创面的处理，更需要关注全身情况的变化并给予多学科的综合治疗。

（病史提供：彭 莹 钱洪洁 何 泱 顾雪明 上海交通大学医院附属瑞金医院）

（点评专家：汤正义 上海交通大学医院附属瑞金医院）

参考文献

[1]Katz S，et al.Studies of Illness in the Aged. The Index of Adl：A Standardized Measure of Biological and Psychosocial Function[J].JAMA，1963，185：914–919.

[2]McDermott K，et al.Etiology，Epidemiology，and Disparities in the Burden of Diabetic Foot Ulcers[J].Diabetes Care，2023，46（1）：209–221.

[3]Sun Y，et al.Effectiveness and safety of stem cell therapy for diabetic foot：a meta-analysis update[J].Stem Cell Res Ther，2022，13（1）：416.

[4]Grennan D.Diabetic Foot Ulcers[J].JAMA，2019，321（1）：114.

[5]Moore ZE，Corcoran MA，Patton D.Nutritional interventions for treating foot ulcers in people with diabetes[J].Cochrane Database Syst Rev，2020，7（7）：CD011378.

[6]Gazzaruso C，et al.Predictors of healing，ulcer recurrence and persistence，amputation and mortality in type 2 diabetic patients with diabetic foot：a 10–year retrospective cohort study[J]. Endocrine，2021，71（1）：59–68.

[7]钱泓洁，等.糖尿病足溃疡治疗1年内不同阶段病情变化的随访分析[J].内科理论与实践，2013，8（2）：4.

[8]Frykberg RG，et al.Surgery for the diabetic foot：A key component of care[J]. Diabetes Metab Res Rev，2020，36 Suppl 1：e3251.

病例20　糖尿病酮症酸中毒合并侵袭性肺曲霉病

一、病历摘要

（一）病史简介

患者男性，52岁，因“间断呕吐3天，加重1日”入院。

现病史：患者3天前无明显诱因间断出现恶心、呕吐，呕吐物为胃内容物，伴乏力，无呕血、便血、腹痛、腹胀、腹泻、便秘，未行诊治，1天前进食饺子后再次出现上述症状，程度较前加重，仍未行诊治，晨起后再次出现恶心、呕吐，伴意识丧失、牙关紧闭、小便失禁，持续约20分钟后自行恢复，伴咳嗽、咳痰，为少量白色黏痰，无发热、胸闷、胸痛、气短、咯血，无头晕、头痛等，就诊于我院急诊，查血糖为28.1mmol/L，β-羟丁酸为20.36mmol/L，动脉血气提示pH 7.085，动脉血二氧化碳分压（$PaCO_2$）13.6mmHg，动脉血氧分压（PaO_2）110mmHg，BE -25.8mmol/L，HCO^-_3 4.0mmol/L，血清乳酸值0.9mmol/L；C-反应蛋白111.36mg/L，降钙素原1.43ng/ml，血常规：白细胞16.67×10^9/L，中性粒细胞百分比88.5%。胸部X线示：左下肺斑片影，炎症可能。胸部CT示：左肺下叶斑片实变影、磨玻璃影及右肺多发磨玻璃影，考虑为炎症；右肺下叶支气管扩张，背段为著，扩张支气管腔内结节状软组织影，考虑为曲菌球可能。自发病以来，患者精神状态较差，体力情况较差，食欲食量一般，睡眠情况一般，体重无明显变化，大便正常，小便正常。

既往史：糖尿病20余年，未药物治疗，未监测血糖。右侧拇指溃烂3周，未曾诊治。既往肺结核，自诉已治愈，控制不详。否认乙肝、梅毒等传染病史。

家族史：父亲患有糖尿病。

（二）体格检查

体温36.3℃，脉搏111次/分，呼吸26次/分，血压135/79mmHg，身高180cm，体重62kg，BMI 19.1。脱水貌，神志清，言语稍迟钝，对答切题，营养不良，体型瘦弱，皮下脂肪、肌肉含量少，呼出气体为烂苹果味，双肺叩清，双肺呼吸音清，左下肺闻及少量湿性啰音；心率111次/分，律齐，各瓣膜听诊区未闻及明显杂音；腹软，全腹无压痛、反跳痛；右手拇指可见不规则溃疡，大小约1.5cm×1.0cm，溃疡面向内凹陷，周围充血微红，伴有轻度疼痛，可见脓性分泌物，双下肢不肿，双侧足背动脉弱，双侧趾甲可见真菌感染。

（三）辅助检查

入院后完善各项辅助检查：

白细胞16.67 × 10^9/L↑，血红蛋白132g/L↓，血小板302 × 10^9/L，中性粒细胞百分率88.5%↑，红细胞4.32 × 10^{12}/L；C-反应蛋白111.36mg/L。

谷丙转氨酶12U/L，谷草转氨酶24U/L，葡萄糖28.1mmol/L↑，尿酸862μmol/L↑，血肌酐79μmol/L，肌酐清除率83.5/（min · 1.73m^2），总蛋白62g/L↓，白蛋白32g/L↓，淀粉酶180U/L↑，三酰甘油1.6mmol/L，总胆固醇6.52mmol/L↑，低密度脂蛋白胆固醇3.07mmol/L，高密度脂蛋白胆固醇2.57mmol/L。

全血糖化血红蛋白测定14.9%↑，糖尿病分型（抗体）测定：IAA、ICA、GAD（-）。

GM试验和G试验均为阴性。

右拇指破溃处分泌物培养检查：金黄色葡萄球菌（+）。

血管超声：左侧腋动脉、肱动脉和桡、尺动脉未见明显异常；右侧腋动脉、肱动脉和桡、尺动脉未见明显异常；左侧下肢动脉多发扁平和细小斑块，管腔未见狭窄；右侧下肢动脉多发扁平和细小斑块，管腔未见狭窄。

2021年12月24日胸部CT（病例20图1）示左肺下叶斑片实变影、磨玻璃影及右肺多发磨玻璃影；右肺下叶支气管扩张，背段为著，扩张支气管腔内结节状软组织影，考虑为曲菌球可能（病例20图1B中箭头所指为管腔内软组织影）。

入院后2022年1月4日行支气管镜检查（病例20表1）示左肺下叶背段支气管开口处可见黏膜溃疡，表面有化脓附着。肺泡灌洗液宏基因组测序显示铜绿假单胞菌（1757份）、粪肠球菌（1697份）、金黄色葡萄球菌（11份）、白色念珠菌（839份）、烟曲霉（468份）、肺孢子虫（29份）、人疱疹病毒4型（861份）、人疱疹病毒1型（21份）。左肺下叶背段的前黏膜溃疡处活检病理学显示有曲霉菌，GMS和PAS呈阳性。

2022年2月11日胸部CT（病例20图1）示原左肺下叶实变影、磨玻璃影及右肺多发磨玻璃影，此次已吸收消失；右肺下叶支气管扩张，背段为著，大致同前；扩张支气管腔内结节状软组织影，曲菌球可能。

后分别于2022年1月7日、1月12日、1月28日、2月15日、2月18日行支气管镜检查（病例20表1）。

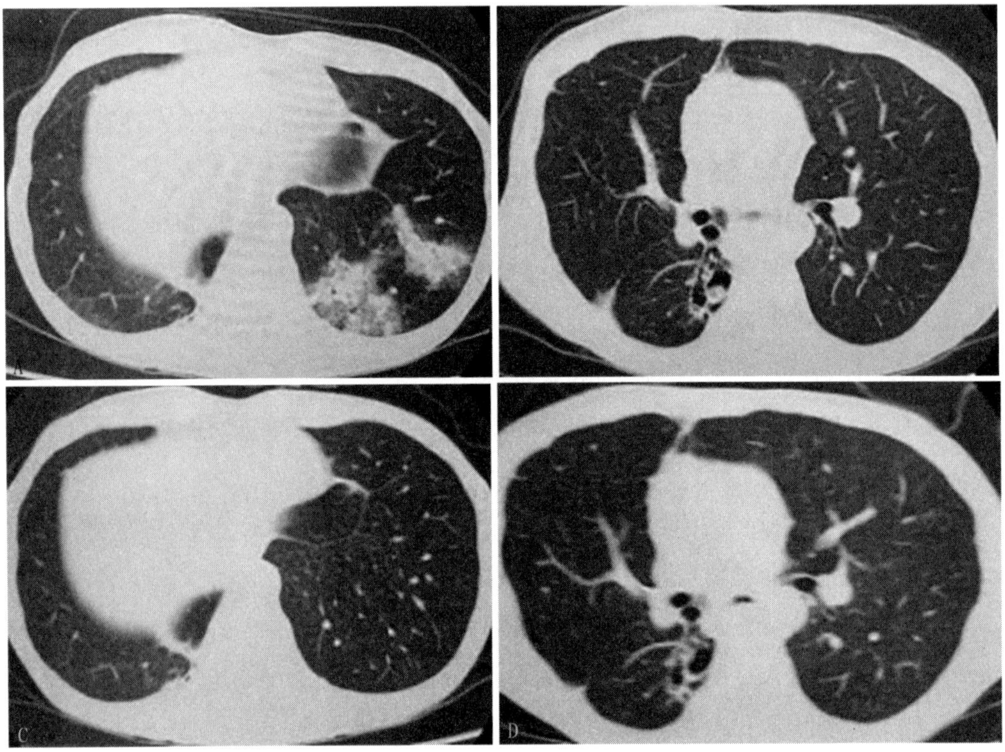

病例20图1　胸部CT

注：2021年12月24日（A、B），2022年2月11日（C、D）。

病例20表1　支气管镜检查

时间	支气管镜下表现	支气管镜图片
1月4日	左肺下叶背段支气管开口黏膜溃疡，表面可见脓性分泌物附着	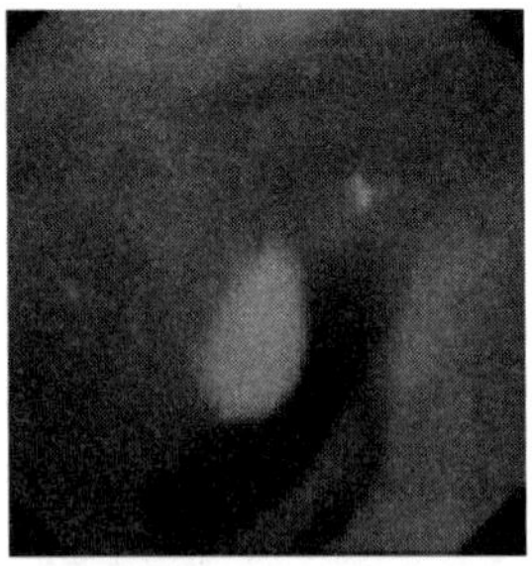
1月7日	左侧主支气管壁及左侧背段支气管开口黏膜可见溃疡，表面脓苔附着	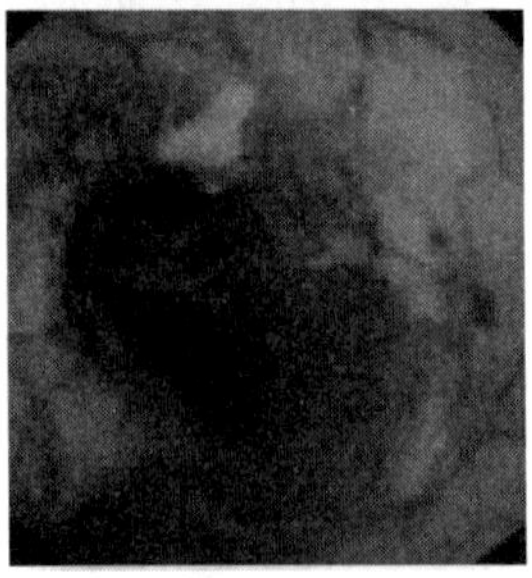

续表

时间	支气管镜下表现	支气管镜图片
1 月 12 日	左侧主支气管壁溃疡消失，左侧背段支气管开口黏膜溃疡范围较前缩小	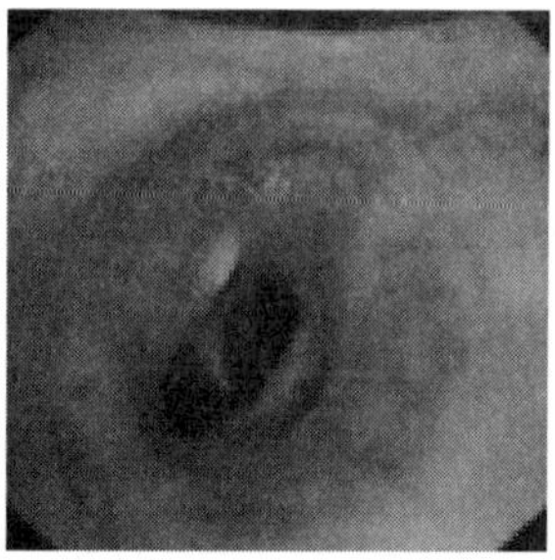
1 月 28 日	左侧背段支气管开口局部黏膜稍红，较前好转	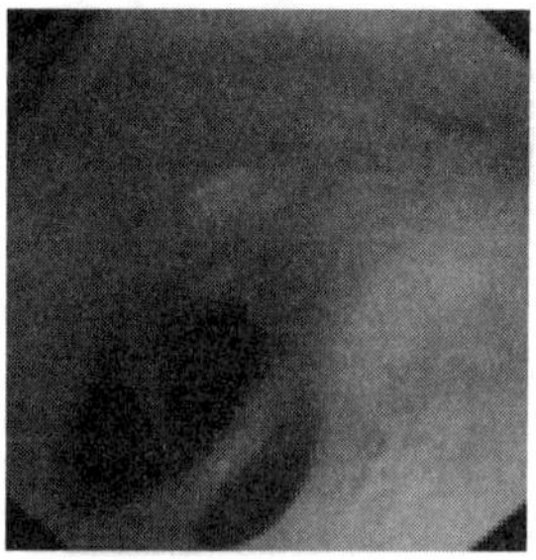
2 月 15 日	左侧背段支气管及右侧下叶支气管黏膜略充血	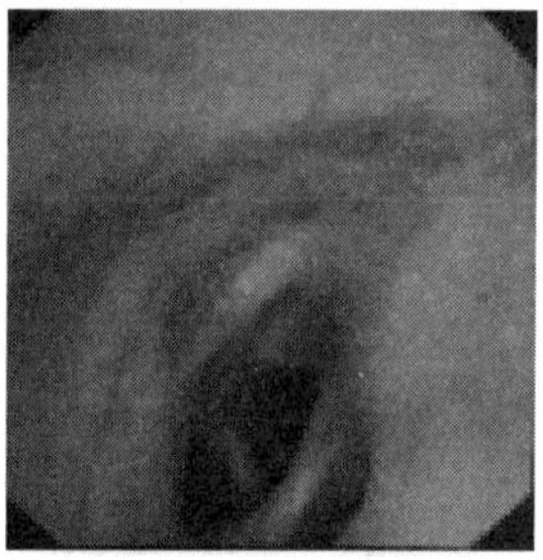

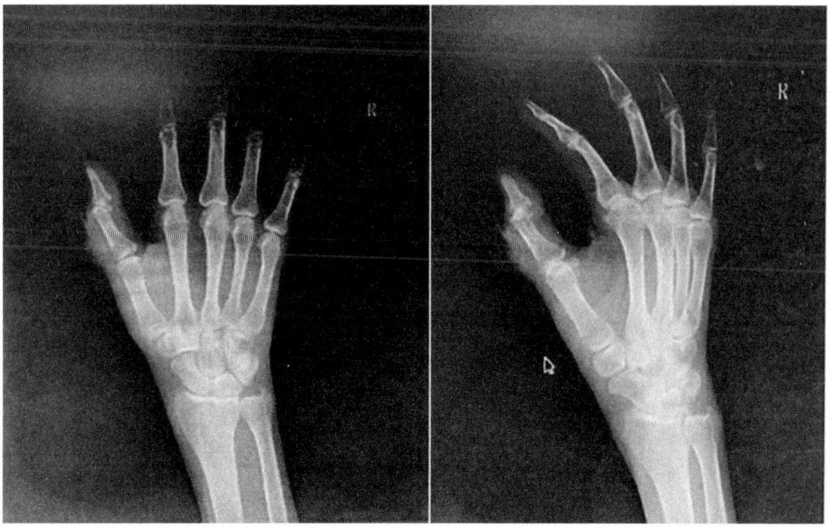

病例20图2　右手X线平片

二、诊疗经过

结合患者症状、体征、辅助检查，入院诊断考虑为：①侵袭性肺曲霉病；②2型糖尿病 酮症酸中毒 糖尿病手部溃疡；③支气管扩张合并感染；④陈旧性肺结核。入院后予以胰岛素静脉微量泵入，生理盐水补液，哌拉西林钠舒巴坦钠、头孢唑林钠抗感染治疗，同时监测血糖，行支气管镜检查及治疗。

抗感染治疗方面：急诊予哌拉西林钠舒巴坦钠5g q12h，头孢唑林钠0.5g bid，12月30日查白细胞4.78×10^9/L，中性粒细胞百分率54.5%。2022年1月4日行支气管镜检查（病例20表1）左肺下叶背段支气管开口处可见黏膜溃疡，表面有化脓附着，肺泡灌洗液宏基因组测序及病理均提示，有曲霉菌感染。根据2016年美国感染病学会的《曲霉病诊断处理实践指南》，治疗上，依次静脉、口服应用伏立康唑和阿莫西林克拉维酸钾，并分别于1月7日、1月12日、1月28日、2月15日、2月18日、3月14日和3月17日在左支气管主支气管壁黏膜溃疡、左肺下叶基底后段和背段、右肺下叶外基底节行支气管镜下局部喷洒两性霉素B溶液（注射用两性霉素B 25mg＋生理盐水30ml）治疗，患者咳嗽、咳痰症状消失，支气管镜下表现溃疡消失，黏膜较前好转。

降糖、消酮、纠酸方面：患者入院血糖28.1mmol/L，β-羟丁酸20.36mmol/L，动脉血气提示pH 7.085，$PaCO_2$ 13.6mmHg，PaO_2 110mmHg，BE -25.8mmol/L，HCO^-_3 4.0mmol/L，Lac 0.9mmol/L；急诊予人胰岛素注射液50U＋生理盐水50ml微量泵入，5%碳酸氢钠溶液250ml，生理盐水4000ml补液治疗。3小时后，患者的血糖为18.1mmol/L，β-羟基丁酸18.90mmol/L，血K^+为4.3mmol/L，患者接受氯化钾缓释片0.5g tid。第1天全天补液量为4700mL。当监测血糖降至12.0mmol/L时，将胰岛素泵改为5%葡萄糖氯化钠注射液1000ml＋15%氯化钾注射液8ml＋人胰岛素10U静脉滴注。5天后，患者的动脉血气分析显示pH为7.37，$PaCO_2$ 30.2mmHg，PaO_2 112mmHg，BE -6.9mmol/L，HCO_3^- 16.9mmol/L，K^+ 3.5mmol/L，Na^+ 133mmol/L，Lac 1mmol/L，酸中毒较前好转，患者症状好转。糖尿病方面，入院后给予精蛋白生物合成人胰岛素注射液8U qn，1月8日调整为德古胰岛素注射液6U qn＋利格列汀5mg qd，空腹血糖波动在5～7.6mmol/L，餐后血糖波动在8～11mmol/L。

有关糖尿病手部溃疡的治疗，留取溃疡处分泌物进行细菌培养，培养结果示金黄色葡萄球菌（+），完善右手X线平片检查（病例20图2）示右手拇指桡侧软组织肿胀，边缘模糊，未见明确骨质破坏。抗感染及每日换药治疗，2周后手部破溃处创面愈合。

三、病例讨论

该病例为中年男性，主因“间断呕吐3天，加重1天”入院。该患者糖尿病病史20余年，有糖尿病家族史，胰岛自身抗体阴性，考虑2型糖尿病诊断明确。患者长期血糖未控制，3周前右手拇指出现破溃，诊断为“糖尿病手部溃疡”，经过严格控制血糖、局部换药、抗感染治疗后，右手破溃愈合。患者胸部CT及支气管镜检查提示曲霉菌感染，给予积极控制血糖、全身针对性抗感染、支气管镜下局部喷洒两性霉素B等综合治疗后，支气管黏膜溃疡逐渐控制好转。

曲霉菌病是一种罕见的致病性侵袭性真菌感染，是由曲霉菌病感染引起的一组急性和慢性肺部病变。肺曲霉菌病主要有三种类型：侵袭性肺曲霉菌病、慢性肺曲霉菌病和过敏性肺曲霉菌病。侵袭性肺曲霉菌病是最危险的，通常发生在免疫抑制患者中，如白血病、骨髓移植、长期使用激素者。在糖尿病患者中，IPA的发病率逐年增加。研究表明，2005年，21%的侵袭性曲霉菌病患者患有糖尿病，到2017年，这一比例增加到约34%。在一项针对亚洲人群的回顾性队列研究中，30%的侵袭性肺曲霉病患者同时患有糖尿病。一项研究总结了糖尿病伴IPA的临床特点：①血糖控制差，机体免疫力低下；②临床表现为发热、咳嗽、咳痰、呼吸困难、肺部听诊湿啰音；③肺部CT表现多种多样；④支气管镜检查结果异常，包括假膜、溃疡和结节；⑤病死率高，预后差。

关于IPA的诊断及治疗，据2016年美国感染病学会的《曲霉病诊断处理实践指南》，当临床怀疑为IPA时，无论X线胸片结果如何，推荐作胸部CT扫描和支气管镜检查，不推荐常规使用对比剂。只有当结节或肿块靠近大血管时，推荐使用对比剂。建议在至少治疗2周后随访胸部CT扫描，以评估IPA对治疗的反应；如果患者临床病情恶化，提示可提早进行CT评估。当结节靠近大血管时，可能需要更频繁地监测。治疗方面，对于高度怀疑IPA的患者，有必要在进行诊断性评估的同时，尽早开始抗真菌治疗，推荐伏立康唑为首选治疗，替代治疗包括两性霉素B脂质体，建议IPA的疗程至少6周，治疗时间很大程度上取决于患者免疫抑制程度及持续时间、感染部位和病情改善的证据。

糖尿病酮症酸中毒患者常有重度失水症状，其可致血容量减少和微循环障碍及抑制胰岛素生物效应，应及时进行静脉补液纠正脱水，以便尽快补充血容量，改善周围循环和肾功能。根据《中国1型糖尿病诊治指南（2021版）》推荐，一般在最初1～2小时采用快速静脉滴入生理盐水1～2L，以增加血容量。对于心功能不全患者，要减慢输液速度。3小时后滴速减慢，在最初一日内补液总量一般在4～6L。

另外还要根据血糖变化，及时调整液体量，直到纠正脱水。对于糖尿病酮症酸中毒患者，采用静脉小剂量胰岛素泵入治疗方案，轻症患者每小时给予每公斤体重0.1U短效胰岛素，使血清胰岛素浓度恒定在100～200μU/ml，该浓度范围有抑制脂肪分解和酮体生成及强效降血糖效应。对于重症患者，采用静脉注射方式给予首次负荷剂量短效胰岛素10～20U，之后按0.1U/（kg·h）给予短效胰岛素，亦采用微量泵持续静脉泵入办法给予，血糖下降速度以4～6mmol/L/h为宜。治疗中复测血糖1次/1～2小时，当血糖降至13.9mmol/L，采用5%葡萄糖溶液，葡萄糖溶液中按比例加入胰岛素。当患者血糖降至正常值范围，酮症酸中毒病症纠正后，改为皮下注射胰岛，同时监测血糖变化情况。关于纠正电解质及酸碱失衡，当血pH降至6.9，给予5%碳酸氢钠注射液纠酸，并监测血pH。在治疗开始后，尿量超过35ml/h时，给予静脉补钾，剂量为6g/d，并监测血钾变化，同时监测血钠、血氯变化。酮症酸中毒患者抵抗力明显降低，对于感染的患者给予抗生素治疗。

四、病例点评

糖尿病患者因机体免疫功能降低，往往容易感染，且程度较重。感染是糖尿病酮症酸中毒的常见诱因，也是糖尿病酮症酸中毒患者死亡的原因之一。

肺曲霉病没有明显的临床特异性，误诊率和死亡率高，诊断主要取决于病理结果。因此，临床上当糖尿病患者无特异性临床表现，普通抗感染治疗效果不佳时，要考虑真菌感染，并尽快行支气管镜检查。

糖尿病患者应监测血糖水平，合理控制血糖，提高机体抵抗力，预防对各种病原菌的感染。

（病例提供：乔修琪　北京医院·国家老年医学中心）
（点评专家：潘　琦　北京医院·国家老年医学中心）

参考文献

[1]Patterson TF，Thompson GR，Denning DW，et al. Practice Guidelines for the Diagnosis and Management of Aspergillosis：2016 Update by the Infectious Diseases Society of America[J].Clin Infect Dis，2016，63（4）：e1–e60.doi：10.1093/cid/ciw326.

[2]Ghanaat F，Tayek JA.Weight loss and diabetes are new risk factor for the development of invasive aspergillosis infection in non–immunocomprom humans[J].Clin.Pract，2017，

14：296–301.doi：10.4172/clinical–practice.1000125（2017）.

[3]Rotjanapan P，et al.Epidemiology and clinical characteristics of invasive mould infections：A multicenter， retrospective analysis in five Asian countries[J].Med Mycol，2018，56：186–196.doi：10.1093/mmy/myx029.

[4]Han X，Liu X，Ge Y，et al.Clinical analysis of 9 cases of type 2 diabetes mellitus complicated with invasive pulmonary aspergillosis[J].Chin J Infect Chemother，2015，15：424–429.doi：10.3969/j.issn.1009–7708.2015.05.008（2015）.

[5]中华医学会糖尿病学分会，中国医师协会内分泌代谢科医师分会，中华医学会内分泌学分会，等.中国1型糖尿病诊治指南（2021版）[J].中华糖尿病杂志，2022，14（11）：1143–1250.DOI：10.3760/cma.j.cn115791–20220916–00474.

病例21　糖尿病合并脊髓小脑性共济失调

一、病历摘要

（一）病史简介

患者男性，66岁。因“发现血糖升高10年余，血糖控制不佳6个月”入院。

现病史：患者10余年前体检空腹血糖8.0mmol/L、餐后2小时血糖10mmol/L，无口干、多饮、多尿、体重减少，诊断为2型糖尿病。3年前测空腹末梢血糖12～18mmol/L、餐后2小时血糖15～18mmol/L，于外院就诊予以二甲双胍维格列汀、达格列净、门冬胰岛素、甘精胰岛素治疗。2年前患者自行停用达格列净及胰岛素。近2年逐渐出现双下肢麻木感、尿中泡沫增多。近6个月自觉易饥饿、口干、多饮（每日饮水量约3000ml）、多尿（每日尿量约2500ml）、夜尿增多（2～3次/晚），自测空腹末梢血糖18～20mmol/L。

既往史：12年前无明显诱因间断右上肢不自主大幅抖动，持物时明显，无法正常书写，无明显头晕、视物模糊、肢体麻木及活动障碍；上述症状逐渐进展，11年前累及左上肢，9年前累及双下肢，出现行走不稳、平卧翻身困难；期间就诊于多家医院，诊断为特发性震颤，予多巴丝肼片、盐酸阿罗洛尔片等治疗，无明显改善；后症状逐渐加重，3年前开始不能独立行走，并出现言语不清，无呼吸困难、吞咽困难、饮水呛咳等；2年余前于北京大学第一医院神经内科就诊，完善眼震电图提示小脑病变、完善基因检测（均未见报告），诊断为脊髓小脑共济失调12型（spinocerebellar ataxia type 12，SCA12），后多次予重复经颅刺激治疗，症状无明显改善。2年前外院血管超声示右侧锁骨下动脉闭塞、左侧锁骨下动脉狭窄、双侧颈动脉狭窄、左侧椎动脉狭窄、右侧大脑中动脉狭窄、右侧大脑后动脉狭窄。拟介入治疗右侧锁骨下动脉闭塞，于造影后突发言语不清、左侧肢体运动功能丧失，行颈总动脉造影见颈内动脉颅内段闭塞，予溶栓及取栓治疗，遗留左侧肢体肌力减退和言语欠清晰的症状。血脂异常、脂肪肝2年余，现未规律用药。17年前因车祸致$T_{4\sim5}$椎骨骨折，治疗不详。2余年前发现前列腺增生，未用药。否认高血压、心脏病史，否认精神病史，否认手术、输血史。

家族史：外祖父、母亲有SCA病史，父亲和哥哥患有2型糖尿病，否认其他家族性遗传病史。家系图见病例21图1。

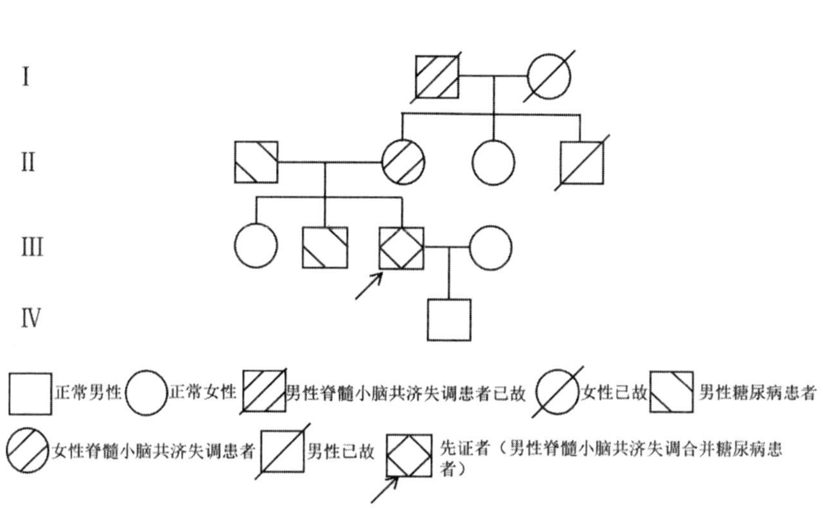

病例21图1　糖尿病合并脊髓小脑性共济失调患者家系图

（二）体格检查

体温36.2℃，脉搏81次/分，呼吸17次/分，血压109/81mmHg。身高175cm，体重65kg，BMI 21.22。甲状腺不大。心、肺、腹查体均无明显异常。双下肢无水肿，双侧足背动脉搏动减弱。神经系统查体：头部、舌、下颌可见意向性震颤，静止时消失。眼睑无下垂，眼球运动正常，双侧瞳孔等大等圆，对光反射灵敏，集合反射存在。四肢意向性不自主运动，双上肢肌力Ⅴ级，双下肢肌力Ⅳ级，四肢肌张力均减低。双侧指鼻试验、跟膝胫试验共济失调明显，轮替共济失调不能完成。双侧膝反射、跟腱反射对称引出，双侧Babinski征阳性。糖尿病周围神经病变5项筛查结果见病例21表1。

病例21表1　糖尿病合并脊髓小脑性共济失调患者糖尿病周围神经病变五项筛查结果

部位	针刺痛觉	温度觉	压力觉	震动觉	踝反射
左上肢	减弱	减弱	减弱	正常	–
右上肢	减弱	减弱	减弱	正常	–
左下肢	减弱	减弱	减弱	正常	正常
右下肢	减弱	减弱	减弱	正常	正常

注：– 为未测量。

（三）辅助检查

血生化：肝肾功能正常，白蛋白37g/L，总胆固醇4.35mmol/L，高密度脂蛋白0.78mmol/L，低密度脂蛋白2.86mmol/L；电解质未见异常。

D–3羟丁酸0.17mmol/L，乳酸1.8mmol/L。

胰岛功能评估：空腹血糖7.2mmol/L，空腹胰岛素9.4mU/L，空腹C肽217.5pmol/L，餐后2小时血糖14.6mmol/L，2小时胰岛素38.8mU/L，2小时C肽391.9pmol/L。

糖化血红蛋白14.3%。

血管超声：双侧颈动脉多发斑块，右侧锁骨下动脉斑块；右侧下肢动脉多发斑块，右侧胫前动脉重度狭窄，远段闭塞；左侧下肢动脉多发斑块，左侧胫前动脉重度狭窄近闭塞。

踝肱指数：胫后动脉右侧1.96，左侧1.11；足背动脉右侧1.07，左侧0.38。

8小时尿白蛋白排泄率均＜20μg/min。

眼底检查未见明显糖尿病视网膜病变。

肌电图：所查神经呈广泛周围神经病变；F波引出率低。

能谱CT脂肪/肌肉基物质图显示：腰椎L_3层面可见脂肪浸润，双侧股骨近端及髋关节水平肌肉间脂肪增多，肌肉体积减少，大部分肌肉脂肪浸润不明显。双侧臀大肌脂肪浸润相对明显，提示肌肉有萎缩（病例21图2）。

简易智能精神状态量表评分24分，提示认知功能缺损，蒙特利尔认知评估评分14分，提示痴呆；汉密顿抑郁量表12分，提示轻微的抑郁；汉密尔顿焦虑量表8分，提示可能有焦虑。

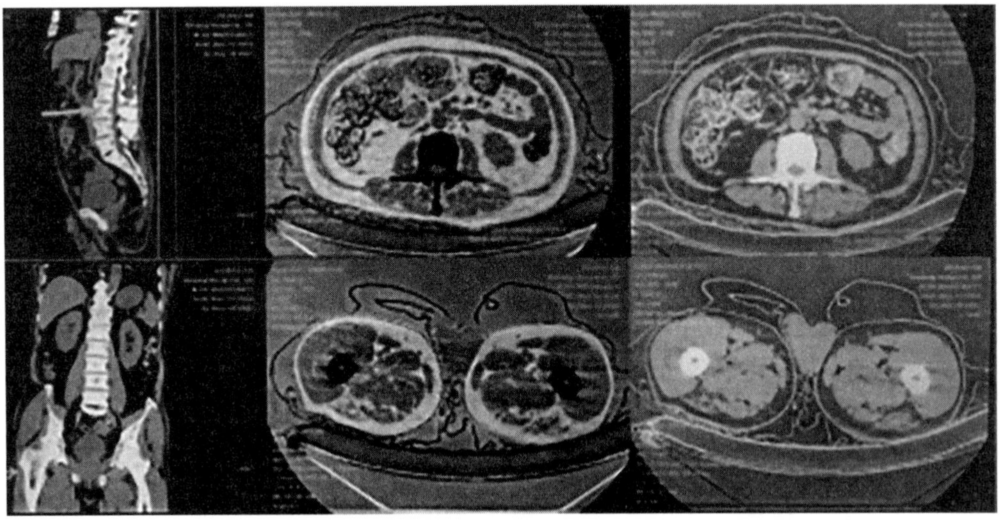

病例21图2　糖尿病合并脊髓小脑性共济失调患者能谱CT脂肪/肌肉基物质图示

注：A. 腰椎L_3层面（左图箭头所指），横断面脂图（中图）及肌肉图（右图）可见脂肪浸润；B. 双侧臀大肌（左图箭头所指），横断面脂图（中图）及肌肉图（右图）可见双侧臀大肌脂肪浸润相对明显，提示肌肉有萎缩。

二、诊疗经过

结合患者症状、体征、辅助检查，入院诊断考虑为：①2型糖尿病、糖尿病性周围血管病、糖尿病性周围神经病；②脊髓小脑共济失调；③血脂异常；④脂肪肝；⑤前列腺增生；⑥外伤骨折史。依据《中国老年糖尿病诊疗指南（2021年版）》进行老年综合评估，健康状况为G3级。

血糖控制方面：入院后初始予二甲双胍维格列汀（850mg/50mg）1片，2次/日；达格列净10mg，1次/日；门冬胰岛素6U三餐前皮下注射，甘精胰岛素8U睡前皮下注射。根据血糖监测情况及患者高龄、独居、动脉闭塞较重等情况，简化降糖方案，逐步调整为二甲双胍维格列汀1片，2次/日；德谷门冬双胰岛素8U晚餐前皮下注射。监测末梢血糖空腹5.4～5.8mmol/L、餐后2小时血糖7.3～13.8mmol/L。

外周血管病变方面：血管外科会诊考虑诊断“下肢动脉粥样硬化闭塞症（Rutherford 1期），双侧锁骨下动脉狭窄”。目前下肢动脉方面无外科干预指征，建议加用盐酸沙格雷酯片，同时考虑加用抗血小板药物。因低密度脂蛋白2.86mmol/L，不达标，加用阿托伐他汀钙片10mg 1次/日，结合心脑血管事件风险，加用阿司匹林肠溶片100mg 1次/日。

营养及运动方面：营养科会诊建议全天能量1800kcal，具体内容（食物生重）：粮谷类250g，鸡蛋1个，牛奶250ml，瘦肉类200g，蔬菜500～750g，水果200g，烹调油30g。少食多餐，进餐定时定量，将食物合理分配在各餐中。康复科会诊建议进行转移训练，具体可优化翻身、卧-坐、坐-站、扶助步器转移策略；进行心肺、肌力训练：具体有仰卧桥式、交替直腿抬高，坐位踏步、多向移步。

出院后对患者进行季度电话随访。家中监测血糖空腹在7.0mmol/L左右，餐后2小时血糖维持在10mmol/L左右，无低血糖发作。运动能力较前提升，可自行推车行走400米。

三、病例讨论

SCA是一类包括多种亚型在内的进行性神经系统退行性疾病，为单基因常染色体显性遗传病，临床表现具有高度的临床异质性。SCA症状的核心三联征包括步态共济失调和不协调、眼球震颤/视觉问题和构音障碍。在特定的SCA中，患者可能会出现其他特征，如锥体、锥体外系体征、眼肌麻痹和认知障碍等。目前已发现40多种SCA亚型，其中SCA12亚型仅占1.2%，并且报道多见于印度、德国等国家，在中国罕见。SCA12是唯一一种以动作性震颤为最常见体征的SCA，其特征性的临床表现为早期出现上肢动作性震颤，随着疾病的进展，患者发展为轻度小脑功能障碍，还常表现出轻微的帕金森症状，包括肌肉张力增加和运动迟缓；少数患者可能表现为早发性眼球震颤和肌张力障碍，以及晚发性痴呆，一些患者会出现精神障碍，包括焦虑和抑郁。因此，如果患者表现为上肢动作性震颤，随后发展为细微的小脑功能障碍、帕金森特征、反射亢进或认知功能障碍，应考虑SCA12诊断。

SCA12致病是由致病基因PPP2R2B编码区胞嘧啶（C）–腺嘌呤（A）–鸟嘌呤（G）异常重复扩增所致，PPP2R2B基因编码蛋白磷酸酶2A（PP2A）的多个调节亚基。PP2A调节胰岛素信号通路中许多蛋白质，导致葡萄糖转运和糖原合成。此外，PP2A可能参与脂质可利用性和胰岛素信号转导之间的关系。有研究发现，PP2A在细胞中的过表达通过Akt/PKB信号通路抑制胰岛素信号通路，参与胰岛素抵抗的发病机制；PP2A过表达可抑制糖原合酶的活性，促使葡萄糖从细胞释放到血液中，加重糖尿病的风险。因此，笔者推测SCA12患者PP2A构象的改变可能会增加胰岛β细胞的凋亡，以及胰岛素抵抗的发生，最终导致糖尿病的发生。SCA12晚期会引起肌萎缩、脂肪含量减少，也会对糖脂代谢和动脉粥样硬化有一定的影响。

越来越多神经退行性疾病与糖尿病或胰岛素抵抗或糖耐量受损有关。Lalić等通过对比12例血糖正常的SCA1患者及24名健康的、匹配的对照受试者的基线指标及代谢相关指标，发现SCA1患者的胰岛素分泌能力受损，胰岛素敏感性下降、胰岛素抵抗增加。

关于诊断，我们是如何考虑的？本例患者有震颤、步行障碍、肌张力异常、深感觉异常等症状，均提示脊髓小脑异常，而对于出现的麻木、感觉异常等症状的原因需要进行深入讨论。本例患者SCA发病早于糖尿病，糖尿病病程10余年，伴广泛周围神经病变，但是无糖尿病视网膜病变和糖尿病肾脏病变，考虑神经病变可能是由原发病SCA所致。多数SCA亚型的电生理检查可以发现有周围神经病变。有研究检测了SCA3患者和健康对照组的神经传导功能，得出SCA3存在明显的周围神经损害。此外有研究显示在糖尿病进展过程中，小脑易受到高血糖相关毒性的影响，糖尿病患者小脑总体积减小，且体积的减少伴随着小脑前、后叶和蚓部内白质微结构的改变。此外多个有关糖尿病小脑的研究已经发现了小脑外侧半球的改变，小脑外侧半球的后部有糖尿病相关破坏的证据，而小脑的这些区域与大脑皮层有连接，并参与对远端肌肉的自主控制，如协调伸展运动等。因此我们认为高血糖状态可能加重了该患者的运动障碍和神经病变。

关于综合治疗管理，我们考虑了哪些？患者66岁，低血糖风险较高，伴认知功能障碍、大血管闭塞严重且存在日常生活活动能力受损，依据《中国老年糖尿病诊疗指南（2021年版）》，对患者进行老年健康状态综合评估，等级为差（G3），建议HbA1c控制在8.0%～8.5%，避免出现低血糖。结合患者独居和营养状态较差等方面，予以个体化治疗方案。虽然二甲双胍、胰高血糖素样肽1受体激动剂（GLP-1RA）具有改善认知障碍的作用，但是患者存在吞咽困难，考虑到GLP-1RA会引起的恶心、呕吐等消化道症状，这两类药物会增加吸入性肺炎和体重降低的风险，不宜应用。又因患者下肢动脉存在重度狭窄和闭塞，不宜应用钠-葡萄糖协同转运蛋白2类药物。《中国老年糖尿病诊疗指南（2021年版）》指出双胰岛素与多次胰岛素注射疗效相当，注射次数减少，患者依从性提高。最终降糖治疗保留德谷门冬双胰岛素和二甲双胍维格列汀片。针对神经病变，本例患者在治疗上增加饮食中蛋白质摄入联合被动抗阻运动改善肌萎缩，给予乙酰左卡尼丁改善神经供能。

四、病例点评

糖尿病患者的运动障碍历来被归因于糖尿病周围神经病变，这是不全面的。对糖尿病患者出现的运动障碍和感觉异常，我们需要综合考虑中枢以及周围神经的病变。总结该病例的特点如下：①老年男性，慢性病程，长期血糖控制欠佳，HbA1c 14%，无酮体出现；②病程10余年，长期血糖控制欠佳，无糖尿病视网膜病变和糖尿病肾病，大血管病变严重，周围神经病变广泛不能用糖尿病神经病变解释；③合并SCA12。

该糖尿病合并SCA12患者出现的运动障碍及神经病变，考虑是SCA12原发病所致，而高血糖状态可能加重了病变的进展。对PP2A构象改变的深入研究可能有助于进一步探索糖尿病的发病机制，为糖尿病靶向治疗提供新的思路。

治疗方面的启发，我们综合考虑分析患者的认知水平、低血糖风险、大血管闭塞严重程度和营养状态较差等因素，对患者进行了综合评估。针对患者血糖控制，营养、运动治疗给予了全面的指导方案。

（病例提供：费思佳 北京医院·国家老年医学中心）

（点评专家：潘 琦 北京医院·国家老年医学中心）

参考文献

[1]国家老年医学中心，中华医学会老年医学分会，中国老年保健协会糖尿病专业委员会.中国老年糖尿病诊疗指南（2021年版）[J].中华糖尿病杂志，2021，13

（1）：14-46.DOI：10.3760/cma.j.cn115791-20201209-00707.

[2]宋兴旺，郭纪锋，杨茜，等.表现为帕金森综合征的SCA3/MJD一家系临床及基因突变研究[J].中华内科杂志，2006，45（10）：841-842.DOI：10.3760/j.issn：0578-1426.2006.10.016.

[3]Klockgether T，Mariotti C，Paulson HL.Spinocerebellar ataxia[J].Nat Rev Dis Primers，2019，5（1）：24. DOI：10.1038/s41572-019-0074-3.

[4]Holmes SE，Hearn EO，Ross CA，et al.SCA12：an unusual mutation leads to an unusual spinocerebellar ataxia[J].Brain Res Bull，2001，56（3-4）：397-403.DOI：10.1016/s0361-9230（01）00596-2.

[5]Cohen RL，Margolis RL.Spinocerebellar ataxia type 12：clues to pathogenesis[J].Curr Opin Neurol，2016，29（6）：735-742.DOI：10.1097/WCO.0000000000000385.

[6]Højlund K，Poulsen M，Staehr P，et al.Effect of insulin on protein phosphatase 2A expression in muscle in type 2 diabetes[J].Eur J Clin Invest，2002，32（12）：918-923.DOI：10.1046/j.1365-2362.2002.01098.x.

[7]Bernsmeier C，Duong FH，Christen V，et al.Virus-induced over-expression of protein phosphatase 2A inhibits insulin signalling in chronic hepatitis C[J].J Hepatol，2008，49（3）：429-440.DOI：10.1016/j.jhep.2008.04.007.

[8]Corral-Juan M，Serrano-Munuera C，Rábano A，et al.Clinical，genetic and neuropathological characterization of spinocerebellar ataxia type 37[J].Brain，2018，141（7）：1981-1997.DOI：10.1093/brain/awy137.

[9]Cohen E，Dillin A.The insulin paradox：aging，proteotoxicity and neurodegeneration[J].Nat Rev Neurosci，2008，9（10）：759-767.DOI：10.1038/nrn2474.

[10]Lalić NM，Dragasević N，Stefanova E，et al.Impaired insulin sensitivity and secretion in normoglycemic patients with spinocerebellar ataxia type 1[J].Mov Disord，2010，25（12）：1976-1980.DOI：10.1002/mds.23176.

[11]梁丽拼.脊髓小脑性共济失调3型的周围神经损害[D].昆明：昆明医科大学，2016.

[12]Ferris JK，Inglis JT，Madden KM.Brain and Body：A Review of Central Nervous System Contributions to Movement Impairments in Diabetes[J]. Diabetes，2020，69（1）：3-11.

第五章　单基因糖尿病

病例22　青少年起病的成人型糖尿病3型

一、病历摘要

（一）病史简介

患者男性，24岁，因“口干、多饮7年”入院。

现病史：患者7年前无明显诱因出现口干、多饮，具体饮水量不详，无多食，自觉尿量和体重无明显变化，就诊于外院，测空腹血糖12～14mmol/L，自行控制饮食和运动，未使用降糖药物治疗，此后未监测血糖。5年前患者测空腹血糖14mmol/L，HbA1c 9.9%，就诊于外院，予地特胰岛素睡前和门冬胰岛素三餐前皮下注射治疗，注射胰岛素不规律，治疗期间未监测血糖。1年余前就诊于我院，查空腹血糖9.6mmol/L，餐后2小时血糖14.2mmol/L，空腹C肽206.8pmol/L，餐后2小时C肽318pmol/L，HbA1c 8.3%，ICA、GAD抗体阴性，尿糖（–）、尿酮体（–），考虑不除外特殊类型糖尿病，继续予胰岛素治疗，地特胰岛素15U睡前皮下注射，门冬胰岛素各15U三餐前皮下注射；后患者仍不规律监测血糖，未监测空腹血糖，偶测餐后血糖10mmol/L左右，间断出现心悸、手抖、出汗，未测血糖，进食后症状缓解，多于进食量少、运动量大时出现，约每周出现1次。3个月前于我院复诊，查空腹血糖9.5mmol/L，糖化血红蛋白8%，尿糖（++）、尿酮体（–）。患者自发病以来，无视物模糊、尿中泡沫增多，无胸闷、胸痛、头晕、意识障碍，无肢端感觉异常、长期腹泻、持续性便秘，无听力下降，食欲、精神、睡眠可，小便如前所述，大便每日1次，为成形软便，近3年来体重增加约10kg。

既往史、个人史、婚育史、家族史：体检发现脂肪肝10个月。否认肝炎、结核、疟疾病史，否认高血压、心脏病史，否认脑血管疾病、精神疾病史，否认手术、外伤、输血史，否认食物、药物过敏史。

婚育史：未婚未育。

家族史：外祖父、父亲、母亲有糖尿病，父母诊断糖尿病年龄均为40岁左右。

（二）体格检查

体温36.2℃，脉搏86次/分，呼吸13次/分，血压136/82mmHg，身高176cm，体重84kg，BMI 27.1，腰围96cm。听力粗试正常。心肺腹查体未及明显异常。双下肢无水肿。双下肢针刺觉、温度觉、压力觉、振动觉、关节位置觉正常对称，双下肢皮温度正常对称，双侧足背动脉搏动对称有力。

（三）辅助检查

尿常规：尿糖（+），尿酮体（-），尿比重1.016，尿pH 7.0。

尿液蛋白/肌酐：尿总蛋白/肌酐48mg/g.Cr，尿微量白蛋白/肌酐0.5mg/g.Cr。

生化：丙氨酸氨基转移酶12U/L，天冬氨酸氨基转移酶16U/L，肌酐87μmol/L，总胆固醇2.95mmol/L，三酰甘油0.64mmol/L，高密度脂蛋白胆固醇1.08mmol/L，低密度脂蛋白胆固醇1.65mmol/L，葡萄糖6.3mmol/L。

糖化血红蛋白A1c 5.8%。

C肽202.2pmol/L。

胰岛素抗体10%。

抗胰岛细胞抗体、抗谷氨酸脱羧酶抗体阴性。

馒头餐试验：见病例22表1。

病例22表1　馒头餐试验

	空腹	30 分钟	60 分钟	120 分钟
葡萄糖（mmol/L）	6.5	7.1	10.2	12.8
C 肽（pmol/L）	232	246.9	415.4	562.1

血常规、粪便常规+潜血、甲功五项、生长激素及胰岛素样生长因子未见明显异常。

眼底照相：视盘边清色正，血管走形正常，A∶V=2∶3，交叉压迫征（-），黄斑中心光可见，后极部视网膜未见明显微动脉瘤、出血、渗出及水肿。双眼大致正常眼底表现。

下肢血管彩色多普勒超声检查：下肢动、静脉未见明显异常。

颈动脉、椎动脉彩色多普勒超声检查：双侧颈动脉、椎动脉未见明显异常。

超声心动图：心内结构未见异常，LVEF 71%，右室收缩功能正常。

腹盆腔CT：胰腺脂肪浸润。

二、诊治经过

患者青年男性，主要表现为口干、多饮，空腹血糖≥7.0mmol/L，餐后2小时血糖≥11.1mmol/L，糖化血红蛋白≥6.5%，糖尿病诊断明确，结合患者病史和辅助检查结果，入院时考虑糖尿病分型尚不明确，不除外单基因糖尿病可能，建议完善基因检测协助明确分型和指导后续治疗，与此同时，予胰岛素皮下注射降糖治疗，考虑到患者体型超重，胰岛素用量偏大，加用二甲双胍0.5g bid口服，此后根据血糖调整胰岛素剂量，出院时地特胰岛素13U 睡前皮下注射，门冬胰岛素分别为13U、6U、8U 三餐前皮下注射，监测空腹血糖6.2 ~ 6.9mmol/L，餐后2小时血糖4.9 ~ 9.2mmol/L。出院后2周全外显子组测序检测报告：检出HNF1A基因变异，NM_000545.5：c.502_503insC（p.Arg168Profs*20），为杂合基因型。患者于门诊复诊时调整降糖方案，停用胰岛素和二甲双胍，加格列美脲4mg每日1次、西格列汀100mg 每日1次。患者目前已出院1年2个月，随访监测空腹血糖5mmol/L左右，餐后2小时血糖7mmol/L左右，睡前血糖5mmol/L左右。

三、病例讨论

患者青年男性，糖尿病诊断明确，入院时糖尿病分型不明确，考虑如下：①MODY：患者起病年龄<25岁，有3代糖尿病家族史，符合常染色体显性遗传规律，确诊后至少2年不依赖胰岛素治疗，病程中无酮症倾向，自身抗体ICA、GAD抗体阴性，考虑MODY可能性大。患者入院时空腹血糖6.3mmol/L，此时空腹血糖升高并不明显，但尿糖阳性，住院期间复查空腹血糖和尿常规，结果仍如此，提示存在肾糖阈降低，推测MODY3可能性大；②1型糖尿病：患者青少年起病，胰岛功能不佳，需要考虑1型糖尿病的可能。但患者诊断糖尿病后至少2年不依赖胰岛素治疗，无自发酮症倾向，自身抗体ICA、GAD抗体阴性，不符合经典1型糖尿病的特点；③2型糖尿病：患者体型超重，合并脂肪肝，不依赖胰岛素治疗，无自发酮症倾向，需考虑2型糖尿病的可能。但患者青少年起病，起病时体型正常，胰岛功能不佳，不符合2型糖尿病的特点；④其他特殊类型糖尿病：患者既往无特殊病史，家族史不符合母系遗传特点，腹部CT胰腺无发育异常，不考虑线粒体基因突变糖尿病、胰腺疾病导致的继发性糖尿病等特殊类型糖尿病。后基因检测结果证实了临床推测，为*HNF1A*基因突变，确诊为MODY3。

MODY3是由肝细胞核因子1A（*HNF1A*）基因突变所致，是最常见的单基因糖尿病，然而，接近95%的MODY3患者会被误诊为1型或2型糖尿病，提示临床医师应增加对该疾病的认识，对疑似的患者进行基因检测。HNF1A主要表达于胰腺、肝脏、肠道和肾脏，是胰岛发育及胰岛β细胞分化过程中重要的转录因子。*HNF1A*基因突变导致编码胰岛素和葡萄糖转运体2（SGLT2）的基因表达受损、丙酮酸激酶活性降低导致ATP形成减少，使得胰岛素分泌进行性下降。MODY3患者早期空腹血糖可能正常，但餐后血糖或糖负荷后血糖升高，随着年龄增长，空腹血糖逐渐升高，可伴有糖尿病典型的“三多一少”症状，但无酮症倾向。在*HNF1A*基因突变携带者中，63%在25岁之前诊断糖尿病，94%在50岁之前诊断糖尿病。关于糖尿病的诊断年龄，一方面取决于基因突变的具体位置，第8～10外显子突变者比第1～6外显子突变者的诊断年龄平均晚8年；另一方面，如果其母亲是突变携带者，宫内环境的影响可使其发病年龄提前约12年。*HNF1A*基因突变携带者常常在诊断糖尿病之前就已经有尿糖阳性，其机制为*HNF1A*调节*SLC5A2*的表达，*SLC5A2*编码SGLT2，从而降低肾糖阈。研究显示MODY3患者在葡萄糖耐量试验中表现出肠促胰素效应减弱，提示除了导致胰岛β细胞和肾近曲小管功能受损以外，*HNF1A*基因突变还可能影响胰岛α细胞和肠道L细胞的功能。本例患者在17岁诊断糖尿病，有3代糖尿病家族史，胰岛功能评估结果提示胰岛功能不佳但仍有一定的胰岛素分泌能力，不依赖胰岛素治疗，无自发酮症倾向，在血糖水平接近正常的情况下，仍存在尿糖阳性，因此在入院时推测其为MODY3的可能性大，基因检测结果符合临床推测，最终确诊为MODY3。

磺脲类药物是MODY3的首选治疗药物，对于糖尿病病程短、糖化血红蛋白水平轻度升高、诊断糖尿病时BMI正常或偏低的MODY3患者，单独使用磺脲类药物可使血糖控制达标，然而，如果患者不符合上述3个条件，单用磺脲类药物很难实现血糖控制达标。此外，由于磺脲类药物通过非血糖依赖的方式刺激胰岛素分泌，并且MODY3对磺脲类药物具有高度的敏感性，存在一定程度的低血糖风险。有一些小规模临床研究或病例报道尝试使用格列奈类药物、GLP-1受体激动剂、DPP-4抑制剂、SGLT2抑制剂、二甲双胍单独或联合磺脲类药物治疗MODY3，能够使血糖控制达标，同时降低低血糖的发生风险。但是，目前还缺乏大规模的临床试验来进一步证实这些治疗方案的有效性和安全性。随着年龄增长，MODY3患者的胰岛β细胞功能进行性下降，最终会需要使用胰岛素治疗。在临床实践中，需要根据患者的病情特点和对特定降糖药物的敏感程度制订治疗方案。本例患者在明确诊断后服用格列美脲和西格列汀治疗，血糖达标，并且很少出现低血糖发作，获得了良好的血糖控制。

四、病例点评

MODY3是最常见的单基因糖尿病，应正确识别并对临床疑似的患者进行基因检测来明确诊断，有利于为患者选择合理的治疗方案，改善其生活质量和临床转归，也可为其家系成员提供有效的遗传咨询。

（病例提供者：付　伟　路　然　北京大学第三医院）

（点评专家：洪天配　北京大学第三医院）

参考文献

[1]Bonner C，Saponaro C.Where to for precision treatment of HNF1A-MODY？[J]. Diabetologia，2022，65（11）：1825-1829.DOI：10.1007/s00125-022-05696-4.

[2]Maestro MA，Cardalda C，Boj SF，et al.Distinct roles of HNF1beta，HNF1alpha，and HNF4alpha in regulating pancreas development，beta-cell function and growth[J].Endocr Dev，2007，12：33-45.DOI：10.1159/000109603.

[3]Ellard S，Colclough K.Mutations in the genes encoding the transcription factors hepatocyte nuclear factor 1 alpha（HNF1A）and 4 alpha （HNF4A）in maturity-onset diabetes of the young[J].Hum Mutat，2006，27（9）：854-869.DOI：10.1002/humu.20357.

[4]王彤，肖新华.儿童和青少年单基因糖尿病的临床诊治[J].中华糖尿病杂志，2016，8（6）：324-328.DOI：10.3760/cma.j.issn.1674-5809.2016.06.002.

[5]Pontoglio M，Pri é D，Cheret C，et al.HNF1alpha controls renal glucose reabsorption in mouse and man[J].EMBO Rep，2000，1（4）：359-365.DOI：10.1093/embo-reports/kvd071.

[6]Østoft SH，Bagger JI，Hansen T，et al.Incretin effect and glucagon responses to oral and intravenous glucose in patients with maturity-onset diabetes of the young--type 2 and type 3[J].Diabetes，2014，63（8）：2838-2844.DOI：10.2337/db13-1878.

[7]Shepherd MH，Shields BM，Hudson M，et al.A UK nationwide prospective study of treatment change in MODY：genetic subtype and clinical characteristics predict optimal glycaemic control after discontinuing insulin and metformin[J].Diabetologia，2018，61（12）：2520-2527.DOI：10.1007/s00125-018-4728-6.

病例23　青少年起病的成人型糖尿病1型合并背侧胰腺发育不全

一、病历摘要

（一）病史简介

患者女性，31岁，因“发现血糖升高14年”入院。

现病史：患者14年前（2004年）因下肢疖痈外院就诊输液治疗时出现腹痛、呕吐、昏迷，测末梢血糖高，血气分析提示酸中毒，糖化血红蛋白15.2%，诊断为“糖尿病酮症酸中毒，1型糖尿病”，予胰岛素强化治疗（门冬胰岛素注射液三餐前10U—8U—8U联合甘精胰岛素睡前14U），治疗期间出现低血糖（具体不详）。后患者改用门冬胰岛素30早餐前22U皮下注射，阿卡波糖片（拜唐苹）50mg早餐时服用，仍频发低血糖，多发生于清晨。为进一步调整治疗方案及筛查并发症于我科门诊就诊，拟“糖尿病”于2018年8月17日收住入院。

生长发育史：患者系第一胎第一产，足月顺产，出生体重3.8kg，无出生低血糖，母乳喂养，生长发育与同龄人相当，母亲妊娠期未发现糖尿病。

既往史：1年前患者门诊眼底照相提示糖尿病视网膜病变1期、甲状腺结节、慢性非萎缩性胃炎病史，无胰腺炎及胰腺手术病史。

月经史及婚育史：13岁来月经，周期4～6天/24～27天，就诊时最后一次月经时间2018年8月9日。未婚未育。

家族史：患者母亲、舅舅、外婆及舅祖父均有糖尿病。先证者母亲出生体重不详，BMI 22.86，47岁确诊糖尿病，不规律口服格列齐特缓释片（达美康）降糖，平素空腹血糖控制在5mmol/L左右，餐后2小时血糖未规律监测。先证者舅舅60岁确诊糖尿病，具体治疗及血糖控制情况不详。先证者外婆70岁确诊糖尿病，同年因心血管事件去世。先证者舅祖父糖尿病起病年龄不详，因心血管事件去世，家系系谱图见病例23图1。

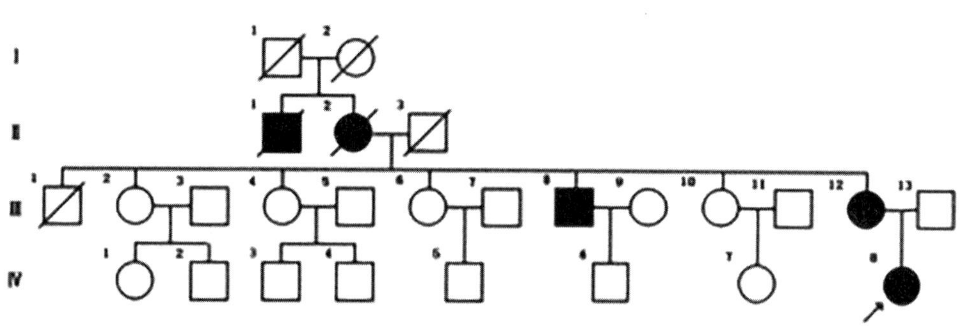

病例23图1　患者家系系谱图

注：箭头表示先证者；圆圈表示女性，方框表示男性，空心表示血糖正常，实心表示临床诊断糖尿病，斜杠为去世个体，先证者为Ⅳ 8，其中Ⅲ 12与先证者存在相同突变，余家系成员未进行基因检测。

（二）体格检查

血压121/85mmHg，身高160cm，体重60kg，BMI 23.4，腰围70cm，臀围90cm，腰臀比0.78。无腹型肥胖，无黑棘皮征，心肺腹查体未见异常，双下肢无水肿。

（三）辅助检查

1. 常规检查　入院后完善相关检查：FBG 4.6mmol/L，餐后2小时血糖7.9mmol/L；空腹C肽144.1pmol/L，餐后2小时C肽502.3pmol/L；HbA1C 6.5%；胰岛自身抗体均阴性；TG 0.32mmol/l，LDL 2.41mmol/L，肝肾功能无异常；眼底照相示糖尿病视网膜病变Ⅱ期；尿微量白蛋白/肌酐7.0mg/g；ABI、颈动脉超声、心脏彩超、肌电图正常；SUDOSCAN示怀疑有考虑不对称的外周自主神经病变；胰腺增强CT提示胰腺体尾部缺如，胰腺成球状（病例23图2，箭头所指部分为胰头）。72小时动态血糖监测（门冬胰岛素注射液三餐前各10U—8U—8U联合甘精胰岛素睡前14U）血糖波动在2.5～14.2mmol/L，平均值6mmol/L，标准差2.7mmol/L，变异系数44.2%，平均葡萄糖波动幅度（MAGE）为5.8mmol/L。午夜至凌晨（23：00～6：00）反复出现低血糖，≤3.9mmol/L及≤2.8mmol/L的时间（百分比）分别为15小时5分（21%），0小时55分（1%）（病例23图3A）。

2. 基因检测及家系验证　根据MODY可能性分析计算器（https：//www.diabetesgenes.org）测算，患者的MODY阳性可能性为49.4%，建议患者行基因检测。通过测序分析：位于第20号染色体的HNF4A基因第6外显子编码区（NM_000457）产生突变c.671C>A（编码区第671号核苷酸由胞嘧啶变异为腺嘌呤），导致氨基酸改变p.A224D（第224号氨基酸由丙氨酸变异为天冬氨酸），为错义突变。该突变在正常人群数据库中的频率为0，为低频变异；生物信息学蛋白功能预测软件SIFT、

PolyPhen2、REVEL分别预测均为有害；HGMD数据库未有该位点的相关性报道；患者母亲存在相同突变，见病例23图4。

二、诊疗经过

结合患者症状、体征及辅助检查，修正诊断为“HNF4A-MODY合并背侧胰腺发育不全”。予停用胰岛素，调整降糖方案为格列齐特缓释片（达美康）从15mg qd逐渐滴定至45mg qd。复查动态血糖监测（格列齐特缓释片45mg qd）：血糖波动在3.7～7.3mmol/L，平均值5.2mmol/L，标准差0.7mmol/L，变异系数14.1%，最高值、最低值分别为7.3mmol/L、3.7mmol/L，平均葡萄糖波动幅度（MAGE）为1.8mmol/L，≤3.9mmol/L及≤2.8mmol/L的时间（百分比）分别为2小时0分（4%），00小时00分（0%）（病例23图3B）。

患者出院后监测餐后血糖偏高，治疗调整为格列齐特缓释片（达美康）60mg tid＋阿卡波糖片（拜糖苹）50mg tid。1年后我院随访，自诉血糖控制可，未发生低血糖，查糖化血红蛋白6.4%，复查胰岛功能提示空腹C肽411pmol/L，餐后2小时C肽1008pmol/L。

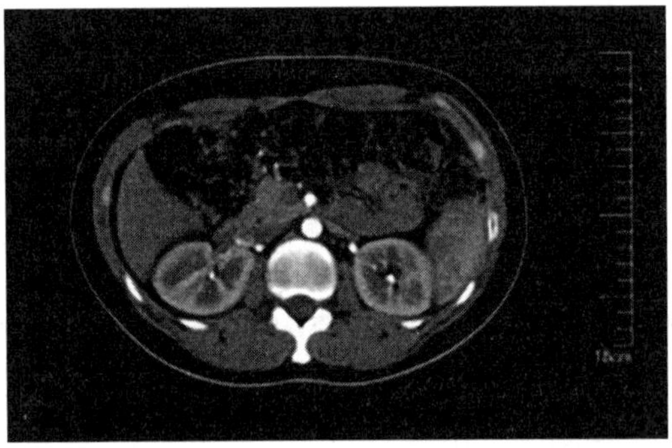

病例23图2　患者胰腺CT增强检查结果

注：胰腺体尾部缺如，胰腺呈球状，箭头所指为胰头。

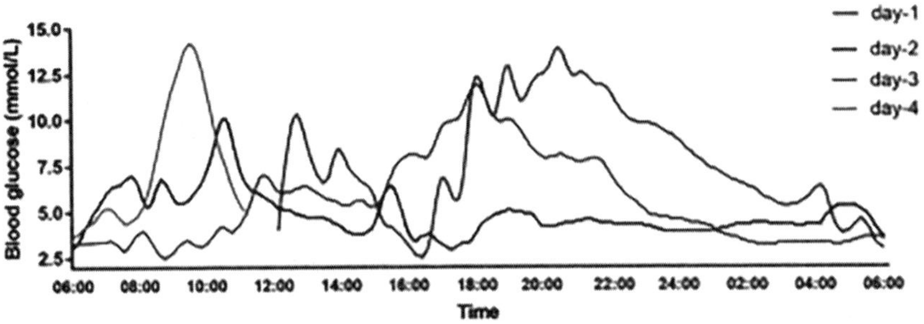

病例23图3A　动态血糖监测结果（入院时）

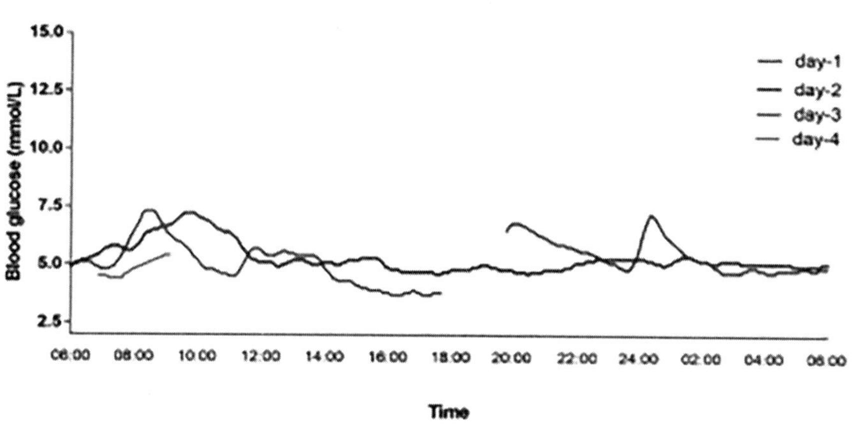

病例23图3B　动态血糖监测结果（调整治疗后）

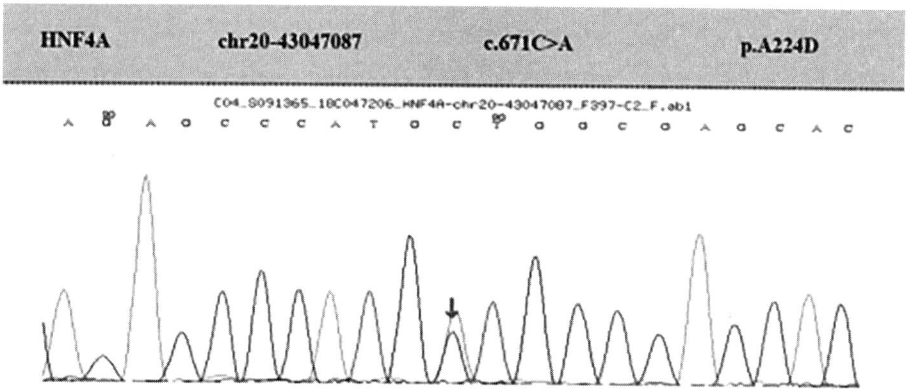

病例23图4A　患者HNF4A 基因第6外显子c.671C>A杂合突变

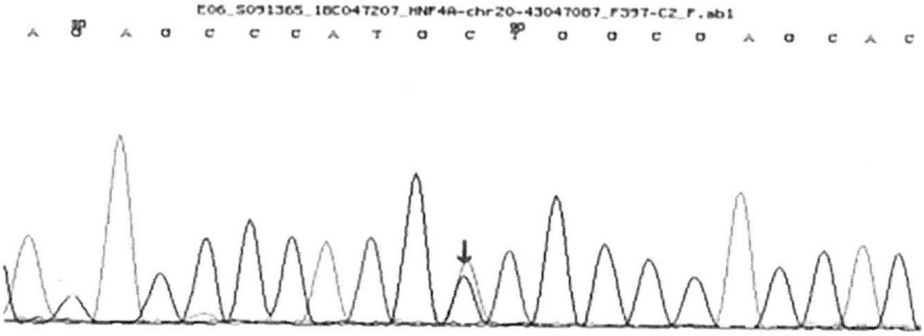

病例23图4B　患者母亲HNF4A 基因第6外显子c.671C>A杂合突变

三、病例讨论

患者系青年女性，有明确糖尿病家族史，17岁时因DKA起病，初诊为“1型糖尿病”，患者后予四针胰岛素及预混胰岛素治疗，治疗过程中血糖波动较大，且多次发生低血糖，2018年入我院检查胰岛功能未见明显衰竭。为进一步明确分型诊断，通过基因检测诊断为MODY1型。因为MODY患者起病时多呈现胰岛功能轻度减退，因此发生酮症或酮症酸中毒的几率较低，但既往亦有文献报道MODY患者可发生酮症酸中毒，尤其在合并应激状态时，如本例患者因合并下肢皮肤感染。

该病例的特殊之处在于：①该患者和其母亲的HNF4a基因的编码区第671号核苷酸由胞嘧啶变异为腺嘌呤，导致第224号氨基酸由丙氨酸变异为天冬氨酸，该位点既往尚未有文献报道，在正常人群数据库中的频率为0，为低频变异；生物信息学蛋白功能预测软件 SIFT、PolyPhen_2、REVEL分别预测均提示有害；提示该位点突变为患者MODY1致病位点；②背侧胰腺发育不全（agenesis of the dorsal pancreas，ADP）是一种以胰腺颈体尾部未发育或发育不全的先天性胰腺发育畸形，多数患者无临床症状，其诊断主要依靠影像学检查，典型征象包括胰腺仅有头部残留，胰头可增大、正常或缩小，胰腺体尾部部分缺失，中国人群中亦罕见报道。有研究显示胰腺发育不全可能与PDX1、PTF1A、GATA4、GATA6、HNF1A和HNF1B等基因突变相关。该患者同时合并胰腺发育不良，既往尚无文献报道HNF-4α基因突变与胰腺发育不全有关，因此该患者的胰腺发育问题可能并非MODY基因突变所致，我们的候选基因中已包括可导致胰腺发育不全的GATA6、PDX1、PTF1A基因，并未发现以上基因突变，该患者是否存在其他未筛查基因的突变尚不得知，仍需进一步进行全外显子测序甚至全基因组测序才能进一步明确。但与患者沟通后，患者不愿意接受进一步基因检查，故依据伦理要求并未开展检测。同时，患者的母亲未提供胰腺CT检查结果，所以并无信息表明患者母亲是否同样合并胰腺发育不全。

针对患者的治疗方案，患者病程较长且合并背侧胰腺发育不全，入院时实验室检查提示胰岛功能欠佳，但尚未完全衰竭。一般情况下，初发MODY患者呈现胰岛功能轻度减退，该患者胰岛功能明显低下，考虑与其合并胰腺的先天畸形有关。HNF4A-MODY患者大多对磺脲类药物敏感，目前磺脲类药物联合阿卡波糖治疗后糖化血红蛋白达标，且较前更为平稳，低血糖事件较前减少，经过1年的随访胰岛功能改善，但仍需继续长期随访评估疗效。

四、病例点评

青少年的成人起病型糖尿病（MODY）是单基因糖尿病中的一类，其致病基因编码的蛋白中既有与胰岛β细胞分化、发育和分泌胰岛素功能密切相关的转录因子，又有参与糖、脂代谢的关键酶和调控胰岛β细胞分泌胰岛素的KATP通道的两种亚单位组成蛋白。临床诊断标准为：连续三代及以上的家族史，呈常染色体显性遗传；家族中至少一人发病年龄＜25岁；至少5年不依赖胰岛素治疗，无酮症倾向。

文献报道目前有80%的MODY患者被误诊为1型糖尿病或2型糖尿病，且从被确诊为糖尿病到诊断为MODY平均需要十年以上时间。但随着对MODY认识的逐步深入和普及、临床筛查指标的探索、基因检测技术及分析方法的进步，相信越来越多的MODY患者得到正确的诊断和治疗。

（病例提供者：东燕雯　顾天伟　南京大学医学院附属鼓楼医院）
（点评专家：朱大龙　南京大学医学院附属鼓楼医院）

参考文献

[1]Pasaoglu L，Vural M，Hatipoglu H，et al.Koparal S. Agenesis of the dorsal pancreas[J]. World J Gastroenterol，2008，14：2915–2916.

[2]Yau D，De Franco E，Flanagan SE，et al.Case report：maternal mosaicism resulting in inheritance of a novel GATA6 mutation causing pancreatic agenesis and neonatal diabetes mellitus[J].Diagn Pathol，2017，12：1–7.DOI：10.1186/s13000–016–0592–1.

[3]郑佳，肖新华.基于基因组学探索青少年的成人起病型糖尿病的诊断：现状与展望[J].中华糖尿病杂志，2017，9：337–341.DOI：10.3760/cma.j.issn.1674–5809.2017.06.001.

[4]王彤，肖新华.儿童和青少年单基因糖尿病的临床诊治[J].中华糖尿病杂志，2016，8：324–328.DOI：10.3760/cma.j.issn.1674–5809.2016.06.002.

病例24　APPL1基因突变所致青少年发病的成年型糖尿病

一、病历摘要

（一）病史简介

患者女性，19岁，主因“口干、多饮、多尿3年”于2020年1月8日入院。

现病史：患者2017年3月无明显诱因出现口干、多饮、多尿，指尖血糖20.9mmol/L，外院查尿酮体阳性，抗胰岛细胞抗体0.21U/ml（参考值：阴性＜0.95，阳性＞1.0，下同），空腹C肽512.6pmol/L（270～1282pmol/L），糖化血红蛋白12.2%，诊断为“2型糖尿病，糖尿病酮症”，予以补液纠正酮症、胰岛素降糖治疗（具体不详），后调整方案为盐酸二甲双胍片0.5g 3次/日，瑞格列奈片1mg 3次/日口服，甘精胰岛素26U睡前皮下注射，空腹血糖控制在6mmol/L左右，餐后血糖控制在6～10mmol/L。出院后未规律监测血糖，未行饮食及运动控制。2018年3月自行调整为中药（具体成分不详）联合盐酸二甲双胍片0.5g 3次/日，偶测空腹血糖20mmol/L，餐后2小时血糖28mmol/L，为进一步诊治收入本科。发病以来体重无明显变化。既往体健，月经规律，痛经（－）。

家族史（病例24图1）：患者外婆（Ⅰ1）48岁确诊糖尿病，患者母亲（Ⅱ2）28岁确诊糖尿病，大舅（Ⅱ3）40岁确诊糖尿病，二舅（Ⅱ4）38岁确诊糖尿病，目前均应用胰岛素降糖治疗。

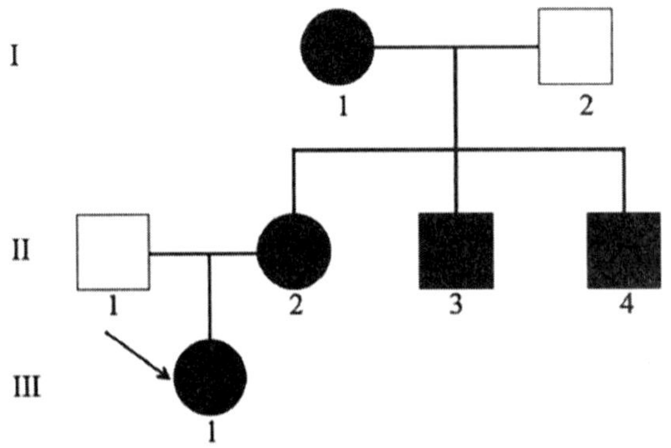

病例24图1　病例家系图

（二）体格检查

身高172cm，体重82kg，BMI 27.7。腰围98cm，臀围104cm。血压114/73mmHg。心、肺、腹查体未见异常。

（三）辅助检查

入院后辅助检查：尿酮体阴性，HbA1c 13.1%，肝肾功能未见异常，血尿酸239.9μmol/L，总胆固醇4.99mmol/L，三酰甘油1.30mmol/L，高密度脂蛋白胆固醇1.29mmol/L，低密度脂蛋白胆固醇3.51mmol/L。馒头餐试验结果见病例24表1。抗谷氨酸脱羧酶抗体（GAD）<0.5U/ml（0～5U/ml），抗胰岛素自身抗体（IAA）0.2U/ml（0～0.4U/ml），IA-2Ab 0.5U/ml（阴性0～1U/ml，临界值1～2U/ml，阳性>2U/ml），锌转运体-8自身抗体（ZnT8）阴性。甲状腺功能、性激素、血/粪常规、红细胞沉降率（ESR）、凝血功能等未见明显异常。腹部超声提示脂肪肝。甲状腺超声提示甲状腺多发结节。眼底检查、颈动脉血管超声、超声心动图、尿微量白蛋白/肌酐未见明显异常。

病例24表1　100g馒头餐试验结果

时间	血糖（mmol/L）	胰岛素（mU/L）	C肽（ng/mL）
餐前	11.25（3.4 ～ 6.1）	5.57（2.6 ～ 24.9）	1.48（1.1 ～ 4.4）
餐后 1 小时	18.31（< 11.1）	18.65	3.12
餐后 2 小时	18.74（≤ 7.8）	14.19	14.19

注：括号内为正常值。

二、诊疗经过

患者体重超重，腹型肥胖，有糖尿病家族史，外院空腹胰岛素及C肽水平提示胰岛功能尚可，故诊断2型糖尿病可能性大。但患者起病年龄<25岁，有三代糖尿病家族史，故青少年发病的成人型糖尿病（maturity-onset diabetes of the young，MODY）不除外。予完善胰岛细胞自身抗体、胰岛功能检测，同时行基因检测以协助分型。

予以糖尿病饮食，入院时随机指尖血糖为26.7mmol/L，予以胰岛素泵联合盐酸二甲双胍片0.5g tid治疗，空腹血糖控制在7mmol/L左右，餐后血糖控制在10mmol/L左右。遂调整为德谷门冬双胰岛素24U午餐前皮下注射，联合西格列汀二甲双胍片850mg bid降糖治疗，空腹血糖控制在7mmol/L左右，餐后血糖控制在8～10mmol/L。

出院后仍维持该治疗方案，未监测血糖。基因检测结果：受检者携带APPL1基因一个杂合变异（病例24图2）：APPL13p14.3NM_012096.2Exon17c. 1604A

>Gp.（His535Arg），该变异为错义突变（预计会使所编码蛋白质第535位氨基酸His变为Arg）。HGMD数据库未见相关文献报道；ESP6500siv2_ALL、千人基因组（1000g2015aug_ALL）数据库均未见收录，dbSNP147数据库有收录（rs759085855）；生物信息学软件预测其有致病的可能。患者其他家族成员均拒绝行基因检测。该患者APPL1基因突变后蛋白结构域变化见病例24图3。

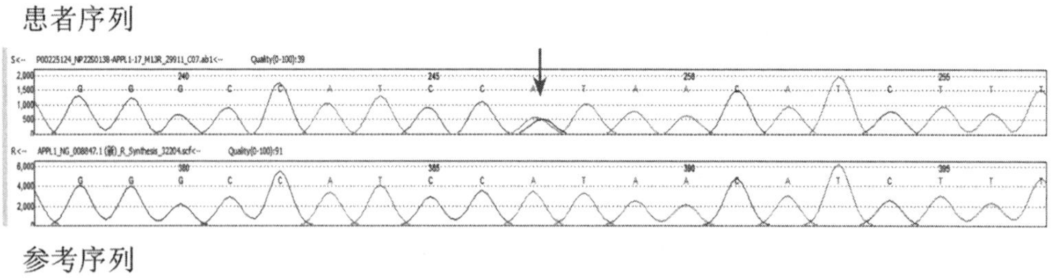

病例24图2　基因测序峰图

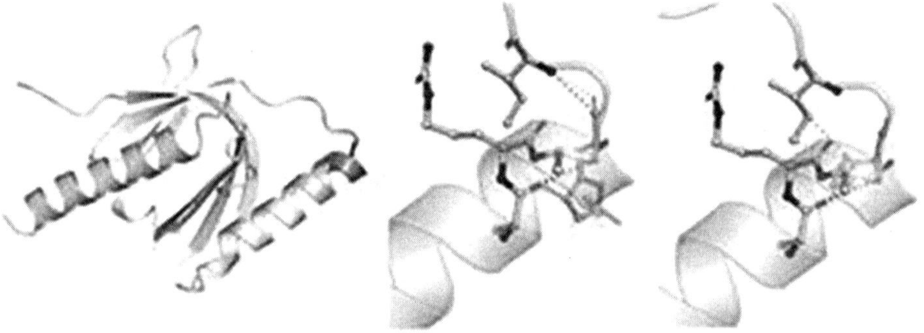

病例24图3　APPL1基因突变蛋白结构域变化

三、病例讨论

MODY是最常见的单基因糖尿病，呈常染色体显性遗传。MODY在糖尿病人群中占1%～5%，在儿童糖尿病中约占1%～6%。MODY多在25岁之前起病，不伴有胰岛细胞自身免疫损伤或胰岛素抵抗，主要由于基因突变导致胰岛β细胞功能缺陷从而引发糖尿病。因该病不具备典型的临床特征，约80%的MODY患者可能被误诊为1型或2型糖尿病。明确MODY诊断对指导进一步治疗、判断患者预后和遗传咨询有重要意义。迄今为止，至少发现14个基因突变与之相关。其中，包括6个主要的基因：肝细胞核因子（HNF）-4α、葡萄糖激酶（GCK）、HNF-1α、胰岛素启动因子1（IPF-1）、HNF-1β以及神经分化因子1（NeuroD-1），分别对应MODY1-6，以及后续发现的8个基因：KLF11、CEL、PAX4、INS、BLK、ABCC8、KCNJ11、APPL1。

其中，MODY14由Prudente等于2015年首次报道，由衔接蛋白APPL1（adapter protein containing Pleckstrin homology domain，phosphotyrosine-binding domain，and leucine zipper motif 1）基因突变引起。到目前为止，国际上仅报道2个家系，国内尚无报道。

2015年Prudente等首次报道了MODY14的致病基因APPL1的突变。该研究纳入60个糖尿病家族。纳入条件：①至少3代糖尿病患者，呈显性遗传；②先证者以及至少1位直系亲属糖尿病发病年龄＜35岁；③家族中只有父系或母系一方患有糖尿病；④缺乏MODY1-6基因突变。而后对先证者及家族中另一发病年龄＜35岁的糖尿病患者进行全外显子测序，最终明确了2个APPL1突变的糖尿病家系，家系1突变位点为c.1655T＞Ap.（leu552），家系2突变位点为c.280G＞Ap.（ASP94Asn）。

APPL1作为细胞内转接蛋白，可以和多种蛋白相互作用，其中包括胰岛素信号通路的关键分子蛋白激酶B（Akt）。在胰岛素刺激下，APPL1与Akt内源性抑制剂TRIB3竞争性地结合Akt，使Akt转移至胞膜，从而被磷酸化并激活下游信号通路。无论是在小鼠或人体中，APPL1在胰岛β细胞中表达均明显高于胰岛素靶组织如脂肪、肌肉、肝脏。APPL1基因敲除小鼠胰岛素合成减少，第一时相胰岛素分泌明显下降，而该效应正与Akt磷酸化水平下降相关。将APPL1基因敲除小鼠的胰岛分离，离体胰岛在葡萄糖刺激下胰岛素分泌功能明显下降。在人胰岛中，APPL1的表达水平与葡萄糖刺激下胰岛素分泌水平密切相关。综上，APPL1在维持胰岛功能方面具有重要作用。APPL1包含多个功能结构域，包括羧基端磷酸酪氨酸结合（phosphotyrosine binding，PTB）结构域、PH（pleekstrin homology）结构域以及氨基端BAR（Bin/Amphiphiphysin/Rvs）结构域。对PTB结构域的研究目前较为深入，APPL1与Akt的结合正是通过PTB结构域。本例患者突变位点p.（His535Arg）恰位于PTB结构域（aa 499-625），该位点突变可能导致PTB结构域无法与Akt结合，从而影响胰岛细胞功能。结合软件预测结果，突变位点对基因或基因产物有害。综上，我们认为这个突变位点为致病位点。由于MODY14研究甚少，若想进一步明确该突变位点与糖尿病之间的关系，需尽可能详细地提供家庭其他成员的糖尿病史，以及基因检测结果，或从细胞水平证实该突变对胰岛细胞功能的影响。如能完善这些重要信息，将更有助于我们认识这一疾病。

MODY患者胰岛素分泌缺陷的程度常介于1型及2型糖尿病之间，临床表现多同时具有两者的某些特点，故容易误诊为1型糖尿病早期或早发的2型糖尿病。本例患者超重接近肥胖，有糖尿病家族史，空腹C肽提示存在部分胰岛功能，首诊分型为2型糖尿病。既往认为MODY具备以下特征：①累及3代或以上家族成员，呈常染色体显性遗传；②家族中一般有2例以上患者在25岁以前发病；③胰岛β细胞特异性抗体阴性，往往不合并肥胖或超重；④病程进展缓慢，在青年期可以无症状或仅表现为糖耐量受损；⑤一般无酮症酸中毒，通常在发病5年内不依赖胰岛素治疗。但近年报道的部分MODY患者，并不完全符合上述特点。本文报道的患者中，起病初即应用胰岛素治疗，停用胰岛素血糖控制极差，且家族中仅其1人于25岁前发病。这例病例为MODY识别带来一定新启示：①MODY通常不合并超重、肥胖，部分类型MODY患者胰岛功能进行性衰退，加上起病年龄较轻，易误诊为1型糖尿病。当糖尿病患者青年起病，胰岛β细胞特异性抗体阴性，有糖尿病家族史，且胰岛β细胞非完全破坏，尚存部分功能时（C肽≥0.60ng/ml或0.2nmol/L），需高度怀疑MODY；②随着经济水平的提高，营养状况的改善，以及不良的饮食习惯和生活方式的影响，有研究报道部分MODY患者同样存在超重或肥胖。故早发的糖尿病患者合并超重、肥胖，且存在糖尿病家族史时，不能轻易地诊断为2型糖尿病，需详细询问其家族史，尤其当满足3代糖尿病家族史，且临床特点及胰岛功能与典型2型糖尿病不符时，应高度怀疑MODY；③随着对MODY认识的加深，基因检测技术的发展，越来越多的MODY患者被识别。部分MODY的突变类型，可以在发病5年内，甚至是2年内，即需要起始胰岛素治疗。

四、病例点评

MODY分型对于指导治疗至关重要。MODY2是由于GCK失活性杂合突变导致酶活性下降所致，常常仅表现为轻度空腹高血糖或葡萄糖耐量受损，大部分患者通过饮食控制即可使血糖达标，少部分患者需应用口服降糖药物。MODY1和MODY3对磺脲类药物敏感。MODY5磺脲类药物效果差，需胰岛素治疗。其余类型的MODY由于病例数少，目前尚未形成诊疗规范，通常依照糖尿病治疗的一般原则选择饮食、口服降糖药物或胰岛素治疗。结合本文MODY14患者以及Prudente等报道的2个MODY14家系，发现MODY14以胰岛功能缺陷为主要特点，大部分患者以胰岛素治疗为主。但Prudente等报道的家系中确有部分家庭成员通过饮食控制或口服降糖药物即可使血糖控制达标，可能与病程、体重、生活方式等相关。

综上，该患者为国内首次报道APPL1基因突变导致的糖尿病，且突变位点国外尚无报道，该病例的诊治为MODY的识别、治疗带来一定启示。但目前MODY14诊治较少，经验有限，对其发病、诊断及治疗等方面的认识还需进一步的经验积累及提高。

（病例提供者：陈予龙　中国人民解放军总医院第一医学中心）
（点评专家：谷伟军　中国人民解放军总医院第一医学中心）

参考文献

[1]Urakami T.Maturity–onset diabetes of the young（MODY）：current perspectives on diagnosis and treatment[J].Diabetes Metab Syndr Obes，2019，12：1047–1056.

[2]Prudente S，Jungtrakoon P，Marucci A，et al.Loss–of–function mutations in APPL1 in familial diabetes mellitus[J].Am J Hum Genet，2015，97（1）：177–185.

[3]Saito T，Jones CC，Huang S，et al.The interaction of Akt with APPL1 is required for insulin–stimulated Glut4 translocation[J].J Biol Chem，2007，282（44）：32280–32287.

[4]Cheng KK，Lam KS，Wu D，et al.APPL1 potentiates insulin secretion in pancreatic beta cells by enhancing protein kinase Akt–dependent expression of SNARE proteins in mice[J].Proc Natl Acad Sci USA，2012，109（23）：8919–8924.

[5]Wang C，Li X，Mu K，et al.Deficiency of APPL1 in mice impairs glucose–stimulated insulin secretion through inhibition of pancreatic beta cell mitochondrial function[J].Diabetologia，2013，56（9）：1999–2009.

[6]Deepa SS，Dong LQ.APPL1：role in adiponectin signaling and beyond[J].Am J Physiol Endocrinol Metab，2009，296（1）：E22–E36.

[7]Mitsuuchi Y，Johnson SW，Sonoda G，et al.Identification of a chromosome 3p14.3–21.1 gene，APPL，encoding an adaptor molecule that interacts with the oncoprotein–serine/threonine kinase AKT2[J].Oncogene，1999，18（35）：4891–4898.

[8]Chial HJ，Lenart P，Chen YQ.APPL proteins FRET at the BAR：direct observation of APPL1 and APPL2 BAR domain–mediated interactions on cell membranes using FRET microscopy[J].PLoS One，2010，5（8）：e12471.

[9]Chial HJ，Wu R，Ustach CV，et al.Membrane targeting by APPL1 and APPL2：dynamic scaffolds that oligomerize and bind phosphoinositides[J].Traffic，2008，9（2）：215–229.

[10]Shields BM，Hicks S，Shepherd MH，et al.Maturity–onset diabetes of the young（MODY）：how many cases are we missing? [J].Diabetologia，2010，53（12）：2504–2508.

[11]Ludvigsson J，Carlsson A，Forsander G，et al.C–peptide in the classification of diabetes in children and adolescents[J].Pediatr Diabetes，2012，13（1）：45–50.

[12]刘方超，王芳，钮恩静，等.一例青少年发病的成人糖尿病（MODY–11）新位点

突变报道[J].中华内分泌代谢杂志，2018，（8）：696–698.

[13]Dubois–Laforgue D，Cornu E，Saint–Martin C，et al.Diabetes，associated clinical spectrum，long–term prognosis，and genotype/phenotype correl–ations in 201 adult patients with hepatocyte nuclear factor 1B（HNF1B）molecular defects[J]. Diabetes Care，2017，40（11）：1436–1443.

[14]Meur G，Simon A，Harun N，et al.Insulin gene mutations resulting in early–onset diabetes：marked differences in clinical presentation，metabolic status，and pathogenic effect through endoplasmic reticulum retention[J].Diabetes，2010，59（3）：653–661.

[15]纪立农，郭立新，郭晓蕙，等.钠–葡萄糖共转运蛋白2（SGLT2）抑制剂临床合理应用中国专家建议[J].中国糖尿病杂志，2016，（10）：865–870.

[16]Buse JB，Garg SK，Rosenstock J，et al.Sotagliflozin in combination with optimized insulin therapy in adults with type 1 diabetes：the North American in Tandem1 Study[J]. Diabetes Care，2018，41（9）：1970–1980.

[17]Rosenstock J，Marquard J，Laffel LM，et al.Empagliflozin as adjunctive to insulin therapy in type 1 diabetes：the EASE trials[J].DiabetesCare，2018，41（12）：2560–2569.

病例25　线粒体糖尿病合并ABCC8突变

一、病历摘要

（一）病史简介

患者女性，38岁，2014年10月18日因“口干、多饮、多尿伴消瘦1年余，加重4天”入院。

现病史：患者1年前无明显诱因出现口干、多饮、每日饮水量可达3000ml，尿量随之增加，自觉体重减轻，未测量。无明显多食、易饥，无心慌、手抖、多汗，无低热、盗汗，未予重视未予特殊处理。4天前患者自觉口干明显，遂至我院门诊就诊，查空腹血糖13.01mmol/L（3.90～6.10mmol/L），尿常规示尿葡萄糖（++++），尿酮体（++），无恶心、呕吐、腹痛等其他不适，为进一步明确诊断及确定治疗方案，拟“糖尿病、糖尿病酮症”收治入院。自患病以来，患者神志清，未诉听力减退，精神可，二便无特殊，胃纳一般，体重未监测。

既往史：妊娠时曾出现高血糖（具体不详，未予胰岛素治疗）。否认高血压等慢性病史，否认既往心血管疾病病史，否认乙肝、结核等传染病史。

家族史：先证者无兄弟姐妹，外婆有糖尿病病史，父亲28岁因肝硬化去世，因家庭原因无法提供其母亲相关疾病史信息。

婚育史：已婚已育，育有1子。儿子出生体重5斤。

（二）体格检查

体温36.5℃，脉搏118次/分，呼吸11次/分，血压124/94mmHg，身高150cm，体重37kg，BMI 16.4。神志清，精神可，查体合作，体型消瘦，甲状腺未触及肿大，双侧呼吸音清，未闻及明显干湿啰音。心率118次/分，律齐，心脏各瓣膜听诊区未及明显杂音。腹软，无抵抗，无腹部压痛、反跳痛，四肢肌力正常，双下肢无水肿。双侧足背动脉搏动正常，双足痛、触、温觉正常。

（三）辅助检查

入院后急查尿酮体+，空腹C肽283.2pmol/L，馒头餐后2小时C肽892.9pmol/L，糖化血红蛋白11.3%，胰岛自身抗体阴性，甲状腺功能、眼底照相及24小时尿微量白蛋白/肌酐均正常。入院后予胰岛素皮下泵强化降糖，1周后复查胰岛功能示空腹C肽555.1pmol/L，馒头餐后2小时C肽2152 pmol/L。

二、诊疗经过

先证者长期予瑞格列奈（早中晚分别2mg、1mg、1.5mg）、阿卡波糖（50mg，3次/天），联合甘精胰岛素睡前皮下注射降糖，血糖控制一般，未规律监测。结合患者症状、体征、辅助检查，入院诊断考虑糖尿病。考虑患者疾病特点：①糖尿病发病较早；②胰岛自身抗体阴性且无胰岛素抵抗体征；③有糖尿病家族遗传病史。根据青少年起病的成人型糖尿病（maturity onset diabetes of the young，MODY）概率计算器测算，患者的MODY阳性预测值62.4%，为求进一步明确诊断，于2019年门诊复诊时建议进一步行基因检测筛查单基因糖尿病。候选基因全外显子测序结果提示患者ABCC8基因存在杂合突变c.3749G＞A（编码区第3749号核苷酸由鸟嘌呤变异为腺嘌呤），导致氨基酸p.R1250Q（第1250号氨基酸由精氨酸变异为谷氨酰胺）。由于未收到先证者父母血样，未进行基因变异来源验证。同时检测患者儿子该ABCC8基因突变位点，未见特殊异常。先证者及其儿子ABCC8基因检测结果见病例25图1。

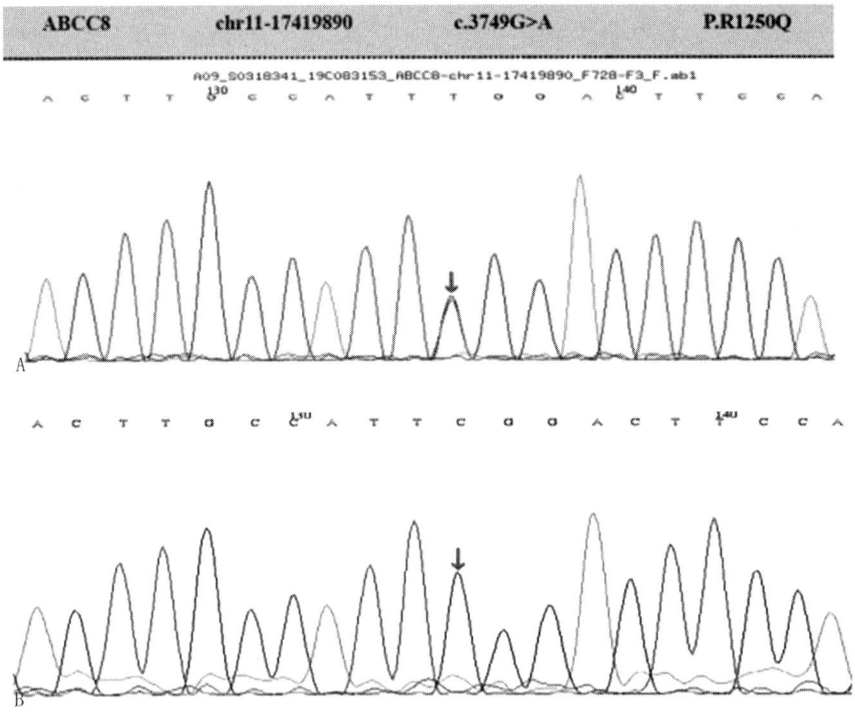

病例25图1　先证者及其儿子ABCC8基因一代测序峰图

注：A.先证者测序峰图显示c.3749G＞A突变（箭头）；B.先证者儿子测序峰图未见突变。

2021年先证者儿子15岁时，因“口干、多饮、多尿伴体重减轻1个月，恶心、呕吐、腹泻1天”入院，确诊糖尿病、糖尿病酮症，考虑其虽发病年龄早，但胰岛自身抗体阴性且胰岛功能尚可，不支持1型糖尿病诊断。其母亲存在ABCC8突变，由于第一次基因检测对其仅行ABCC8突变检测而未行全面的基因检测。故建议再次行全面的基因检测进一步明确糖尿病分型。基因检测结果：完善单基因糖尿病Panel检测提示线粒体突变（chrM-3243A>G），突变频率43.38%，为致病性变异。考虑到线粒体糖尿病的疾病发病特点之一为母系遗传，进而复测先证者线粒体基因。经家系验证分析，先证者同样存在线粒体基因chrM-3243 A>G 突变，突变频率为72.24%。综合基因及相关检查结果，先证者的主要致病基因为线粒体基因突变，而非ABCC8-MODY。故修正先证者为“线粒体糖尿病合并ABCC8突变”。

根据诊断结果调整治疗，先证者调整为阿卡波糖（100mg，3次/天）联合甘精胰岛素16U皮下注射控制血糖，辅酶Q_{10}改善代谢。调整治疗后对先证者血糖控制情况及胰岛功能进行随访，结果见病例25表1。

病例25表1　先证者血糖控制及胰岛功能变化情况

日期	空腹 C 肽（pmol/L）	餐后 2h C 肽（pmol/L）	糖化血红蛋白（%）
2014 年 10 月 22 日 [a]	283.2	892.9	11.3
2014 年 10 月 31 日 [b]	555.1	2152.0	—
2020 年 12 月 08 日 [c]	579.0	1544.0	8.3
2021 年 06 月 22 日 [d]	690.0	1469.0	7.6
2021 年 12 月 28 日 [e]	565.0	858.0	9.0

注：[a]：先证者初诊时；[b]：胰岛素皮下泵强化降糖治疗后 9 天复查；[c]：第一次基因检测后复诊；[d]：第二次基因检测后复诊；[e]：调整治疗后 10 个月余。

先证者末次随访，因胰岛素注射不规律，血糖控制欠佳，以餐后血糖偏高为主，空腹C肽较前无明显变化，餐后2小时C肽较前明显下降，已建议患者调整甘精胰岛素剂量，并加用门冬胰岛素3餐前皮下注射控制餐后血糖。

三、病例讨论

先证者是一例存在ABCC8突变的线粒体糖尿病（MDM）患者。MDM及ABCC8-MODY都属于单基因糖尿病的范畴。MDM是指线粒体DNA（mitochondrial DNA，mtDNA）基因缺陷所导致的糖尿病，占中国成人糖尿病的0.6%～1.8%。最常见于mtDNA的保守区二氢尿嘧啶环上的3243 A>G（m.3243A>G）突变，约85%的MDM与该突变有关。与包括MODY在内的其他形式的单基因糖尿病不同，MDM多表现为多器官受累，尤其是感音神经性听力损失、母系遗传及低体重指数。1992年van den

Ouweland等报道了第一例mtDNA 3243A＞G突变引起的母系遗传糖尿病伴神经性耳聋的家系，在该家系中并非所有MDM患者均呈现多系统受累，提示MDM可能隐匿于群体糖尿病患者中。比较先证者及其儿子的临床特点，先证者身材矮小、体重指数低、主诉无明显听力障碍，初诊后使用胰岛素促泌剂长达5年余，随访未见胰岛功能明显降低；先证者儿子糖尿病起病年龄较其母亲更早，生长发育较同龄人无特殊，胰岛功能正常，无听力减退。因此，两位患者均未呈现典型的MDM临床表现，且先证者因个人原因无法提供其母亲的相关病史，导致其母系遗传信息不完整，故其初诊时未首先考虑诊断MDM。

同时，我们也观察到2位MDM患者在临床特点上呈现一定的异质性。由于mtDNA所处环境及缺少组蛋白保护等原因，使其极易发生突变。所以mtDNA通常以异质性的形态存在，这一特性决定了MDM出现临床症状需m.3243A＞G突变体在细胞总线粒体中所占比例达到一定阈值。m.3243A＞G突变在细胞内的异质性水平与糖尿病是否发病显著相关。同时线粒体疾病常累及多个器官，其临床表型取决于各器官线粒体突变的阈值，因此临床表现差异较大。MDM的表型可能具有1型和2型糖尿病的共同特征，这种异质性表现往往是导致MDM误诊的原因。有研究提示已知线粒体疾病谱系中的大多数个体在评估时未显示疾病迹象，其中约30%的个体在接下来的5年内继续发展疾病特征。大多数MDM患者没有易于识别的临床或生化特征。Maseda等报道了1例已有18年糖尿病史的男性，近10年来出现缓慢进行性听觉减退，纯音听阈测试显示双侧对称性感音神经性听力损失，行基因检测后提示有线粒体m.3243A＞G突变。Tanaka等报道了1例m.3243A＞G突变的57岁男性MDM患者，其在22岁健康体检时发现尿常规示尿蛋白轻度异常，40岁时发现有糖尿病及双侧感音性耳聋，在其56岁行肾活检时电子显微镜示足细胞和肾小管细胞中有线粒体积聚，后行肌肉活检提示线粒体基因具有m.3243A＞G突变。本病例报道中先证者及其儿子同为MDM患者，其临床表现的差异性亦提示了MDM的临床异质性。目前，MDM治疗方法有：①一般治疗：包括避免诱因（如感染、过度劳累等），不必严格控制饮食及避免剧烈运动；②降糖药物治疗：胰岛功能尚存时可考虑磺脲类药物；由于胰岛功能进行性减退，确诊后应尽早应用胰岛素治疗。因二甲双胍有潜在乳酸酸中毒风险，故应十分谨慎或避免使用。因此针对先证者及其儿子，我们调整为以胰岛素为主的降糖方案，并使用辅酶Q_{10}改善线粒体功能。

我们发现先证者同时存在ABCC8基因突变。ABCC8基因位于染色体11p15.1，编码胰腺β细胞中ATP敏感性钾通道的磺酰脲受体1（SUR1）亚单位，该亚单位参与质膜的电活动，从而调节胰岛素分泌。ABCC8突变可导致高胰岛素血症、新生儿糖尿病及MODY。有学者报道1例出生后11个月起病、首发症状为低血糖惊厥的患儿，多次监测血糖均低于2.8 mmol/L，根据临床表现及行相关检查后被确诊为先天性高胰岛素血症，行基因检测于患儿ABCC8基因第10外显子发现了一个1484G＞A杂合失活突变。亦有学者对1例具有新生儿糖尿病典型临床表现的患儿及其家系成员进行基因检测，发现患儿及其父亲、哥哥、祖母携带ABCC8基因c.2690A＞T（p.D897V）杂合突变。本例先证者存在ABCC8基因c.3749G＞A突变，根据美国医学遗传学与基因组学学会遗传变异分类标准与指南，该变异初步判定为临床意义未明（Uncertain）PM1＋PM2＋PP3：PM1该变异位于突变热点区域；PM2在正常人群数据库中的频率为0.000 004，为低频变异；PP3生物信息学蛋白功能综合性预测软件REVEL预测结果为（有害），SIFT、PolyPhen_2、MutationTaster、GERP＋预测结果均为有害；文献数据库未有该位点的相关性报道，ClinVar数据库无该位点致病性分析结果。既往并无文献报道其与糖尿病相关，虽多个预测软件提示为有害，但根据指南解读其致病性仍考虑为临床意义未明。同时先证者儿子并无该位点突变，综合分析，先证者的主要致病基因仍为线粒体基因突变，而非ABCC8-MODY。

线粒体的分布特性使肌肉组织中的A3243G突变率最高最稳定，而血液中的突变率较低，尤其是单一症状的患者和无症状的患者血液突变率更低。Dubeau等通过对突变携带者的检测发现尿路上皮细胞携带的突变始终高于在血液细胞和毛囊细胞中所携带的突变。Whittaker等发现尿液细胞的异质性明显高于肌肉组织。这是由于尿液中的DNA主要来源于肾脏、输尿管的脱落细胞，和肌肉一样来源于中胚层，因此尿液中的A3243G突变率较高。先证者曾先后行2次基因检测，第一次检测并未检测出线粒体基因突变，第二次先证者儿子基因检测出线粒体突变后，再利用先证者第一次行基因检测的血样验证得知其同样存在该位点的线粒体突变，通过与测序平台的反复沟通讨论，目前考虑2次结果的不同系实验室误差可能性大。这也提示了线粒体疾病规范化实验室诊断的重要性，同时提醒临床医师在审阅基因检测报告时仍需要紧密结合临床。《线粒体糖尿病临床检验诊断专家共识》中建立对于临床上高度怀疑MDM但基因检测为阴性的患者，需进一步进行细胞学线粒体功能的检测。

四、病例点评

这是一例通过先后2次基因检测最终明确为MDM合并ABCC8突变的糖尿病患者，诊断经过较为曲折，期望提醒临床医师在工作中要重视非典型MDM与MODY的鉴别，同时要认识到线粒体基因检测时可能出现的假阴性结果，并加强对基因检测报告的规范解读。

（病例提供者：程琦涵　顾天伟　南京大学医学院附属鼓楼医院）
（点评专家：朱大龙　南京大学医学院附属鼓楼医院）

参考文献

[1]Shields BM，McDonald TJ，Ellard S，et al.The development and validation of a clinical prediction model to determine the probability of MODY in patients with young-onset diabetes[J].Diabetologia，2012，55（5）：1265-1272.

[2]中国医师协会检验医师分会线粒体疾病检验医学专家委员会.线粒体糖尿病临床检验诊断专家共识[J].中华糖尿病杂志，2021，13（9）：846-851.

[3]尚丽景，彭慧芳，赵倩，等.m.3243A>G突变相关线粒体糖尿病的诊断与治疗[J].中华糖尿病杂志，2021，13（5）：509-512.

[4]Yeung RO，Al Jundi M，Gubbi S，et al.Management of mitochondrial diabetes in the era of novel therapies[J].J Diabetes Complications，2021，35（1）：107584.

[5]van den Ouweland JM，Lemkes HH，Ruitenbeek W，et al.Mutation in mitochondrial tRNA（Leu）（UUR）gene in a large pedigree with maternally transmitted type Ⅱ diabetes mellitus and deafness[J].Nat Genet，1992，1（5）：368-371.

[6]刘智任，刘芸，何凌云.线粒体 DNA A3243G异质性水平与线粒体糖尿病的相关性分析[J].中华糖尿病杂志，2019，11（11）：725-729.

[7]Schaefer AM，McFarland R，Blakely EL，et al.Prevalence of mitochondrial DNA disease in adults[J].Ann Neurol，2008，63（1）：35-39.

[8]Maseda E，Sampedro A，Ablanedo A，et al.[Maternally inherited diabetes and deafness：a case report][J].Acta Otorrinolaringol Esp，2008，59（9）：472-473.

[9]Tanaka K，Ueno T，Yoshida M，et al.Chronic kidney disease caused by maternally inherited diabetes and deafness：a case report[J].CEN Case Rep，2021，10（2）：220-225.

[10]林震宇，史晓光，于晓会，等.2型糖尿病合并线粒体糖尿病1例报告并文献复习[J].中国实用内科杂志，2020，40（10）：877-880.DOI：10.19538/j.nk2020100119.

[11]Lin L，Quan H，Chen K，et al.ABCC8-related maturity-onset diabetes of the young（MODY12）：a report of a Chinese family[J].Front Endocrinol（Lausanne），

2020，11：645.

[12]De Franco E，Saint-Martin C，Brusgaard K，et al.Update of variants identified in the pancreatic β-cell KATP channel genes KCNJ11 and ABCC8 in individuals with congenital hyperinsulinism and diabetes[J].Hum Mutat，2020，41（5）：884-905.

[13]桑艳梅，胡姝雯，刘敏，等.ABCC8 基因突变致ATP敏感性钾通道型先天性高胰岛素血症一例家系分析[J].中华内分泌代谢杂志，2012，28（1）：51-53.

[14]陈虹，陈瑞敏，袁欣，等.一例新生儿糖尿病患儿的ABCC8基因突变分析[J].中华医学遗传学杂志，2017，34（4）：571-575.

[15]Dubeau F，De Stefano N，Zifkin BG，et al.Oxidative phosphorylation defect in the brains of carriers of the tRNAleu（UUR）A3243G mutation in a MELAS pedigree[J].Ann Neurol，2000，47（2）：179-185.

[16]Whittaker RG，Blackwood JK，Alston CL，et al.Urine heteroplasmy is the best predictor of clinical outcome in the m.3243A>G mtDNA mutation[J].Neurology，2009，72（6）：568-569.

[17]吴海荣，马祎楠，戚豫，等.MELAS综合征患者尿液细胞中线粒体基因突变的研究进展[J].中华医学杂志，2012，92（38）：2730-2732.

[18]中国医师协会检验医师分会线粒体疾病检验医学专家委员会. 线粒体糖尿病临床检验诊断专家共识[J].中华糖尿病杂志，2021，13（9）：846-851.

病例26 A型胰岛素抵抗病例

一、病历摘要

（一）病史简介

患者女性，12岁，汉族。因“发现颈部及腋窝皮肤变黑6个月，血糖高3个月”入院。

现病史：患者6个月前无明显诱因出现颈部、腋窝、腹股沟区皮肤变黑，呈黑棘皮样改变，伴嗓音粗，未诊治。3个月前为明确诊断就诊当地医院，口服OGTT试验示糖负荷后2小时血糖14.0 mmol/L，空腹胰岛素192.3μU/ml，糖负荷后胰岛素＞320μU/ml，糖化血红蛋白7.5%，诊断为“糖尿病”，给予二甲双胍肠溶片0.25g 2次/日，逐步增加剂量至0.5g2次/日，监测空腹血糖4～6 mmol/L，餐后2小时血糖8～9 mmol/L。患者自发病以来，无口干、多饮、多尿，无心悸、怕热、多汗、排便次数增多，体力较好，不易感冒，无乏力、恶心、呕吐、怕冷，无头晕、头痛、视力下降、复视，无手足变大，无皮肤紫纹、瘀斑、双下肢水肿，体重无明显变化。

既往史：既往无特殊疾病。足月剖宫产，生长发育与同龄人相当。12岁月经初潮，经期4～5天，月经量中等，无痛经。

家族史：父母非近亲婚配，家族中外祖父患糖尿病，姨祖母患糖尿病。

（二）体格检查

血压90/60mmHg，身高152cm，体重44.0kg，BMI 19.0。体型消瘦，全身皮肤偏黑，无腋毛、胡须生长，颜面部、颈背部皮肤可见散在痤疮，腋窝、颈部、腹股沟区皮肤轻度黑棘皮样改变。心肺腹部查体无异常。双侧乳房Tanner分期Ⅳ期，外阴可见色素沉着，阴毛生长，Tanner分期Ⅳ期，外生殖器呈女性型。

（三）辅助检查

入院后检查：血、便、尿常规，凝血四项，血渗透压，尿渗透压，肿瘤标志物，肝肾功能，电解质，促肾上腺皮质激素，皮质醇，甲状腺激素，性腺激素，硫酸脱氢表雄酮，17-羟孕酮，抗核抗体，抗双链DNA/抗ENA抗体，尿微量白蛋白/肌酐均无异常。血脂：三酰甘油0.98 mmol/L，总胆固醇4.3 mmol/L，高密度脂蛋白胆固醇1.38 mmol/L，低密度脂蛋白胆固醇2.55 mmol/L。HbA1c 5.2%；延长75g OGTT示血糖及胰岛素明显升高（病例26表1），高胰岛素正葡萄糖钳夹试验示稳态期葡萄糖输注速率（glucose infusion rate，GIR）值为6.76 mg/（kg·min）（服用二甲双胍3个月）；谷氨酸脱羧酶自身抗体、胰岛素抗体、胰岛细胞抗体均阴性；IGF-1 635ng/ml（143～693ng/ml）。骨龄12岁。妇科超声示子宫附件未见明显异常。眼底检查未见异常。全外显子测序：患儿*INSR*基因第20外显子c.3652G＞A杂合突变，致使第1218位氨基酸由天冬氨酸变为天冬酰胺（p.Asp 1218Asn）。Sanger测序家系验证显示其父亲携带此突变，母亲未携带此突变（病例26图1）。后患儿父亲行75g OGTT，结果示胰岛素明显升高（病例26表2），高胰岛素正葡萄糖钳夹试验示GIR值为3.28mg/（kg·min）（严重胰岛素抵抗）。

病例26表1　患者75g OGTT延长试验结果

	血糖（mmol/L）	胰岛素（mU/L）	C肽（ng/ml）
空腹	3.97	42.56	2.07
OGTT　0.5小时	8.32	192.1	6.77
OGTT　1小时	11.79	278.8	9.59
OGTT　2小时	14.00	541.4	13.26
OGTT　3小时	7.07	715.3	16.06
OGTT　4小时	5.47	556.0	12.30
OGTT　5小时	2.87	176.9	3.36

病例26表2　患儿父亲75g OGTT试验结果

	血糖（mmol/L）	胰岛素（mU/L）	C肽（ng/ml）
空腹	5.22	61.29	3.02
OGTT　1小时	11.0	588.1	16.74
OGTT　2小时	7.05	785.5	16.68
OGTT　3小时	1.84	287.3	5.52

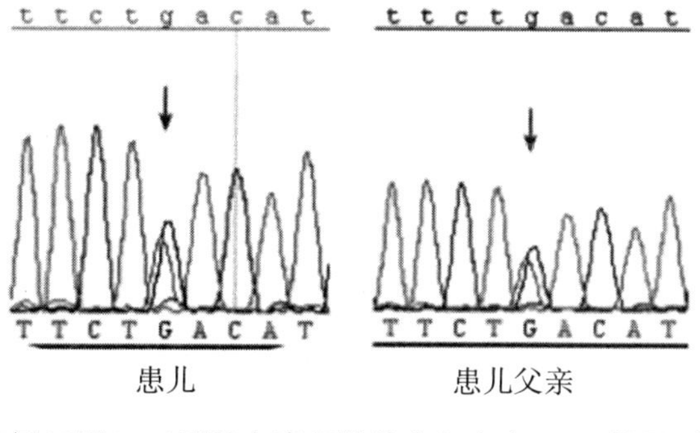

病例26图1　A型胰岛素抵抗综合征患者INSR基因测序

注：箭头所指为INSR基因杂合突变c.3652G＞A。

二、诊治经过

鉴于患者院外服用盐酸二甲双胍治疗，糖化血红蛋白可以达标。入院后继续给予盐酸二甲双胍0.5g 3次/日降糖，监测指血空腹血糖波动在4.4～5.8mmol/L，餐后2小时血糖波动在4.0～7.5mmol/L，未加用其他降糖药物。治疗半年后随访，糖化血红蛋白5.2%，复查75g OGTT提示糖负荷后血糖较前下降，空腹及糖负荷后胰岛素水平明显下降（病例26表3），高胰岛素正葡萄糖钳夹试验示GIR值为7.09mg/（kg·min），较前轻度改善，继续二甲双胍治疗。

病例26表3　患者口服二甲双胍治疗半年后复查75g OGTT试验结果

	血糖（mmol/L）	胰岛素（mU/L）	C肽（ng/ml）
空腹	3.79	39.63	2.10
OGTT　1小时	6.26	220.3	7.46
OGTT　2小时	6.80	332.2	10.22
OGTT　3小时	3.24	166.6	4.98

三、病例讨论

胰岛素作为人体内重要的激素，参与能量物质代谢、生长发育等重要生理过程。其生物学效应经过胰岛素的合成、分泌、与受体的结合等一系列过程发挥作用。胰岛素抵抗是指由于各种原因，机体对生理水平的胰岛素敏感性下降，需要高水平的胰岛素才能控制血糖，也有将胰岛素抵抗定义为"为引出（细胞、组织或器官）的正常反应，需要超过正常数量的胰岛素的状态"。临床中评价胰岛素抵抗的方法很多，目前认为高胰岛素正葡萄糖钳夹是评价胰岛素抵抗的金标准，在常规工作中也可用空腹和负荷后血清胰岛素水平或者胰岛素治疗的患者每天胰岛素总剂量作为粗略的胰岛素抵抗的评价指标。伴有胰岛素抵抗的2型糖尿病患者，空腹胰岛素水平一般在20～70mU/L，OGTT中胰岛素的峰值多在150～350mU/L，平均每天胰岛素用量在1.0～1.5U/kg，也可高达2.0U/kg。

严重胰岛素抵抗定义为每日胰岛素用量超过2U/kg或每日超过200U，或非肥胖患者空腹胰岛素＞150pmol/L。胰岛素抵抗也会导致一些特殊的临床症状和体征，包括黑棘皮征、软垂疣，女性患者常有高雄激素血症/多毛、月经异常和不育。该患者有胰岛素抵抗的黑棘皮征，同时血糖水平升高达到糖尿病诊断标准，空腹胰岛素水平在二甲双胍治疗后仍＞20mU/L，OGTT负荷后胰岛素峰值715.3mU/L，二甲双胍治疗后高胰岛素正葡萄糖钳夹试验的GIR值为6.76 mg/（kg·min），显著低于我中心正常人群的参考值11.56mg/（kg · min），提示存在严重的胰岛素抵抗。

严重胰岛素抵抗的常见病因包括：①拮抗激素水平升高：如生长激素瘤、库欣综合征、甲状腺功能亢进、胰高血糖素瘤等内分泌激素肿瘤；②自身免疫异常：胰岛素自身免疫综合征、B型胰岛素抵抗综合征；③胰岛素抵抗综合征：如多囊卵巢综合征、脂肪萎缩综合征；④遗传学异常：编码胰岛素信号途径中信号分子的基因突变，如胰岛素受体（Insulin Receptor，*INSR*）基因、胰岛素受体底物-1（Insulin Receptor substrate-1，*IRS-1*）、胰岛素受体底物-2（Insulin Receptor substrate-2，*IRS-2*）基因；⑤胰岛素药代动力学异常：吸收、清除障碍；⑥胰岛素心理抵抗；⑦内源性胰岛素结构异常；⑧临床病理状态：如创伤、应激（手术、败血症等）。

该患者应用胰岛素拮抗激素，包括皮质醇、甲状腺激素、生长激素水平均正常，也无胰高血糖素水平升高的临床表现，如皮肤红斑、舌炎及口角炎等，不支持拮抗激素分泌增多。胰岛素自身抗体阴性，未应用含巯基类药物，不支持胰岛素自身免疫综合征导致的胰岛素抵抗。血胰岛素和C肽水平同步升高，不支持胰岛素抗体导致的严重胰岛素抵抗。B型胰岛素抵抗多见于中年女性，多合并其他自身免疫性疾病，特征性黑棘皮出现的部位为眼周及口周皮肤，患者为青春期女性，无自身免疫性疾病的临床表现，自身免疫相关抗体均阴性，不支持B型胰岛素抵抗。血清睾酮水平正常，月经规律来潮，无卵巢多囊样超声表现，无多囊卵巢综合征诊断的临床依据。患儿虽体型偏瘦，但未见脂肪萎缩体征，三酰甘油水平正常，不符合脂肪萎缩综合征。区别胰岛素受体基因突变和脂肪萎缩性糖尿病重要的证据是血三酰甘油水平和是否存在脂肪肝。患者无心理异常临床表现，心理抵抗的诊断依据不足。通常存在内源性胰岛素结构异常的患者，对外源性胰岛素反应正常，患者行葡萄糖钳夹试验期间，输注大量外源性胰岛素，结果仍提示胰岛素抵抗，不支持内源性胰岛素结构异常。病程中及住院就诊期间，没有感染、创伤等应激因素存在。鉴于患者青少年发病，起病年龄小，遗传学异常导致严重胰岛素抵抗的可能性较大，后经全外显子基因测序，发现存在*INSR*突变。后续对其父母亲进行的*INSR*基因测序分析发现患儿父亲与患儿携带相同的基因突变位点，而且对患儿父亲进行的OGTT检查也提示空腹及负荷后胰岛素水平明显升高，高胰岛素正葡萄糖钳夹试验的GIR值显著降低，也存在严重胰岛素抵抗，因此考虑该*INSR* 基因c.3652G>A突变为致病突变，进而也确定该患者诊断为A型胰岛素抵抗综合征。

TAIRS是由于*INSR*基因突变导致的遗传性胰岛素抵抗综合征。*INSR*基因位于人常染色体19q13.2～13.3，全长超过170kb，共含有21个内含子和22个外显子。胰岛素受体属于酪氨酸蛋白激酶型受体大家族成员，几乎分布在体内所有细胞的细胞膜上，它是由2对α和β亚单位构成的四聚体，4个亚单位之间靠3个二硫键连接。其中，α亚单位由1～11号外显子编码，β亚单位由12～22号外显子编码。α亚单位由719个氨基酸残基组成，全部暴露在细胞膜的外侧面，含有与胰岛素、胰岛素样生长因子结合的位点。β亚单位由620个氨基酸组成的跨膜肽链，N端194个氨基酸残基处于细胞膜外侧，中间23个氨基酸残基组成跨膜结构域，C端组成膜内结构域，具有酪氨酸蛋白激酶的活性片段，作为负调控因子抑制β亚单位酪氨酸蛋白激酶活性。当胰岛素与α亚单位结合后，解除对β亚单位的负调控效应，β亚单位膜内结构域发生自身磷酸化而激活，催化底物蛋白质的酪氨酸残基磷酸化，从而进一步介导胰岛素信号转导，发挥一系列生理功能。*INSR*突变可能影响胰岛素受体结构和功能的许多环节，目前已经发现具有临床意义的有150余种*INSR*的自然突变，不同位点对胰岛素受体的功能产生不同的影响。目前有国外学者将胰岛素受体突变分为5类：受体合成受损、受体转运至细胞膜障碍、受体对胰岛素的亲和力下降，受体膜内部分酪氨酸激酶活性降低以及胰岛素受体降解加速。胰岛素受体突变可能导致终止密码提前出现，或不能有效合成胰岛素受体mRNA，使受体合成受损；胰岛素受体mRNA在翻译为受体前体后，依次进入内质网和高尔基体，进行翻译后修饰，最终形成成熟$\alpha_2\beta_2$转运至细胞膜表面，变异的受体会导致翻译后加工障碍，并导致受体不能转运至细胞膜表面；与胰岛素受体结合的L1和L2区域以及保证其α亚单位内部二硫键连接的富含半胱氨酸区均为胰岛素受体外显子2～6编码。这些区域的基因突变可能导致受体与胰岛素结合力的下降；胰岛素受体β亚单位的酪氨酸激酶结构区域由17～20号外显子编码，该区域突变会引起受体自身磷酸化和（或）酪氨酸激酶活性下降；胰岛素与受体结合后形成复合物通过内陷化进入细胞内泡，内泡膜上的质子泵维持泡腔内一定的酸性pH环境，保证正常的胰岛素和受体解离，使受体进一步再利用或降解，胰岛素受体突变后会导致胰岛素受体复合物解离受阻，受体再生利用减少，降解增多。*INSR*基因突变的不同位点对胰岛素受体的功能产生不同的影响。患儿*INSR*基因的突变位点位于第20外显子，属于胰岛素受体β亚单位的酪氨酸激酶结构区域，推测该突变影响了受体自身磷酸化和（或）使酪氨酸激酶活性下降，从而导致胰岛素抵抗。

TAIRS主要表现为高胰岛素血症、严重胰岛素抵抗、黑棘皮征，早期血糖可正常，晚期可继发糖尿病，少数甚至表现出低血糖。一般不伴有明显发育异常或生长迟缓，患者通常无肥胖，也无脂肪萎缩体征，女性患者还可表现出高雄激素血症、多囊卵巢、多毛、原发或继发性闭经。对于有严重胰岛素抵抗、非肥胖体型、伴或不伴有糖代谢异常的患者，特别是青少年，应注意筛查TAIRS。诊断时首先要排除其他原因导致的严重胰岛素抵抗，再次通过基因突变筛查明确*INSR*基因是否存在纯合或杂合突变。TAIRS相对另外两种严重胰岛素抵抗综合征，Donohue综合征和Rabson-Mendenhall综合征症状轻。TAIRS是由于*INSR*一个等位基因突变导致；Donohue综合征见于*INSR*的纯合及复合杂合突变，又称矮妖精貌综合征，典型特征为宫内发育迟缓、"小妖精"样面容、严重胰岛素抵抗，多于婴幼儿期死亡；Rabson-Mendenhall综合征由复合的*INSR*杂合子突变导致，常儿童发病，除严重胰岛素抵抗表现外，还伴有牙齿发育异常、厚指甲、松果体增生、青春期发育异常。

TAIRS目前仍缺乏针对性的有效治疗。二甲双胍、噻唑烷二酮类药物、磺脲类降糖药、葡萄糖苷酶抑制剂等均有报道。大剂量外源性胰岛素可应用于血糖控制。采用重组人IGF-1治疗，可以一定程度降低空腹血糖和空腹胰岛素水平。也有文献报道采用钠-葡萄糖协同转运蛋白2抑制剂治疗可以改善血糖控制，使胰岛素水平下降[5]。本患者应用二甲双胍治疗后，可以明显改善血糖水平，使HbA1c达标，同时治疗过程中胰岛素水平也出现一定程度的下降，提示对二甲双胍具有很好的治疗反应。

四、病例点评

A型胰岛素抵抗综合征是由胰岛素受体基因突变引起的先天性胰岛素抵抗综合征，该病呈常染色体显性或隐性遗传，且外显率不一致，临床罕见。对于具有发病年龄小，内源性高胰岛素血症伴或不伴糖耐量受损，黑棘皮及卵巢源性高雄激素血症，特别是消瘦的特征的患者应考虑到先天性胰岛素抵抗综合征，在排除其他原因导致的胰岛素抵抗后，需要通过基因检测对该病进行诊断。A型胰岛素抵抗综合征的治疗缺乏针对病因的药物，临床治疗主要选择具有改善胰岛素抵抗以及具有降糖作用的药物，包括二甲双胍、噻唑烷二酮类胰岛素增敏剂，对于血糖明显升高的患者，也可采用胰岛素注射治疗，但不同的基因突变位点临床表现不一，对不同的药物治疗反应也有差异，重组人IGF-1治疗有助于改善血糖和胰岛素水平，为该病的治疗提供了新的选择。本文通过对一例青少年起病，伴黑棘皮征、高胰岛素血症的糖尿病患者通过详细的胰岛素抵抗评估及临床鉴别诊断，排除其他原因导致的严重胰岛素抵抗，后续通过基因测序发现了*INSR*基因突变，并在一级亲属中进行了验证，给予二甲双胍治疗后进行了随访，获得了较好的临床疗效。本病例为严重胰岛素抵抗综合征的诊断和鉴别诊断提供了参考，严重胰岛素抵抗综合征涉及多种病因，临床医师应加强对该病的甄别，避免误诊、漏诊。

（病例提供者：李一君　中国人民解放军总医院第一医学中心）

（点评专家：吕朝晖　中国人民解放军总医院第一医学中心）

参考文献

[1]Angelidi AM，Filippaios A，Mantzoros CS.Severe insulin resistance syndromes[J].The journal of clinical investigation，2021，131（4）：e142245.

[2]Hosoe J，Kadowaki H，Miya F，et al.Structural basis and genotype-phenotype correlations of INSR mutations causing severe insulin resistance[J].Diabetes，2017，66（10）：2713-2723.

[3]Carmody D，Ladsaria SS，Buikema RK，et al.Successful rhIGF1 treatment for over 5 years in a patient with severe insulin resistance due to homozygous insulin receptor mutation[J].Diabetic Medicine，2016，33（3）：e8-e12.

[4]Weber DR，Stanescu DE，Semple R.Continuous subcutaneous IGF-1 therapy via insulin pump in a patient with Donohue syndrome[J]. Journal of pediatric endocrinology & Metabolism，2014，27（11-12）：1237-1241.

[5]Galderisi A，Tamborlane W，Taylor SI，et al.SGLT2i improves glycemic control in patients with congenital severe insulin resistance[J].Pediatrics，2022，150（1）：e2021055671.

病例27　SHORT综合征

一、病历摘要

（一）病史简介

患者女性，16岁，家中独女。因“发现血糖升高1年半”入院。

现病史：患者1年半前因上呼吸道感染于当地医院测随机末梢血糖18.4mmol/L，尿常规示尿糖（++）、尿酮体（+++），血气分析未见酸中毒，糖化血红蛋白12.1%，诊断为“糖尿病酮症”，给予补液、胰岛素泵降糖等对症处理后尿酮体消失。出院后给予门冬胰岛素16U三餐前、甘精胰岛素20U睡前皮下注射，二甲双胍缓释片0.5g 2次/日、消渴冲剂1袋3次/日治疗，监测空腹血糖7～10mmol/L，餐后2小时血糖8～16mmol/L，无低血糖发生。2020年5自行停用胰岛素及二甲双胍，仅口服消渴冲剂治疗，监测空腹血糖8～13mmol/L，餐后2小时血糖15～18mmol/L，加强运动后血糖可降至4～5mmol/L，但进食后餐后2小时血糖明显升高。患者系第1胎第1产，足月剖宫产，出生时无难产及窒息；出生体重2.4kg（–2SD），身长42cm（–2SD）。坐立、爬行、站立、智力发育与同龄儿童相仿；1岁2个月萌牙，牙齿排列不齐。自幼身高较同龄儿童矮，10岁时因身高偏矮测IGF-1未见异常，近2年身高增长2cm。第二性征发育时间不详，至今无月经来潮。父母非近亲婚配，父亲身高170cm，母亲身高156cm，无糖尿病家族史。

既往史：11岁发现右侧卵巢囊肿，行手术治疗；12岁时再次发现左侧卵巢囊肿行手术治疗。

（二）体格检查

血压110/74mmHg，身高140cm（–2SD），上部量72cm，下部量68cm，指尖距130.5cm，体重31.5kg，BMI 16.1。体型消瘦，全身皮肤偏黑、粗糙、四肢多毛；额头膨隆，眼距增宽，眼窝深陷，嘴角下垂，下颌尖且短，双耳大且耳位低；全身皮下脂肪少，颈部呈黑棘皮样改变，双足短指畸形，无明显肘外翻（病例27图1）。双侧乳房Tanner Ⅲ期，外阴发育无异常，阴毛 Tanner Ⅳ期，腋毛稀疏。

（三）辅助检查

入院后检查：血常规、肝肾功能、血脂、促肾上腺皮质激素、皮质醇、甲状腺功能、泌乳素均未见异常。尿常规示尿糖1000mg/dl，尿酮体阴性、尿蛋白阴性；

HbA1c 11.4%；正常餐试验示血糖及胰岛素明显升高（病例27表1），高胰岛素正葡萄糖钳夹试验示葡萄糖输注速率（Glucose infusion rate，GIR）值为4.6mg/（min·kg）（中度胰岛素抵抗）；谷氨酸脱羧酶自身抗体、胰岛素抗体、胰岛细胞抗体均阴性；IGF-1 617ng/ml（226～903ng/ml）；睾酮2.85nmol/L（0.31～1.66nmol/L），黄体生成素16.43mIU/ml（0.8～7.6mIU/ml）。骨龄15岁11个月，骨骺闭合。妇科超声：子宫大小约2.9cm×1.3cm×2.0cm，内膜厚约0.4cm，宫腔线显示尚清晰；左卵巢大小约3.6cm×1.8cm×1.9cm，内超过4mm的卵泡有5个，大者直径约0.4cm，右卵巢大小3.0cm×1.5cm×1.8cm，内超过4mm的卵泡有6个，大者直径约0.6cm，双附件区未见异常回声。听力检测正常。眼科检查：右眼裸眼视力0.3，左眼裸眼视力0.4，双眼校正视力1.0（自10岁起带近视眼镜）；右眼眼压23mmHg（10～21mmHg）；左眼眼压20mmHg；眼底未见异常。

全外显子测序：患儿*PIK3R1*基因第14外显子c.1945C>T杂合突变，致使第649位氨基酸由精氨酸变为色氨酸（p.Arg649Trp）。Sanger测序家系验证显示其父母均未携带此突变，提示为新生突变（病例27图2）。

病例27表1　患者正常餐试验结果

	血糖（mmol/L）	胰岛素（mU/L）	C 肽（ng/ml）
空腹	10.57	34.62	4.3
餐后 1 小时	19.79	87.19	7.1
餐后 2 小时	21.42	122.3	9.74

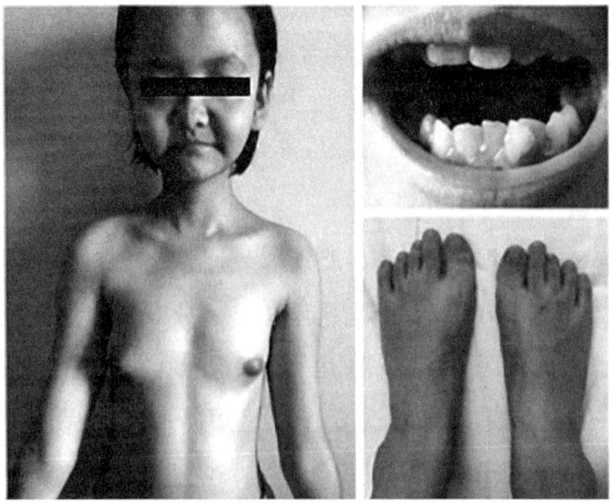

病例27图1　SHORT综合征患者临床特征

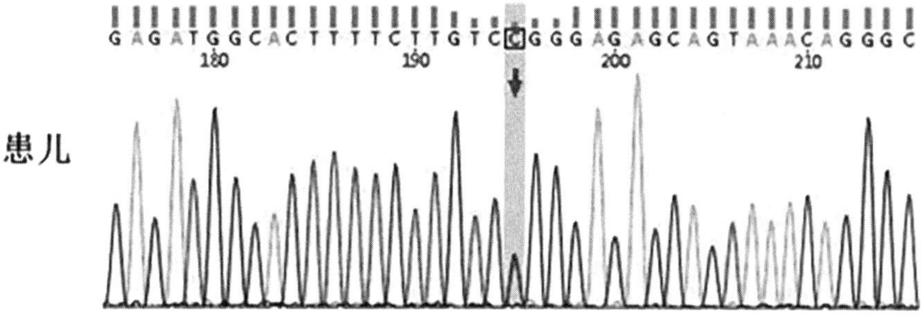

病例27图2　SHORT综合征患者PIK3R1基因测序，箭头所指为PIK3R1基因杂合突变c.1945C>T

二、诊治经过

入院后给予胰岛素降糖，胰岛素用量高达94U/天（3U/kg）时空腹血糖波动在9～14mmol/L，餐后2小时血糖波动在18～22mmol/L；禁食及生酮饮食后患者血糖波动在5.4～10mmol/L，但进食碳水化合物后餐后2小时血糖可升高至23.7mmol/L；正常饮食情况下给予二甲双胍0.5g 3次/日治疗，空腹血糖波动在6.3～14mmol/L，餐后2小时血糖波动在13～16mmol/L，加用阿卡波糖50mg 3次/日后空腹血糖波动在5.9～7.3mmol/L，餐后2小时波动在7～10mmol/L（动态血糖监测见病例27图3）。因患者骨骺闭合，未使用生长激素治疗。患者至今无月经来潮且有高雄激素血症，虽妇科超声未达到多囊卵巢诊断标准，因患者处于青春期，仍考虑患者存在多囊卵巢综合征，患者口服二甲双胍3个月后仍无月经来潮。

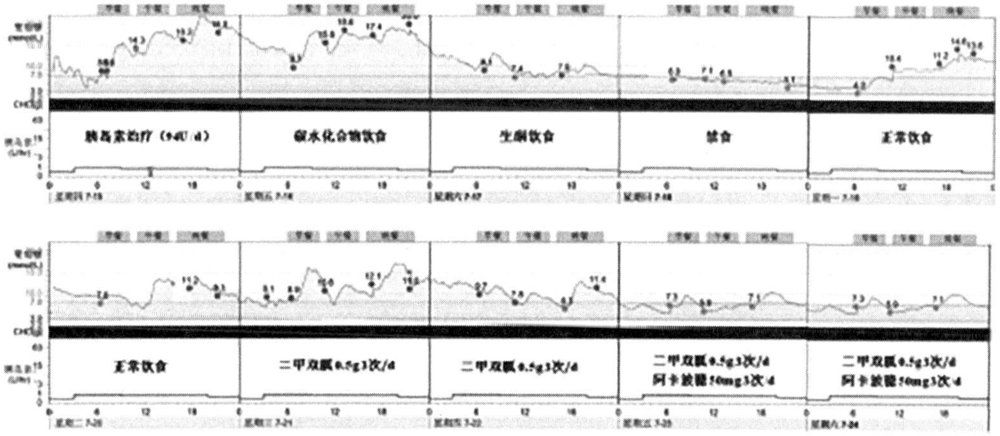

病例27图3　SHORT综合征患者血糖谱

三、病例讨论

SHORT以特征性的身材矮小、关节过度伸展和（或）腹股沟疝、眼球凹陷、Reiger异常、萌牙延迟为临床特征。Avila于2016年对32例SHORT综合征患者进行回顾性分析发现，临床仅有约一半（52%）患者有其中的4个或4个以上临床特征，关节伸展过度和Rieger异常临床少见。SHORT综合征的其他特征包括宫内发育迟缓、特殊面容（三角脸、前额突出、眼球深陷、耳位低伴大耳、嘴角下弯、小下颌）、脂肪萎缩、胰岛素抵抗或糖尿病，语言延迟、感音神经性耳聋临床相对少见。2021年Yohei及Suhaym对SHORT综合征的回顾性分析均显示萌牙延迟、眼球凹陷、三角脸和卵巢囊肿几乎见于所有的SHORT综合征患者，胰岛素抵抗及糖尿病见于64%的患者。遗传性胰岛素抵抗综合征中的Donohue综合征Rabson-Mendenhall综合征是罕见的常染色体隐性遗传病，位于人类第19号常染色体短臂（19p13.2）上的胰岛素受体（Insulin Receptor，INSR）基因突变所致，临床亦可表现为宫内发育迟缓、眼距宽、扁平鼻、耳位低、多毛、皮下脂肪萎缩、胰岛素抵抗及糖尿病（空腹低血糖伴极度胰岛素抵抗），易与SHORT综合征混淆，但后者常表现为极度胰岛素抵抗［空腹胰岛素＞70mU/L，餐后2小时胰岛素＞350mU/L，GIR＞2mg/（min·kg）］，基因检测利于两者鉴别。本例患者以糖尿病来诊，大剂量胰岛素治疗效果不佳，且发病年龄小、体型消瘦、矮身材、眼球凹陷、萌牙延迟、面部特征、卵巢囊肿，提示存在遗传性疾病导致的胰岛素抵抗；入院后查胰岛素水平仅轻度升高，GIR提示中度胰岛素抵抗，提示SHORT综合征可能性大，基因检测证实为SHORT综合征。

SHORT综合征的主要是由位于人类第5号染色体的*PIK3R1*基因突变引起，该基因是SHORT综合征的唯一致病基因。*PIK3R1*基因含有15个内含子和16个外显子，通过编码磷脂酰肌醇-3激酶（Phosphatidylin-ositol-3-kinase，PI3K）的调节亚基（p85α、p55α和p50α），参与多个信号通路传导，包括生长激素受体（Growth hormone receptor，GHR）、胰岛素样生长因子1受体（Insulin-like growth factor-1 receptor，IGF-1R）、INSR/胰岛素受体底物-1（Insulin receptor substrate-1，IRS-1）以及免疫相关的信号通路。通过激活AKT/mTOR途径，调节脂肪分化、细胞生长和增殖、胰岛素信号传导等。PI3K的调节亚基含有SH2和SH3结构域，其中SH2结构域在PI3K的调剂活性中起关键作用，目前已报道的10个*PIK3R1*基因基因突变均位于该结构域。*PIK3R1*基因第14外显子c.1945C＞T突变是热点突变，常引起典型临床症状，本例患者也是该位点的杂合突变。*PIK3R1*基因的突变类型和临床表型之间的相关性目前尚不明确，c.1106C＞T突变表现为三角脸及正常身高，c.1945C＞T、c.1906/1907C＞T和c.1971T＞G基因突变患者表现为Rieger异常。

INSR-IRS-1-PI3K-AKT信号通路通过调节外周胰岛素靶组织葡萄糖转运蛋白-4（Glucose transporter-4，GLUT-4）和GLUT-2的表达及转位介导葡萄糖摄取，该信号通路的任何基因突变均可导致胰岛素抵抗及糖尿病的发生。*PIK3R1*基因突变导致的PI3K调节亚基p85α功能缺失使其不能与催化亚基p110结合，致使INSR信号通路受阻导致胰岛素抵抗及糖尿病。本例患者表现为空腹正常或偏低血糖，餐后血糖异常升高，这种昼夜节律的血糖模式也见于INSR杂合突变导致的胰岛素抵抗患者，这是INSR及受体后信号通路障碍导致胰岛素抵抗患者的血糖谱特点，少食多餐或低碳水高蛋白质饮食可改善此种血糖的昼夜节律波动。该患者正常饮食或高碳水化合物饮食时血糖明显升高，但生酮饮食及禁食情况下血糖可维持在正常范围，符合*PIK3R1*基因突变致SHORT综合征糖尿病的血糖谱特点。二甲双胍是治疗SHORT综合征胰岛素抵抗及糖尿病的关键药物，但也有报道二甲双胍有加重胰岛素抵抗的可能。在二甲双胍单药治疗疗效差时，加用钠-葡萄糖协同转运蛋白2抑制剂（Sodium-dependent glucose transporters 2 inhibitor，SGLT-2i）也可获得良好疗效，SGLT-2i不仅可通过降低肾糖阈、增加尿糖排泄量来降低日常食物摄入后导致的高血糖，而且还可以缓解轻微的夜间低血糖，但存在患者体重进一步减轻的风险。本例患者使用二甲双胍治疗后空腹血糖达标但餐后血糖仍较高，结合患者高碳水化合物饮食后餐后血糖异常升高的血糖谱特点，同时避免使用SGLT-2i使用后引起的体重进一步下降，给予患者二甲双胍联合联用阿卡波糖治疗，患者餐后血糖平稳达标。本例患者的治疗方案为SHORT综合征糖尿病的治疗提供了新方案。

SHORT综合征伴有身材矮小，男性成人身高为153.7～167cm，女性身高为141～167cm，生长激素治疗是增加终身高的有效方法，但会导致胰岛素抵抗的风险增加，尤其是合并糖尿病的患者会导致血糖难以控制，对于SHORT综合征患者，应谨慎评估生长激素治疗的益处和风险。本例患者已合并糖尿病，且骨骺已闭合，未再使用生长激素治疗。SHORT综合征亦会因胰岛素抵抗导致PCOS，本例患者虽妇科超声未达到PCOS诊断标准，但第二性征发育好，骨骺已闭合，至今无月经来潮，实验室检查提示睾酮及LH升高，仍考虑存在PCOS，给予二甲双胍治疗3个月后随诊，如仍无月经来潮可加用噻唑烷二酮类药物治疗。

四、病例点评

SHORT综合征是一种罕见的常染色体显性遗传病，1975年由Gorlin首次报道并命名，目前已有50余例文献报道，中国报道6例。发病年龄轻、伴有遗传特征的以胰岛素抵抗为病因的糖尿病首先考虑到的是胰岛素受体基因突变导致的Donohue综合征、Rabson-Mendenhall综合征及A型胰岛素抵抗综合征，但胰岛素受体后通路的基因异常亦会导致类似疾病，如*PIK3R1*和*PRKCE*基因突变导致的SHORT综合征、

*AKT*基因突变导致的Proteus综合征、*PTEN*基因突变导致的Cowden综合征及*PTPN11*基因突变导致的Noonan综合征等均需引起临床医生的关注。遗传因素导致胰岛素抵抗所致的糖尿病治疗非常棘手，二甲双胍、噻唑烷二酮、胰岛素类药物是治疗的基础，新型降糖药物SGLT-2i通过降低肾糖阈、增加尿糖排泄量来降低日常食物摄入后导致的高血糖，为此类疾病的治疗提供了新方向。本文分析一例以胰岛素抵抗伴糖尿病首诊、伴有典型临床特征、因*PIK3R1*基因热点突变位点杂合突变导致的SHORT综合征，并成功使用二甲双胍联合阿卡波糖使血糖平稳达标，为SHORT综合征的治疗提供了临床样板。SHORT综合征临床罕见，容易漏诊、误诊，临床医生应加强对该病的认识及治疗原则。

（病例提供者：臧　丽　中国人民解放军总医院第一医学中心）
（点评专家：吕朝晖　中国人民解放军总医院第一医学中心）

参考文献

[1]臧丽，王娟，吕朝晖，等.SHORT综合征一例并文献复习[J].中华糖尿病杂志，2021，13（12）：1166-1169.doi：10.3760/cma.j.cn115791-20210924-00519.

病例28　Wolfram综合征

一、病历摘要

（一）病史简介

患者男性，16 岁，因“口干、多饮、多尿12年，加重1年”入院。

现病史：患者12年前无明显诱因下出现口干、多饮、尿量及小便次数增多。至当地医院查随机血糖19mmol/L，完善检查后（具体不详）诊断为“1型糖尿病”，予常规胰岛素三餐前联合中效胰岛素皮下注射后症状明显改善。此后，定期监测糖化血红蛋白波动在7%～9%，病程中曾发生2次糖尿病酮症酸中毒而住院治疗。近1年口干、多饮、多尿症状加重，夜尿3～4次，喜冷饮。入院前2天因自测空腹血糖12mmol/L，遂至我院就诊。患者入院前予以常规胰岛素12U、10U、8U三餐前，中效胰岛素10U睡前皮下注射控制血糖。

患病以来，患者神志清楚，睡眠可，胃纳可，大便无殊，体重无明显变化。追问病史，患者5年前逐渐出现视力下降；近1伴听力下降。

出生及生长发育史：足月顺产，出生体重3.9kg，成绩中等。

家族史：无家族遗传疾病史，父母亲系表兄妹近亲结婚，1弟弟（4岁）新诊断为糖尿病。否认乙肝、结核等传染病史，无特殊药物使用史。

（二）体格检查

身高147cm，体重41kg，腰围64.5cm，臀围79cm。体温36.5℃，脉搏78次/分，呼吸18次/分，血压110/70mmHg。神清语利，查体合作，双肺呼吸音清，未闻及明显干湿啰音。心率78次/分，律齐，心脏各瓣膜听诊区未及明显杂音。腹软，无压痛、反跳痛。双下肢无水肿。

（三）辅助检查

入院后积极完善相关辅助检查，如下：

血常规：白细胞5.0×10^9/L，血红蛋白119g/L，血小板216.0×10^9/L，C反应蛋白＜8mg/L。

尿常规：尿比重1.004，尿酸碱度6.5，尿糖 正常，尿酮体 阴性。

肝肾功能：丙氨酸氨基转移酶19U/L，谷草转氨酶23U/L，白蛋白38.7g/L。

尿素氮2.81mmol/L，血肌酐42μmol/L，尿酸327μmol/L。

电解质：钠140 mmol/L，钾3.9 mmol/L，氯104mmol/L。

24小时尿量：4500～5500ml，尿蛋白（－）。

FPG 11.62mmol/L，2小时PG 14.44mmol/L，糖基化血红蛋白11.2%。

C肽（空腹）0.14ng/ml，C肽（餐后2小时）0.29ng/ml。

GAD、IAA、ICA抗体均阴性。

TT_3 1.03nmol/L，TT_4 93.4 nmol/L，FT_3 4.29pmol/L，FT_4 15.39 pmol/L，TSH 3.34μIU/ml。TPOAb、TGAb、TRAb均正常。

FSH 11.15mIU/L，LH 6.44mIU/L，hGH 1.447ng/ml，T 0.54ng/ml，E2 29.0pg/ml，PRL 185.59mIU/L。

禁水加压素实验：符合中枢性尿崩症。

胸片：两肺未见明显活动性病变。

心电图：正常。

骨龄摄片：左手腕骨骨龄相当于15岁左右。

腹部超声：脂肪肝，胰、脾、双肾、胆囊未见明显异常。

垂体MRI增强提示：垂体形态尚可，垂体后叶高信号显示不清。垂体柄居中，无明显增粗。视交叉无明显异常，符合中枢性尿崩症改变（病例28图1）。

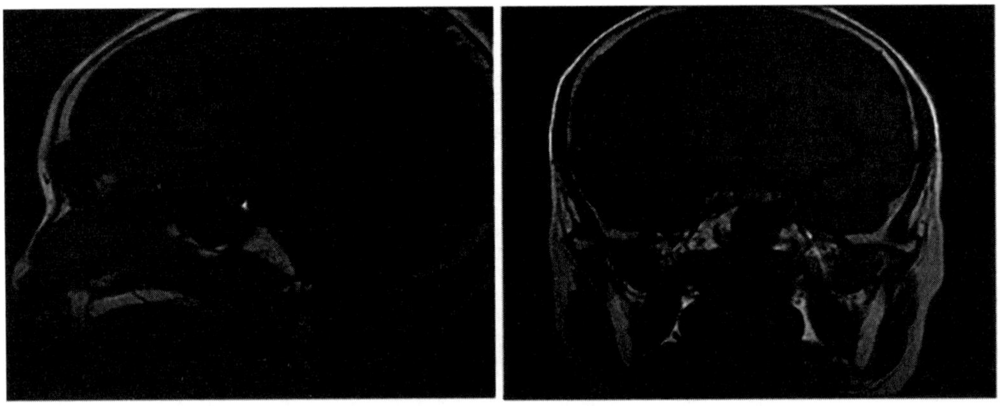

病例28图1　垂体MRI

注：垂体形态尚可，垂体后叶高信号显示不清。垂体柄居中，无明显增粗。视交叉无明显异常，符合中枢性尿崩症改变。

眼底检查：黄斑区未见明显异常，双眼视乳头杯盘比约0.6，视盘显苍白，缘清晰视神经纤维层变薄，考虑视神经萎缩（病例28图2）。

视野检查：左眼中心及中心下方视野缺损严重；右眼中心视野、颞侧及下方视野缺损严重。

双眼视觉诱发电位：P波双峰样，峰时轻度延迟，平均潜伏期右眼延迟115ms，左眼延迟119ms，双振幅下降，右眼下降约55%，左眼下降约50%。

电测听+声阻抗：双侧高频听力下降，双侧轻度感觉神经性耳聋。

Wolframin基因突变检测：8号外显子（1401–1403）GCT碱基缺失，导致缺失突变（病例28图3）。

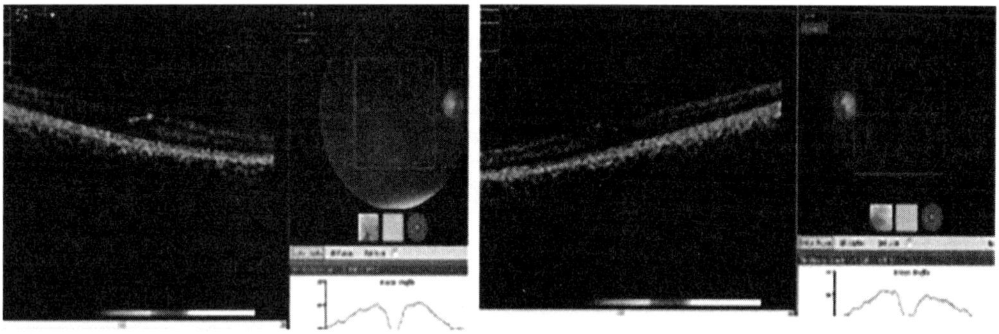

病例28图2　眼底检查

注：黄斑区未见明显异常，双眼视乳头杯盘比约0.6，视盘显苍白，缘清晰视神经纤维层变薄，考虑视神经萎缩。

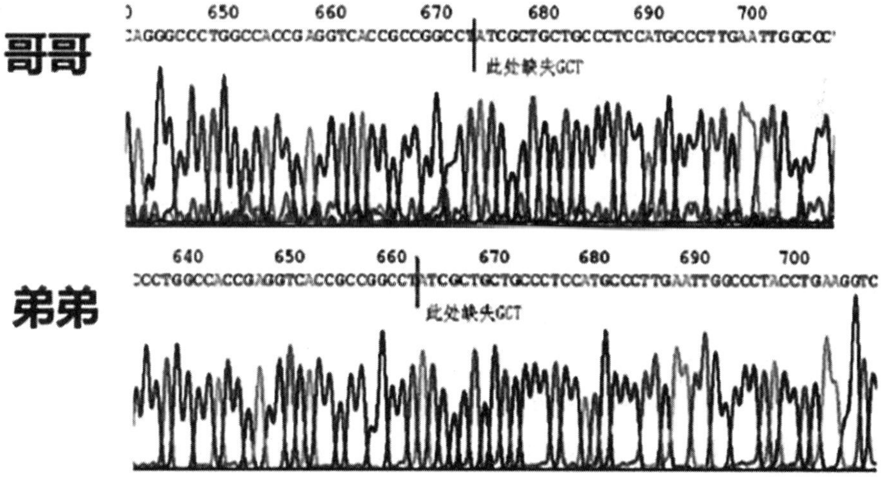

病例28图3　Wolframin基因突变检测

注：8号外显子（1401–1403）GCT碱基缺失，导致缺失突变。

二、诊疗经过

结合患者症状、体征、辅助检查，入院诊断为Wolfram综合征，予诺和锐联合甘精胰岛素降糖、弥凝替代治疗后患者口干多饮症状明显改善，血糖相对稳定后出院，建议门诊复查，定期眼科及五官科随访。

三、病例讨论

患者系青少年男性，看似典型的1型糖尿病，起初因血糖控制不佳收治入院。但抓住病史及家族史中的蛛丝马迹：伴随视力及听力减退、父母系近亲结婚，并完善一系列辅助检查，最后经基因检测，明确诊断为Wolfram综合征。

Wolfram综合征亦命名为DIDMOAD（diabetes insipidus，diabetes mellitus，optic atrophy，deafness）综合征：糖尿病-视神经萎缩-听力减退-尿崩症综合征，特点是在平均6岁左右出现胰岛素依赖性的糖尿病，常为首发疾病，在糖尿病诊断2～3年后出现视力异常，几乎所有患者均伴有视神经萎缩，部分可伴有视野缺损及眼球震颤等；此外，部分患者还可发生白内障；青春期时出现中枢性尿崩，发生率约为32%，亦有肾盂积水、输尿管积水等泌尿系统症状。耳聋也往往发生在青春期，以高频段为主，提示为神经性耳聋。内分泌系统还可有垂体性侏儒症、甲状腺功能减退、性发育迟缓等症状。此外，Wolfram综合征还可伴随其他精神及神经系统表现，如共济失调、肌痉挛、神经性膀胱、情绪或行为改变及器质性脑病综合征等。

Wolflam综合征发病机制尚未明了，近年来研究表明大多数Wolfram综合征是由WFS1基因突变所致。WFS1基因含有8个外显子，编码890个氨基酸组成的跨膜蛋白Wolframin，该蛋白在心、脑及胰腺均有较高的表达，亚细胞主要定位于内质网，参与膜运输及蛋白加工，目前认为与胰岛β细胞及神经元细胞的存活及维持有关。90%的Wolfram 综合征患者可检测出一种WFS1基因变异，大部分突变位于8号外显子，已发现该基因变异超过60余种。患者为突变纯合子或复合突变杂合子，前者多有近亲通婚。该患者入院后病史询问过程中偶然发现其父母为近亲结婚，再结合临床症状，高度怀疑为特殊类型糖尿病，后经基因检测后明确诊断。因此，没有条件做基因检测时，Wolfram综合征仍以临床表现作为主要诊断依据。

Wolfram综合征目前尚无有效治疗措施，临床主要采用对症处理：即胰岛素控制血糖，醋酸去氨加压素替代治疗改善多尿症状，另外，可配戴助听器改善耳聋等。Wolfram综合征通常伴有情绪或行为改变，应该重视心理随访。该患者经调节胰岛素剂型及剂量血糖逐渐平稳，弥凝替代治疗后口干多尿症状明显改善，考虑听力暂不影响日常生活，家属暂不考虑安装助听器，建议出院后五官科、眼科、神经心理科等相关科室随访。

四、病例点评

特殊类型糖尿病虽然发病机制相对明确，但其诊断和治疗仍是目前糖尿病防治中的难点：一方面是特殊类型糖尿病临床表现可能同时具有1型和2型糖尿病的特征而容易误诊漏诊；另一方面，大部分特殊类型糖尿病目前仍无特别好的治疗手段。该患者看似典型的1型糖尿病，但经详尽的病史询问从中看出蛛丝马迹，为后面的明确诊断奠定了基础。因此，加强对特殊类型糖尿病的认识，减少误诊、漏诊是制定合理治疗方案的前提。随着基因测序及其他分子遗传学技术的进展，相信有更多的特殊类型糖尿病得到诊断，对机制的研究助于糖尿病药物研发，从而得到精准医疗。

（病例提供者：李晓永　秦　利　上海交通大学医院附属新华医院）
（点评专家：苏　青　上海交通大学医院附属新华医院）

参考文献

[1]项坤三.特殊类型糖尿病[M].上海：上海科学技术出版社，2011：15.

[2]赵艳艳，秦贵军.特殊类型糖尿病的诊疗思路[J].中华糖尿病杂志，2019，11（11）：705-707.

[3]Adler A，Bennett P，Colagiuri Chair S，et al.REPRINT OF：CLASSIFICATION OF DIABETES MELLITUS[J].Diabetes Res Clin Pract，2021，31：108972.doi：10.1016/j.diabres.2021.108972

[4]Byron J，Hoogwerf MD.FACE Type of diabetes mellitus：Does it matter to the clinician?[J].Cleveland Clinic Journal of Medicine February，2020，87（2）100-108.

病例29 家族性局部脂肪代谢障碍2型并脂肪萎缩性糖尿病

一、病历摘要

（一）病史简介

患者女性，27岁，因“血糖升高6年余”入院。

患者 6 年前因“急性胰腺炎”于当地医院住院，住院期间首次发现血糖升高（具体不详），三酰甘油（triglyceride，TG）19.0 mmol/L（参考值≤2.3mmol/L），在当地医院给予抑酸、补液、降糖等治疗，出院后的血糖在正常范围内，患者未重视，出院后未规律监测血糖。4年前因“急性胰腺炎”复发，再次于当地医院住院，行相关检查诊断为“急性胰腺炎、糖尿病”，当地医院给予二甲双胍（剂量用法具体不详）治疗，监测空腹血糖（fasting plasma glucose，FPG）8.0mmol/L（参考值3.9～6.1mmol/L），餐后2小时血糖（2 Hours Postprandial Blood Glucose，2h PBG）8.0～9.0mmol/L（参考值3.9～7.8mmol/L），糖化血红蛋白未测，患者2个月后自行停药，未进行严格饮食控制，未规律监测血糖。此后，因“急性胰腺炎”反复发作多次于当地医院住院治疗，血糖控制不佳，应用“二甲双胍及长效胰岛素”方案（具体不详）降糖治疗，每次出院后继续口服二甲双胍单药治疗，自述用药无具体方案。4个月前因“急性胰腺炎”就诊于当地医院时，检测FPG 13.0mmol/L，2hPBG 11.0～14.0mmol/L，TG 6.99mmol/L、总胆固醇（total cholesterol，TC）10.7mmol/L（参考值≤5.2mmol/L）、高密度脂蛋白胆固醇（high-density lipoprotein-cholesterol，HDL-C）0.74mmol/L（参考值0.78～2.00 mmol/L）、低密度脂蛋白胆固醇（low-density lipoprotein-cholesterol，LDL-C）5.44 mmol/L（参考值≤3.70mmol/L）、钾2.97mmol/L（参考值3.50～5.30mmol/L）；腹部及盆腔CT示肝实质密度减低、考虑脂肪肝，胰腺体尾部增大显示不清、边缘模糊、周围液体密度影、左肾前筋膜增厚、考虑炎性改变，入院及时补液、PPI类抑酸、贝特类他汀类降脂、使用降糖药等治疗，症状好转出院。1个月前感冒后急性胰腺炎又发作就诊当地医院，查FPG 12.4mmol/L，TG 3.69mmol/L，空腹血胰岛素6.23mU/L（参考值2.60～24.90mU/L）、C肽1.20μg/L（参考值1.10～4.40μg/L），餐后血胰岛素14.93mU/L、C肽3.35μg/L，无口干、多饮、多尿，无明显多食易饥，无视物模糊，无四肢发凉等，出院时降糖方案为“甘精胰岛素每日24U＋赖脯胰岛素早中晚餐前各3U”，辅以血脂康颗粒及阿昔莫司降脂治疗，血糖控制仍不佳。我院门诊以“糖尿病”收住入院，患者体重近2年下降2～3kg。

既往史：既往有多囊卵巢病史；血脂异常6年余，曾服用非诺贝特、阿昔莫司、血脂康胶囊调脂治疗，效果欠佳；否认冠心病、高血压、脑血管病慢性病史。

月经史：14岁月经初潮，周期为30～35d，末次月经为2021年9月27日，无痛经、血块、阴道不规则流血；12年前曾有2年停经史。

（二）体格检查

患者身高164cm，体重57.5kg，BMI 21.4，腰围68cm，臀围88cm，腰臀比0.77。可见双乳发育欠佳，两乳头间距较宽（病例29图1A）；胸部、腹部皮下脂肪明显萎缩（病例29图1A）；臀部、腿部皮下脂肪组织少，可见较发达的肌肉，肌肉线条明显（病例29图1B）；外阴发育异常，阴阜部有明显的脂肪堆积，同时阴唇肥大，阴蒂不突出（病例29图1C）。患者母亲有类似体征（病例29图1D～F）。

（三）辅助检查

2021年10月9日入院随机血糖19.0mmol/L，2021年10月10日治疗前与治疗后相关指标检测结果如下（病例29表1）；75g口服葡萄糖耐量试验、C 肽及胰岛素释放试验结果提示C肽及胰岛素释放高峰延迟（病例29表2）；17-羟孕酮2.24ng/ml，患者行化验检查时处于黄体期，该指标为正常参考值内；甲状腺功能（FT_3、FT_4、TSH、TG-Ab、TPO-Ab、TR-Ab）、促肾上腺皮质激素（08：00）、皮质醇（08：00）、骨代谢五项（甲状旁腺激素、骨钙素、25-羟维生素D、β-胶原降解产物、氨基端前肽）均未见明显异常，糖尿病自身抗体、抗核抗体谱均阴性。

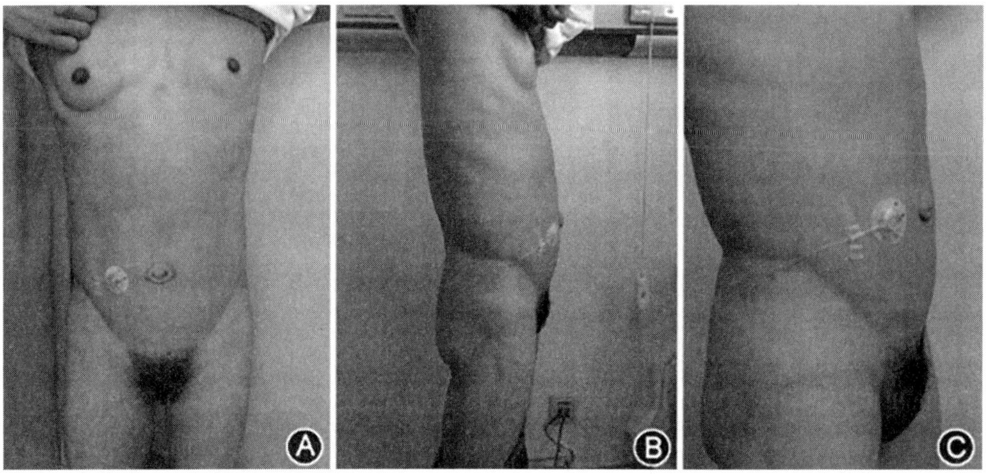

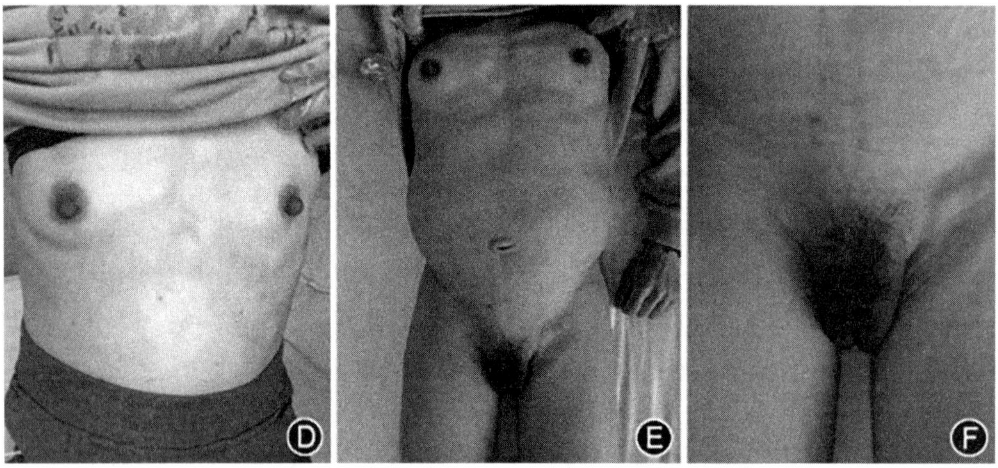

病例29图1 本例家族性局部性脂肪营养不良综合征患者及其母亲的临床体格特征

注：A. 患者全身脂肪萎缩，以胸腹部为著（正位）；B. 患者全身脂肪萎缩，臀部、腿部肌肉发达，皮下组织少，肌肉显露（侧位）；C. 患者外阴发育异常，阴唇肥大；D. 患者母亲胸部脂肪萎缩，左乳明显，两乳头间距增宽，约 23 cm；E. 患者母亲乳房、外阴发育异常，阴唇肥大，腿部肌肉发达，皮下组织少；F. 患者母亲外阴发育异常，阴唇肥大，阴蒂不突出。

病例29表1 患者治疗前后指标对比结果

指标	治疗前	治疗后	参考值
FPG（mmol/L）	13.30	7.5	3.9 ~ 6.1
HbA1c	11.00%	–	4.00% ~ 6.00%
TC（mmol/L）	6.42	4.74	≤ 5.2
TG（mmol/L）	8.80	2.67	≤ 2.3
γ – 谷氨酰转移酶（U/L）	62	47	7 ~ 45
HDL–C（mmol/L）	0.88	1.00	0.78 ~ 2.00
LDL–C（mmol/L）	4.00	3.17	≤ 3.70
低密度脂蛋白胆固醇（mmol/L）	1.21	1.25	0.25 ~ 1.17
间接胆红素（μmol/L）	25.52	17.59	1.00 ~ 17.00
总胆红素（μmol/L）	28.82	22.52	0.00 ~ 21.00
尿酸（μmol/L）	493	442	155 ~ 357
尿微量白蛋白（mg/L）	299.63	267.03	0 ~ 20.00
24 小时尿蛋白定量（g）	0.67	–	0 ~ 0.15
24 小时尿微量白蛋白（mg）	390.83	–	< 30.00
17– 羟孕酮（ng/L）	2240	–	卵泡期 50 ~ 1020 黄体期 300 ~ 2340 排卵期 100 ~ 1400
雌二醇（pg/ml）		–	21 ~ 312
睾酮（ng/ml）		–	0.11 ~ 0.57

续表

指标	治疗前	治疗后	参考值
雄烯二酮（ng/ml）		–	0.3 ~ 3.3
双氢睾酮（pg/ml）		–	17.6 ~ 196.5
糖尿病自身抗体（胰岛细胞抗体、胰岛素自身抗体、谷氨酸脱羧酶抗体、酪氨酸磷酸酶抗体、锌转运蛋白8抗体）	阴性	–	–
抗核抗体谱（抗双链DNA抗体、抗组蛋白抗体、抗染色质抗体、抗Sm抗体、抗核糖体P蛋白抗体、抗SSA SSB抗体、抗RNP抗体、抗Jo-1抗体、抗线粒体抗体、抗核抗体）	阴性	–	–

病例29表2　患者75 g口服葡萄糖耐量试验及胰岛素、C肽释放试验结果

指标	0 min	30 min	60 min	120 min	180 min
血糖（mmol/L）	12.14	13.17	16.01	18.05	16.17
C肽（μg/L）	3.54	3.76	4.37	5.51	5.61
胰岛素（mU/L）	32.40	32.80	46.10	52.10	55.10

血管超声示双侧颈动脉环及椎动脉检查未见异常，双下肢动静脉超声检查未见明显异常。心脏、双侧肾上腺超声未见异常；腹部超声示中度脂肪肝（病例29图2A）；妇科超声示双侧卵巢卵泡数目偏多（病例29图2B），双侧大阴唇体积增大。

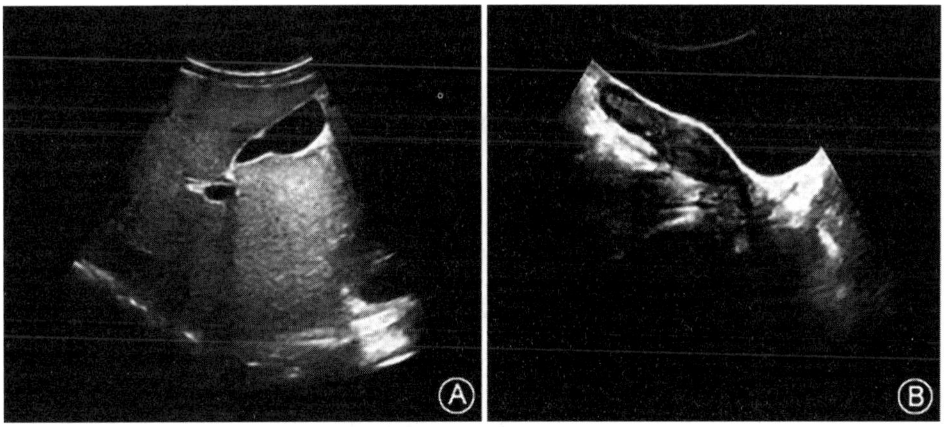

病例29图2　本例患者腹部超声及妇科超声结果

注：A. 超声示肝脏大小尚可，形态饱满；边缘光整；肝实质回声增强，光点细密，分布均匀，中度脂肪肝；脾脏厚度增加，内部回声均匀，脾大；B. 妇科彩超示双侧卵巢卵泡数目偏多。

另外，取得患者及家属知情同意并签字后，抽取患者及其父母外周静脉血进行基因检测。检测到受检者1个与临床表型显著相关的基因变异——LMNA基因，一代验证结果为LMNA基因c.1444C>T（p.R482W）杂合变异（病例29图3A），母源。全外显子组检测基因拷贝数变异（copy number variation，CNV）检测未发现与受检者临床症状相关的明确致病性的大片段缺失/重复变异。染色体核型分析：46XX。患者母亲，LMNA基因c.1444C>T（p.R482W）基因突变进行 Sanger 验证，结果示其同患者，有同一位点的杂合突变（病例29图3B），患者的父亲未携带该基因突变（病例29图3C）。

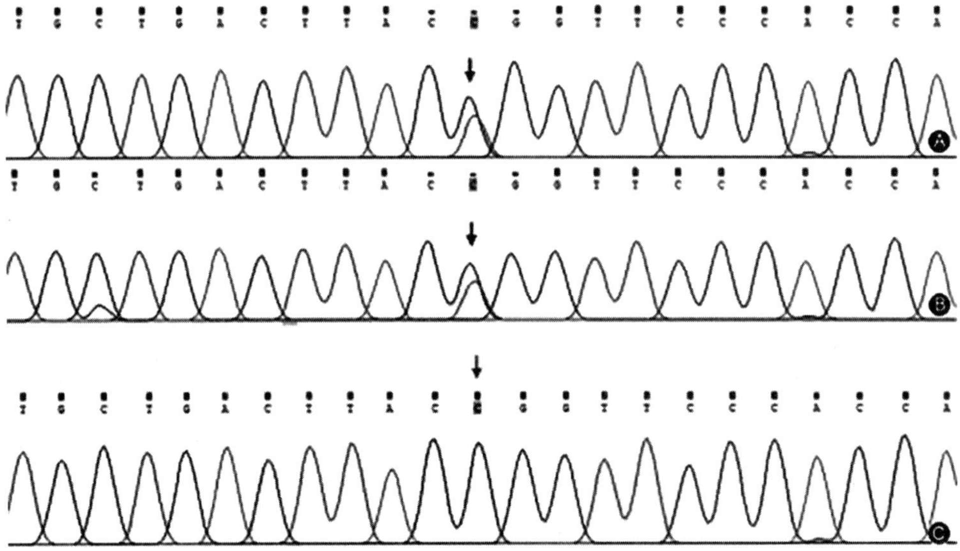

病例29图3　本例患者及父母Sanger测序峰图

注：红色箭所示为患者（3A）及其母亲（3B）LMNA 基因 c.1444C > T（p.R482W）突变，绿色箭头示患者父亲（3C）LMNA 基因无突变。

二、诊治过程

结合患者症状、体征、辅助检查，诊断考虑为：家族性局部脂肪代谢障碍（FPLD）2型、脂肪萎缩性糖尿病、多囊卵巢综合征及血脂异常。

住院期间严格糖尿病低脂饮食，口服降糖药联合胰岛素强化治疗控制血糖。具体治疗方案为：赖脯胰岛素注射液（优泌乐）早中晚餐前各6U皮下注射及甘精胰岛素注射液（来得时）每晚28U皮下注射，二甲双胍（0.5g，3次/d）治疗。应用阿昔莫司胶囊（0.25g，2次/天）、非诺贝特胶囊（1粒，1次/天）调脂治疗。患者血糖、血脂异常明显好转病情稳定后出院，出院后改用二甲双胍（0.5g，3次/天）、阿卡波糖（50mg，3次/天）、格列齐特（30mg，1次/天）联合甘精胰岛素（26U，每晚睡前1次）控制血糖。另外加强健康教育：出院后继续糖尿病低脂饮食，禁饮酒，适度增加体育运动。患者入院治疗前后指标对比结果见病例29表1。

三、病例讨论

本例患者下颌前突，双侧乳房发育差，胸腹部皮下脂肪明显减少，脂肪组织积聚在面部和颈部，呈现双下巴、肥胖的颈部及类似库欣样外观；臀部及腿部皮下组织少，肌肉显露；阴唇肥大。另外，患者TG及TC水平高，存在异位的脂肪沉积——中度脂肪肝，葡萄糖代谢异常，胰岛素抵抗明显。根据2011年美国糖尿病协会（American Diabetes Association，ADA）糖尿病诊断标准，患者糖尿病诊断明确。本例患者根据病史及相关检查判断应不属于1型糖尿病或2型糖尿病。患者无“三多一少”症状，糖尿病自身抗体均阴性，胰岛功能尚存在，对胰岛素不敏感，与1型糖尿病不符。患者为青年女性，血脂水平高，饮食及药物控制疗效欠佳，反复发作胰腺炎，胸腹部及四肢皮下脂肪组织萎缩明显，同时此患者母亲亦有类似体征，存在家族史，因此考虑为特殊类型糖尿病：脂肪萎缩性糖尿病。

患者及其他家庭成员（病例29图4）进行了外周血液样本基因检测，检测到患者存在与临床表型显著相关的变异——LMNA基因错义突变，该变异来源于母亲。其编码区第1444位碱基由C变异为T，导致编码蛋白质的第482位氨基酸由精氨酸变异为色氨酸。根据现有证据，参照2015年版美国医学遗传学与基因组学学会指南对变异的致病性评估，本例患者及其母亲的变异定义为致病性变异，LMNA基因变异与常染色体显性遗传的FPLD 2型诊断明确，变异为人类基因突变数据库收录的FPLD相关的已知变异。

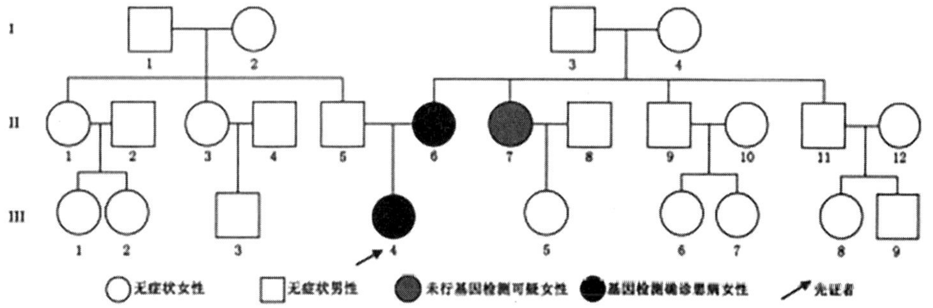

病例29图4　本例患者家系图

本例患者同时可诊断为PCOS，其有以下临床特征：连续2年闭经病史；血清睾酮在正常范围内，但查体可见会阴部毛发浓密，参考Ferriman-Gallwey评分系统，本例患者≥2～3分，即为多毛；面颊两侧可见痤疮后皮肤改变，声音低沉，阴唇肥大等雄激素过多症表现；妇科超声示双侧卵巢卵泡数目偏多；血糖、血脂代谢异常；非酒精性脂肪肝。同时能排除其他类似PCOS的疾病，如本例患者甲状腺功能无明显异常，可排除甲状腺疾病；近期未出现重度多毛、原有多毛突然进行性加重等，可排除雄激素分泌型肿瘤。因此，根据鹿特丹标准，患者诊断为多囊卵巢综合征。多囊卵巢综合征是由多种遗传和环境因素相互作用产生的一种复杂特征，以往研究中多囊卵巢综合征与脂肪代谢障碍综合征的相关性缺少足够准确的共同线索。文献中也很少有报道描述PCOS与FPLD2的相关性，但据欧洲科学家Alessandra Gambineri 2018年最新研究表明，女性脂肪营养不良常伴有PCOS，主要与严重胰岛素抵抗、脂肪组织发育缺陷有关。

LMNA基因位于lq21.2染色体上，包含12个外显子。LMNA基因转录过程中发生选择性剪切，在第10号外显子产生2种不同的mRNA。LMNA基因的产物——层黏连蛋白A和C（lamin A/C），它们是通过结构性连接（随细胞周期和细胞分化过程而异）而构建细胞核结构的核包膜蛋白，与核膜蛋白和染色质相互作用，是核层的关键组成部分，核层是一种蛋白质网状结构，位于核膜内，对正确的核结构至关重要。Lamin A/C的改变可中断与染色质或其他核纤层蛋白的相互作用，破坏核层的完整性。另外，LMNA表达异常还可能干扰关键的脂肪细胞转录因子/调节因子，包括SREBP-1c 和PPARγ，从而破坏脂肪生成。最终导致脂肪萎缩。

四、病例点评

脂肪营养不良综合征根据病因可分为先天性和获得性，根据脂肪萎缩受累部位，可分为全身性和部分性。先天性脂肪营养不良综合征又称为先天性脂肪萎缩，包括先天性全身性脂肪营养不良综合征（congenital generalized lipodystrophy，CGL）、FPLD及其他类型。目前人们对这些疾病分子基础的认识正在提高，其病因很可能是多种分子缺陷。根据目前的研究，涉及脂肪营养不良发病机制的基因可分为主要参与：1.脂肪细胞分化的转录调控，如过氧化物酶体增殖物激活受体γ-PPARG（核激素受体超家族成员）和LMNA，编码lamin A/C，它是一种核膜蛋白，具有多种细胞作用，包括染色质和转录因子结合和组织核膜和细胞骨架、脂肪酸摄取、三酰甘油（TAG）合成、脂滴形成。

FPLD临床中比较罕见，特征是发生于儿童期、青春期或成年期早期的不同程度脂肪组织丢失，患者可出现代谢性并发症，有时还会出现心肌病、传导障碍和充血性心力衰竭，其中FPLD 2型（又称Dunnigan脂肪营养不良）表现为四肢、腹部和胸部脂肪丢失，而颏部和锁骨上区的皮下脂肪过多。通常，患者在儿童期脂肪组织正常，但在青春期或成年期早期出现四肢皮下脂肪丢失，该综合征患者的肌肉更加发达，而不仅仅是皮下脂肪丢失使肌肉显得发达，故该病在女性中相对更容易被发现，患者的肌肉活检可发现1型和2型肌纤维肥大，也可出现锁骨上区脂肪过多和圆脸，还可能出现黑棘皮病、多毛症和月经异常（卵巢源性雄激素过多症）。在20岁后可出现糖尿病并伴有高三酰甘油血症、血清HDL-C浓度低和空腹血清游离脂肪酸浓度高，导致心血管风险增加。

局部性和全身性脂肪营养不良使患者产生胰岛素抵抗及其相关并发症，如糖尿病、高三酰甘油血症、肝脂肪变性、多囊卵巢和黑棘皮病，脂肪萎缩的程度决定了代谢和其他并发症的严重程度。

目前，脂肪萎缩性糖尿病是一个治疗难题，患者可发展为糖尿病肾病、糖尿病视网膜病变、急性胰腺炎反复发作、心肌梗死、脑梗死等。

综上所述，FPLD、脂肪萎缩性糖尿病患者临床较为少见，误诊率相对较高，临床常与2型糖尿病、代谢综合征及库欣综合征混淆，可通过检测外周血中生长激素、促肾上腺皮质激素、皮质醇及尿中游离皮质醇和垂体影像学检查，与皮质醇增多症及肢端肥大症相鉴别。脂肪萎缩、高脂血症、血糖控制欠佳伴胰腺炎反复发作等典型表现对家族性部分性脂肪营养不良、脂肪萎缩性糖尿病的诊断有重要提示意义，同时基因检测的应用也增加了该病诊断的正确率。在诊断明确的前提下给予及时、恰当的治疗，对稳定病情及延缓并发症的发生有重要的意义。

（病例提供者：樊圆圆　山东第一医科大学附属省立医院）

（点评专家：周新丽　山东第一医科大学附属省立医院）

参考文献

[1]2.Classification and Diagnosis of Diabetes：Standards of Medical Care in Diabetes-2021[J].Diabetes Care，2021，44（Suppl 1）：15-33.

[2]Escobar-Morreale HF，Carmina E，Dewailly D，et al.Epidemiology，diagnosis and management of hirsutism：a consensus statement by the Androgen Excess and Polycystic Ovary Syndrome Society[J].Hum Reprod Update，2012，18（2）：146-170.

[3]Teede HJ，Misso ML，Costello MF，et al.Recommendations from the international evidence-based guideline for the assessment and management of polycystic ovary syndrome[J].Hum Reprod，2018，33（9）：1602-1618.

[4]Joy TR，Hegele RA.Prevalence of reproductive abnormalities among women with familial partial lipodystrophy [J].Endocr Pract，2008，14（9）：1126-1132.

[5]keller J, Subramanyam L, SIMHA V, et al.Lipodystrophy: an unusual diagnosis in a case of oligomenorrhea and hirsutism[J].Obstet Gynecol, 2009, 114（2 Pt 2）: 427-431.

[6]Vantyghem M C, Desplanques, Vincent D, Defrance-Faivre F, et al.Fertility and obstetrical complications in women with LMNA-related familial partial lipodystrophy[J]J Clin Endocrinol Metab, 2008, 93（6）: 2223-2229.

[7]Gambineri A, Semple RK, Forlani G, et al.Monogenic polycystic ovary syndrome due to a mutation in the lamin A/C gene is sensitive to thiazolidinediones but not to metformin[J]. Eur J Endocrinol, 2008, 159（3）: 347-353.

[8]Gambineri A, Zanotti L.Polycystic ovary syndrome in familial partial lipodystrophy type 2（FPLD2）: basic and clinical aspects [J].Nucleus, 2018, 9（1）: 392-397.

[9]Cao H, Hegele RA.Nuclear lamin A/C R482Q mutation in canadian kindreds with Dunnigan-type familial partial lipodystrophy[J].Hum Mol Genet, 2000, 9（1）: 109-112.

[10] Gonzalo S, Kreienkamp R, Askjaer P.Hutchinson-Gilford Progeria Syndrome: A premature aging disease caused by LMNA gene mutations[J].Ageing Res Rev, 2017, 33: 18-29.

[11]Vadrot N, Duband-Goulet I, Cabet E, et al.The p.R482W substitution in A-type lamins deregulates SREBP1 activity in Dunnigan-type familial partial lipodystrophy [J]. Hum Mol Genet, 2015, 24（7）: 2096-2109.

[12]Oldenburg AR, Delbarre E, Thiede B, et al.Deregulation of Fragile X-related protein 1 by the lipodystrophic lamin A p.R482W mutation elicits a myogenic gene expression program in preadipocytes[J].Hum Mol Genet, 2014, 23（5）: 1151-1162.

[13]Jeffery E, Church CD, Holtrup B, et al.Rapid depot-specific activation of adipocyte precursor cells at the onset of obesity [J]. Nat Cell Biol, 2015, 17（4）: 376-385.

[14]Speckman RA, Garg A, Du F, et al.Mutational and haplotype analyses of families with familial partial lipodystrophy（Dunnigan variety）reveal recurrent missense mutations in the globular C-terminal domain of lamin A/C[J].Am J Hum Genet, 2000, 66（4）: 1192-1198.

[15]Hussain I, Garg A.Lipodystrophy Syndromes[J].Endocrinol Metab Clin North Am, 2016, 45（4）: 783-797.

[16]Spuler S, Kalbhenn T, Zabojszcza J, et al.Muscle and nerve pathology in Dunnigan familial partial lipodystrophy[J].Neurology, 2007, 68（9）: 677-683.

[17] Jackson SN，Howlett TA，Mcnally PG，et al.Dunnigan–Kobberling syndrome：an autosomal dominant form of partial lipodystrophy[J].Qjm，1997，90（1）：27–36.

[18]Ursich MJ，Fukui RT，Galvao MS，et al.Insulin resistance in limb and trunk partial lipodystrophy（type 2 Köbberling–Dunnigan syndrome）[J].Metabolism，1997，46（2）：159–163.

[19]Walker UA.Acquired and inherited lipodystrophies[J].N Engl J Med，2004，351（1）：103–104；author reply–4.

[20]Garg A，Misra A.Lipodystrophies：rare disorders causing metabolic syndrome[J].Endocrinol Metab Clin North Am，2004，33（2）：305–331.

[21]Vantyghem MC，Balavoine AS，Douillard C，et al.How to diagnose a lipodystrophy syndrome [J].Ann Endocrinol（Paris），2012，73（3）：170–189.

病例30 AGPAT2基因复合杂合突变导致全身性脂肪营养不良

一、病历摘要

（一）病史简介

患者女性，26岁，未婚。

现病史：糖尿病病程9年，2011年患者以酮症起病，启动胰岛素降糖治疗，血糖控制不理想。2013年，患者因感染再次发生糖尿病酮症酸中毒，每日胰岛素使用加量，同时加用二甲双胍、格列美脲及罗格列酮口服药辅助降糖，血糖控制一般。该患者经检查发现三酰甘油水平明显升高，伴肝功能损伤，予“多烯磷脂酰胆碱”保肝，“非诺贝特”及“阿昔莫司”降血脂（具体剂量不详），经临床评估，不排除脂肪萎缩性糖尿病可能。2018年6月，患者出现眼部并发症，因眼底出血行眼底硅油填充术，胰岛素用量继续加大，调整为“诺和锐50U、40U、50U qd，重组甘精胰岛素注射液（长秀霖）150U qn”，同时联合口服药物降糖。2019年2月患者因行卵巢囊肿手术术前准备，再次调整“长秀霖180U qn”。2020年6月，患者为系统评估其糖尿病病情再次入院，诊断“脂肪萎缩性糖尿病”，同时评估糖尿病并发症，检查示糖尿病视网膜病变、糖尿病肾病、糖尿病周围神经病变。

既往史：患者系足月顺产，出生无窒息抢救史，出生体重2500g，母乳喂养至6个月。患者1.5岁前经常腹泻、发热，2岁后体健。自幼臀部瘦、手脚细，皮肤黑，体毛多，生长发育较同龄人无异。

12岁初潮，3～6个月1次，到18岁时1次/月，经量多。

家族史：患者父母体健，非近亲结婚，家族中无类似疾病患者。

（二）体格检查

身高161cm，体重56.45kg，BMI 21.78kg/m^2，体温36.4℃，血压134/79mmHg。消瘦貌、脸圆、发际低、头发浓密。皮肤较黑、多毛，双侧腋窝、腹股沟可见黑棘皮样改变，面部、颈部可见痤疮，全身见散在淡红色丘疹。心肺无异常，腹部膨隆，腹壁脂肪薄，肝脾大。四肢及臀部皮下脂肪明显菲薄（病例30图1）。体脂仪示全身皮下脂肪减少（全身脂肪百分比为9.7%，内脏脂肪面积为59cm^2，腹部皮下脂肪面积为79cm²）。

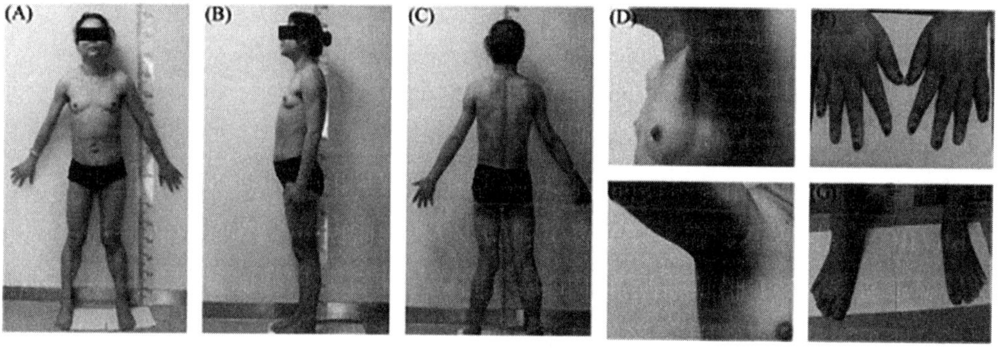

病例30图1 患者体征特点

注：A.全身正面；B.全身侧面；C.全身后面；D.左侧腋窝；E.右侧腋窝；F.双手；G.双足。

（三）辅助检查

1．实验室检查（末次随访，2020年6月2日）

肝功能：丙氨酸氨基转移酶23U/L（参考范围10～64U/L，下同）、天门冬氨酸氨基转移酶30U/L（8～40U/L）、碱性磷酸酶33U/L（38～126U/L）、γ-谷氨酰基转移酶48U/L（7～64U/L）。

血脂：三酰甘油16.01mmol/L（0.56～1.70mmol/L）、总胆固醇4.98mmol/L（2.33～5.70mmol/L）、高密度脂蛋白胆固醇0.52mmol/L（0.80～1.80mmol/L）、低密度脂蛋白胆固醇1.49mmol/L（1.30～4.30mmol/L）、载脂蛋白AI 0.98g/L（1.06～1.88g/L）、载脂蛋白B 0.89g/L（0.46～1.13g/L）、载脂蛋白E 8.6mg/dl（2.9～5.3mg/dl）。

尿常规：蛋白质（+）、24小时尿蛋白504mg。

糖代谢：HbA1C 8.6%（4.7%～6.4%）、口服葡萄糖耐量试验及同步血浆胰岛素、C肽释放试验提示严重胰岛素抵抗及糖耐量受损（病例30图2）。

余未见异常。

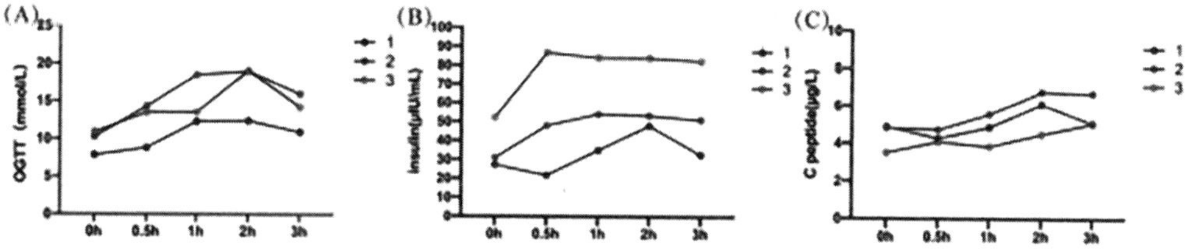

病例30图2 患者口服葡萄糖耐量试验及同步血浆胰岛素、C 肽释放试验

注：A.2013年；B.2014年；C.2020年。

2．影像学检查

腹部彩超：脂肪肝、肝大（肝脏左叶：长×厚：112mm×103mm，右叶斜径131mm）。

胸部CT：右肺中叶结节、左肺内索条影、右侧水平裂增厚。

盆腔彩超：右卵巢已切除、左卵巢40mm×31mm×42mm，内见无回声区单切面约14枚，直径3～13mm。

余未见明显异常。

3．基因检测结果　获得患者及家属知情同意后，提取患者外周血样送检全外显子基因组测序，并经一代测序验证患者及父母的突变位点。测序分析发现患者AGPAT2基因2个等位基因复合杂合变异，等位基因c.356_362del：p.Ala119fs来源于父亲，目前尚无文献报道，参照美国医学遗传学和基因组学学会（American College of Medical Genetics and Genomics，ACMG）相关指南，评分为致病突变位点；等位基因c.683T>C：p.L228P来源于母亲，为已知的可能致病的变异位点。患者家系图及基因测序结果见病例30图3。

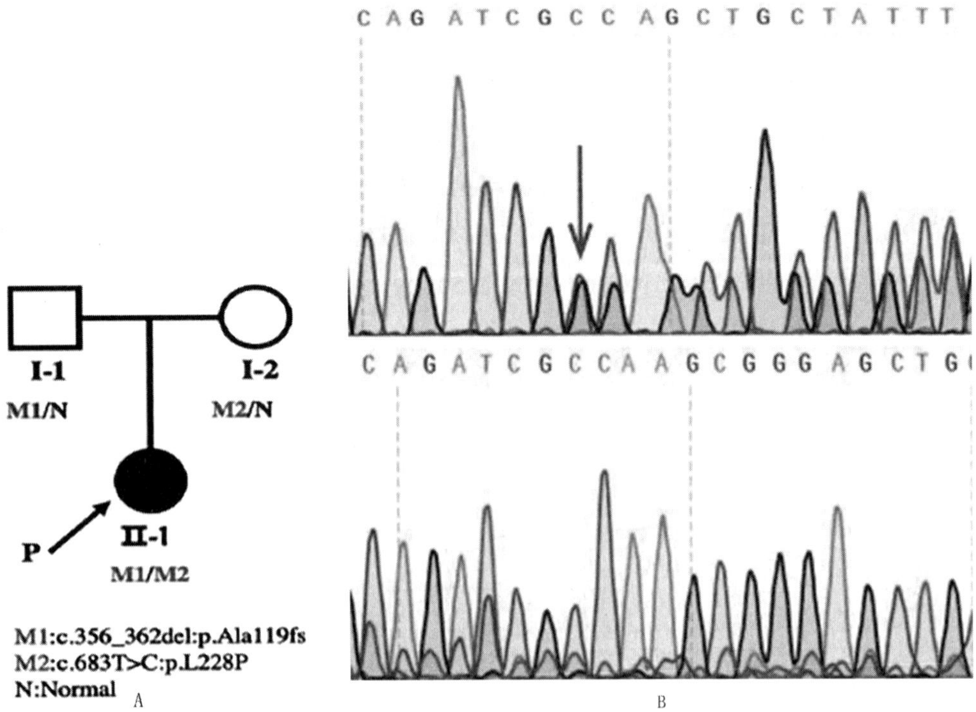

A　　B

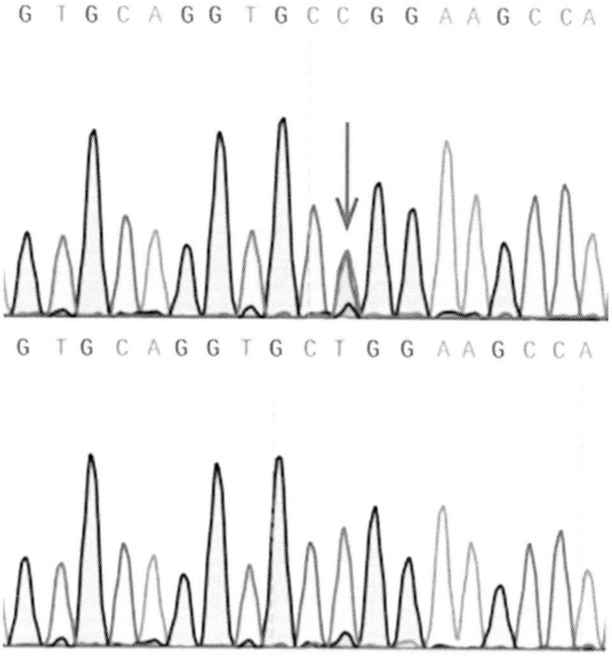

C

病例30图3　患者家系图和基因测序结果

注：A. 家系图，黑色箭头所指为患者，其父母均正常；B. 患者 AGPAT2 基因测序结果（M1 突变），红色箭头指示 cDNA 的第 356 至 362 位碱基缺失；C. 患者 AGPAT2 基因测序结果（M2 突变），红色箭头指示 c.683 位点的胸腺嘧啶（T）被胞嘧啶（C）取代。

二、诊疗经过

患者入院后予维格列汀+二甲双胍提高胰岛素敏感性，促进外周组织利用葡萄糖，阿卡波糖抑制胃肠道碳水化合物的吸收，胰岛素逐渐减量为诺和锐早餐前15 U、中餐前15U、晚餐前10U和长秀霖60U qn，联合钠-葡萄糖协同转运蛋白2（SGLT2）抑制剂恩格列净尿路排糖，患者血糖水平稳定在3.8 ~ 5.9mmol/L，同时予多烯磷脂酰胆碱保肝，非诺贝特、依折麦布、吉非罗齐、奥司利他随餐服用，以改善血脂紊乱。

三、病例讨论

先天性全身脂肪营养不良（congenital generalized lipodystrophy，CGL）是一类罕见的常染色体隐性遗传代谢病，由Berardinelli和Seip最先报道，故又称Seip-Berardinelli综合征。据估计，CGL的人口患病率约为1/1000万，多发生在父母近亲结婚的后代。现已发现4种致病基因：AGPAT2、BSCL2、CAV1、PTRF，故目前临床上又分为4种亚型，分别为CGL1、CGL2、CGL3、CGL4。其中CGL1型和CGL2型最常见，约占95%。CGL1型系由位于染色体9q34的1-酰基甘油-3-磷酸O-酰基转移酶2（1-acylglycerol-3-phosphate O-acyltransferase 2，AGPAT2）基因突变引起。AGPAT2具有催化溶血磷脂酸的酰化形成磷脂酸的作用，这是生物合成三酰甘油和甘油磷脂关键中间步骤。因此，其功能异常可导致脂肪细胞三酰甘油生物合成和储存障碍、脂肪细胞凋亡加速，进而导致脂肪营养不良。本病最典型的临床特征为出生时或出生不久后全身代谢性脂肪组织如皮下、骨髓、胸腔及腹腔内脂肪组织几乎完全消失，而具有机械支持作用的脂肪组织如手心、足底、头皮、眼眶后关节周围的脂肪组织正常。儿童期表现为食欲亢进、生长加速、甲状腺功能正常的高代谢状态；患者常合并代谢紊乱，如糖尿病、高三酰甘油血症和肝脂肪变性等。

本例CGL1患者脂肪萎缩以四肢为主，面颈部脂肪保留，与典型CGL1患者脂肪组织消失的模式不尽相同，同时与部分脂肪萎缩综合征临床表型有共同点，从而导致明确诊断的时间延迟。以“脂肪营养不良”“lipodystrophy”“AGPAT2”“CGL1”为关键词在万方、中国知网、PubMed数据库查阅复合杂合突变的病例报道，共搜索到8篇文献，中文1篇、外文7篇，共16例，其中中国目前报道了2例复合杂合突变，本文为第3例。本例与国内报道的另外2例的表型异同点：①相同为均有高三酰甘油血症、四肢肌肉发达；②差异为2019年报道的患儿以生长发育迟缓起病，暂未发生糖尿病，未用胰岛素治疗；2020年报道的患儿以多饮、多尿伴体重下降起病，糖尿病经胰岛素治疗，此2例脂肪萎缩为全身性，同有肌肉肥大、假性指端肥大症、黑棘皮样改变等体征，而本例患者以糖尿病酮症起病，胰岛素治疗，后续胰岛素用量加大而血糖控制不佳，该患者脂肪萎缩以四肢为主，面部及躯干脂肪仍可见，说明不同变异类型对皮下脂肪分布的影响仍然未知。

本例患者最后经基因检测确诊CGL1，父母均发现突变。患者是先天性AGPAT2基因的复合杂合突变，c.356_362del（p.Ala119fs）突变来源于父亲，为cDNA的第356至362位碱基缺失，终止密码子提前产生，导致蛋白质截短，或可能导致无义变异介导的mRNA降解，目前无文献报道；来源于母亲的c.683T>C（p.L228P）突变是错义突变，为cDNA的第683位碱基T替换为C，导致第228位密码子由编码亮氨酸变为编码脯氨酸，已有文献报道该突变。本例与既往报道的病例表型存在异同点：①相同：均有肌肉肥大、高胰岛素血症、糖尿病、高脂血症的临床表现；②差异：本例与既往报道中的其中1例均出现糖尿病，大剂量胰岛素治疗效果控制不佳，并发症严重。而既往报道的另1例则发病年龄晚，且糖尿病发生后，仅经口服药物治疗后，未出现并发症，说明该基因突变的临床特征存在异质性，对该疾病的诊断需要对临床资料及基因资料进行整合分析。

AGPAT2由278个氨基酸组成，含2个高度保守的结构域NHXXXXD和EGTR，属酰基转移酶家族成员，存在于内质网上，在脂肪组织中高表达。AGPAT2突变导致脂肪细胞三酰甘油合成和储存障碍，进而导致脂肪萎缩。此外，AGPAT2突变可影响与脂肪分化高度相关的过氧化物酶体增殖物激活受体（PPAR）γ通路的信号转导，由此导致脂肪分化成熟障碍，引起皮下脂肪萎缩；同时影响磷酸肌醇3激酶（PI3K）/蛋白激酶B（Akt）通路，导致葡萄糖氧化障碍，引起严重的胰岛素抵抗。

目前，针对CGL1无特效治疗，仅对症治疗糖尿病、高脂血症等代谢异常。改善胰岛素敏感性的首要策略是调整生活方式，包括适当饮食控制和按需锻炼。除此之外，对于有脂肪营养不良伴糖尿病的患者，可应用二甲双胍和噻唑烷二酮类药物减轻高血糖和高脂血症。然而，很多患者无法仅仅依赖口服药物实现良好的血糖控制，仍需要剂量很高的胰岛素治疗，常需使用浓缩型胰岛素。除此之外，患者需要控制高三酰甘油血症以降低胰腺炎风险，可单用贝特类药物或与他汀类药物联用改善。有研究显示瘦素的替代治疗可以改善外周葡萄糖利用，并降低肝脏葡萄糖输出和肝脂肪变性，长期使用也可改善胰岛素抵抗。2014年，美国食品药品监督管理局（FDA）批准美曲普汀（人瘦素类似物）用于治疗先天性或获得性全身性脂肪营养不良患者。整形美容手术包括面部重建术（植入填充物“替代”脂肪组织）及抽脂和脂肪切除术（去除多余脂肪），可改善局部外观，提高患者生活质量，但是这些治疗方法效果各异且适应证目前尚未明确。

综上所述，CGL1是以全身代谢性脂肪缺失伴代谢紊乱为特征的AGPAT2基因突变导致的常染色体隐性遗传病。由于其机械性脂肪组织并未受累，临床医师若局限于患者局部表现，极易导致CGL1被误诊为部分性脂肪萎缩或漏诊。详细的体格检查和实验室检查有助于临床医师发现脂肪分布差异和代谢紊乱情况，从而进一步考虑特殊类型糖尿病。基因检测是此类疾病诊断的金标准，对此疾病实现早期诊断，采取合理营养、控制血糖及血脂、积极防治并发症等措施，有助于改善预后。

四、病例点评

本例AGPAT2复合杂合突变的CGL1患者，因其脂肪分布特征与典型的CGL1表现不尽相同，因此容易导致判断偏差，强调在对患者的临床表现进行评估时，不应仅通过对脂肪分布特征进行判断，必要时还需通过脂肪活检、基因检测等检测手段来辅助诊断，避免出现漏诊和误诊。

对于本病的诊断若只关注局部某一特点，而不对患者情况进行整合分析及对疾病追根溯源，则容易误诊为2型糖尿病、代谢综合征、严重胰岛素抵抗综合征、部分性脂肪萎缩等。对于糖尿病合并其他异常特征的情况，如脂肪分布异常、血脂代谢紊乱、高胰岛素血症等，临床上应充分考虑特殊类型糖尿病，基因检测可发挥鉴别、诊断及分型的重要作用，通过发现异常基因突变位点确定疾病类型，指导临床治疗。本文报道的患者，尽管改善胰岛素敏感性等对症治疗是可行的，但是若不经基因检测明确诊断，将无法对患者进行全面正确的判断和评估。患者通过基因检测发现AGPAT2基因的复合杂合突变：c.356_362del（p.Ala119fs）；c.683T>C（p.L228P），父母各发现一个突变。此发现对患者的预后评估有极大帮助，也有助于尽早评估该家系中其他成员的患病状况。

（病例提供者：顾卫琼　张　娟　上海交通大学医院附属瑞金医院）
（点评专家：张翼飞　上海交通大学医院附属瑞金医院）

参考文献

[1]Richards S，Aziz N，Bale S，et al.Standards and guidelines for the interpretation of sequence variants：a joint consensus recommendation of the American College of Medical Genetics and Genomics and the Association for Molecular Pathology[J].Genet Med，2015，17（5）：405-424.DOI：10.1038/gim.2015.30.

[2]Agarwal AK，Arioglu E，De Almeida S，et al.AGPAT2 is mutated in congenital generalized lipodystrophy linked to chromosome 9q34[J].Nat Genet，2002，31（1）：21-23.DOI：10.1038/ng880.

[3]Ramanathan N，Ahmed M，Raffan E，et al.Identification and characterisation of a novel pathogenic mutation in the human lipodystrophy gene AGPAT2：C48R：a novel mutation in AGPAT2[J].JIMD Rep，2013，9：73-80.DOI：10.1007/8904_2012_181.

[4]Simha V，Garg A.Phenotypic heterogeneity in body fat distribution in patients with congenital generalized lipodystrophy caused by mutations in the AGPAT2 or seipin genes[J].J Clin Endocrinol Metab，2003，88（11）：5433-5437.DOI：10.1210/jc.2003-030835.

[5]Pardini VC，Vict ó ria IM，Rocha SM，et al.Leptin levels，beta-cell function，and insulin sensitivity in families with congenital and acquired generalized lipoatropic diabetes[J].J Clin Endocrinol Metab，1998，83（2）：503-508.DOI：10.1210/jcem.83.2.4567.

[6]孟源源，吴蔚，黄轲，等.AGPAT2基因变异致先天性全身脂肪营养不良症1例报告并文献复习[J].临床儿科杂志，2020，38（8）：599-602.DOI：10.3969/j.issn.1000-3606.2020.08.010.

[7]Liu Y，Li D，Ding Y，et al.Further delineation of AGPAT2 and BSCL2 related congenital generalized lipodystrophy in young infants[J].Eur J Med Genet，2019，62（9）：103542.DOI：10.1016/j.ejmg.2018.09.009.

[8]Chou K，Perry CM.Metreleptin：first global approval[J].Drugs，2013，73（9）：989-997.DOI：10.1007/s40265-013-0074-7.

彩色插图

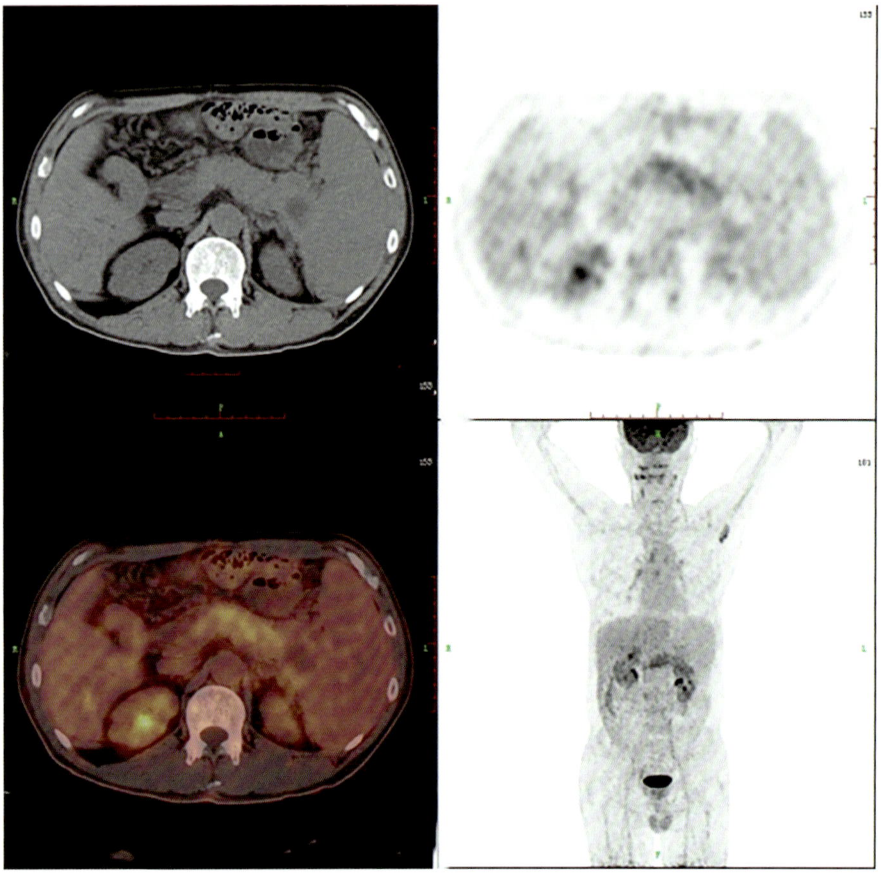

病例7图3　病例PET-CT胰腺影像

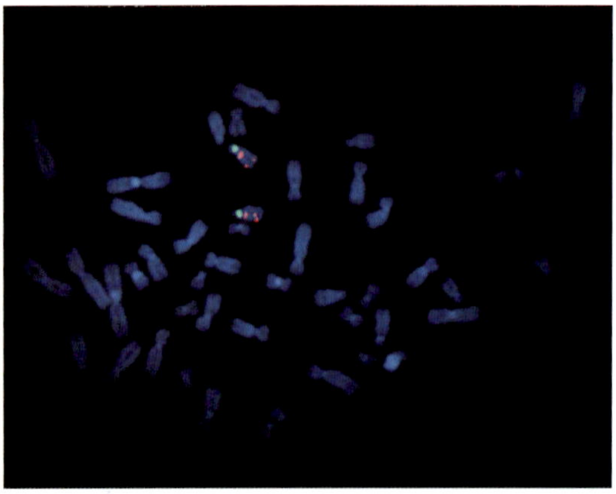

病例13图3　荧光原位杂交（FISH）

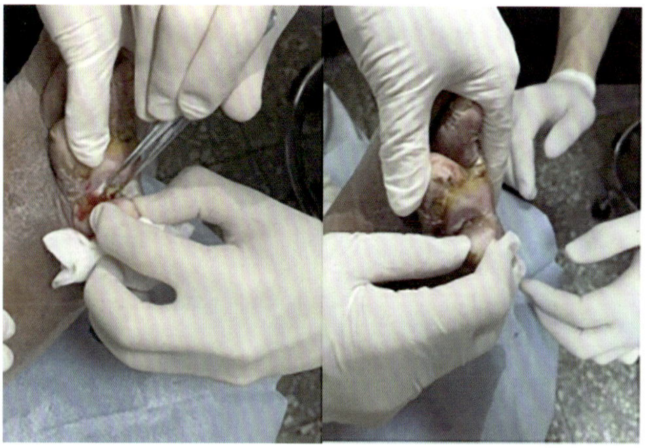

病例15图4　右足部伤口换药，取出死骨

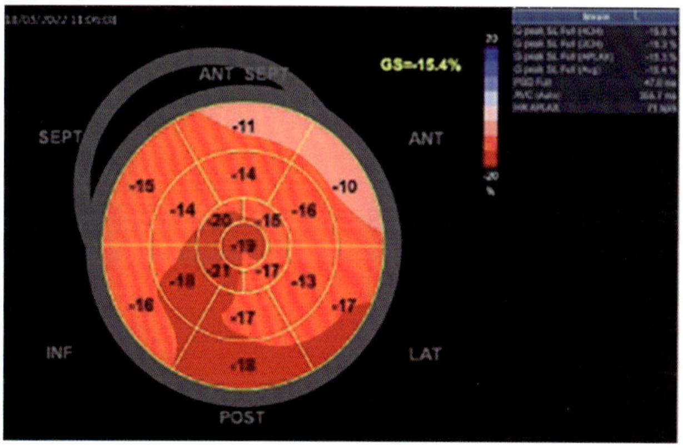

病例16图1　斑点追踪超声心动图图像

注：超声显示：二尖瓣、三尖瓣轻度反流。左室整体纵向应变值减低，节段纵向应变值减低（仅供参考，请结合临床）。

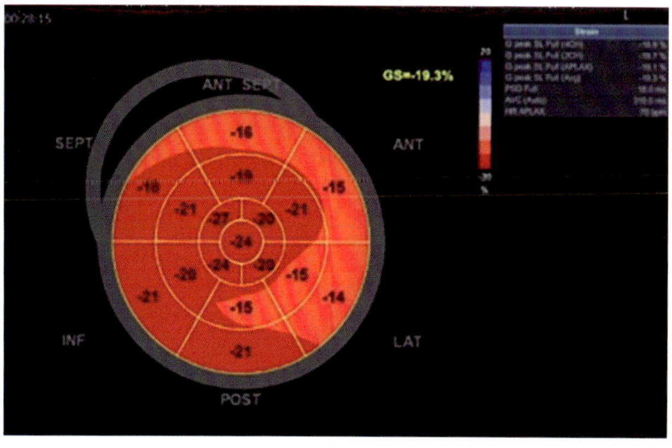

病例16图2　随访时斑点追踪超声心动图图像

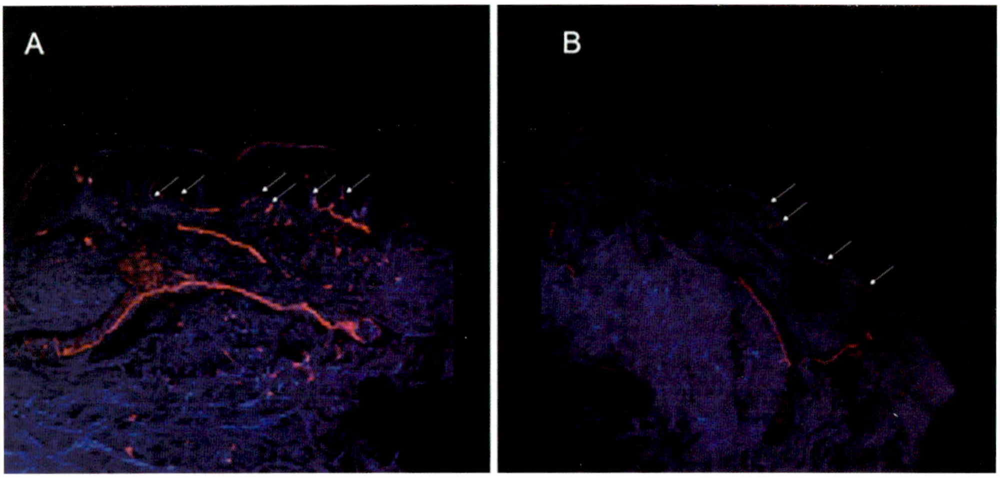

病例18图1　表皮神经免疫荧光染色

注：A.左侧大腿；B.左侧小腿（红色为PGP9.5标记的神经纤维）。

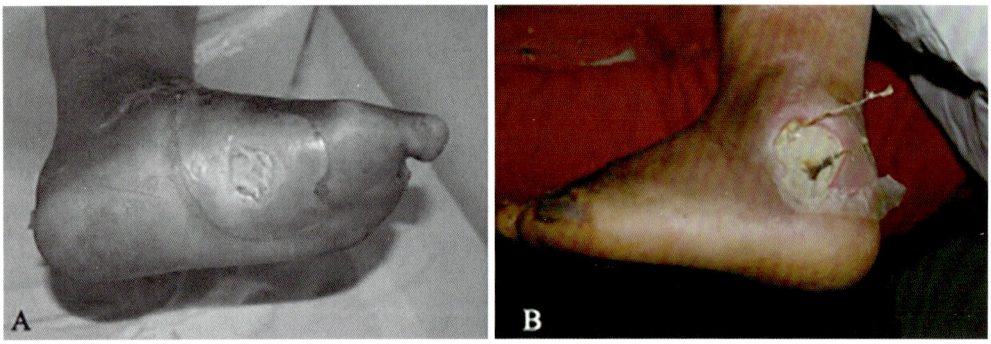

病例19图1　入院时足部创面

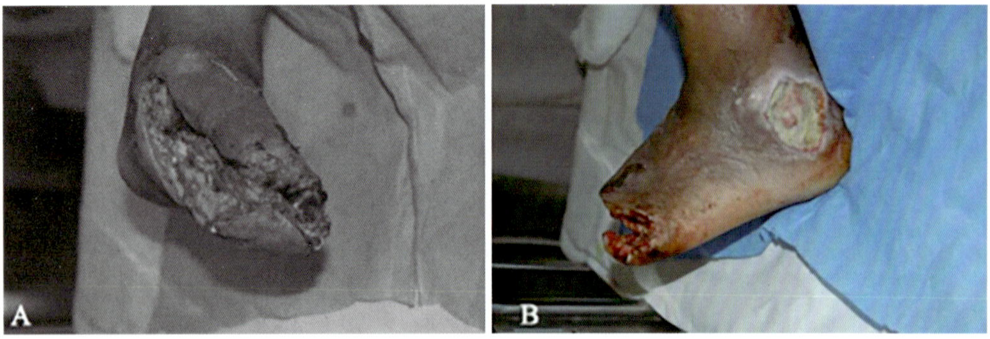

病例19图2　手术后4天足部创面

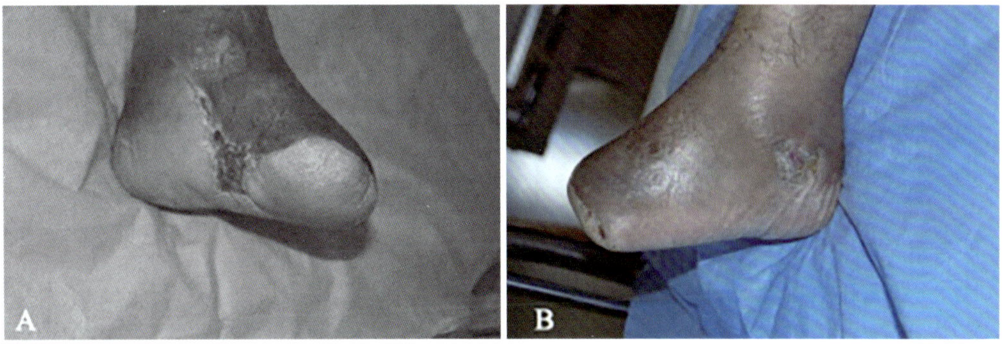

病例19图3　入院后4个月足部创面

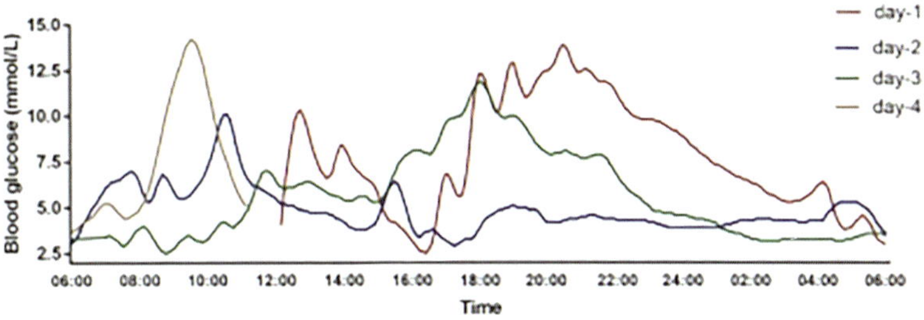

病例23图3A　动态血糖监测结果（入院时）

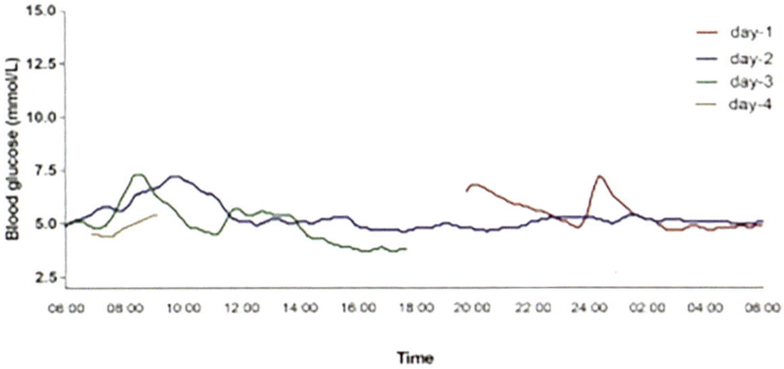

病例23图3B　动态血糖监测结果（调整治疗后）

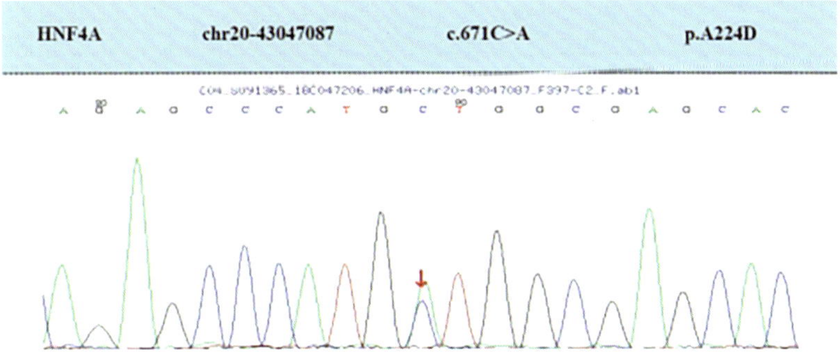

病例23图4A　患者HNF4A 基因第6外显子c.671C＞A杂合突变

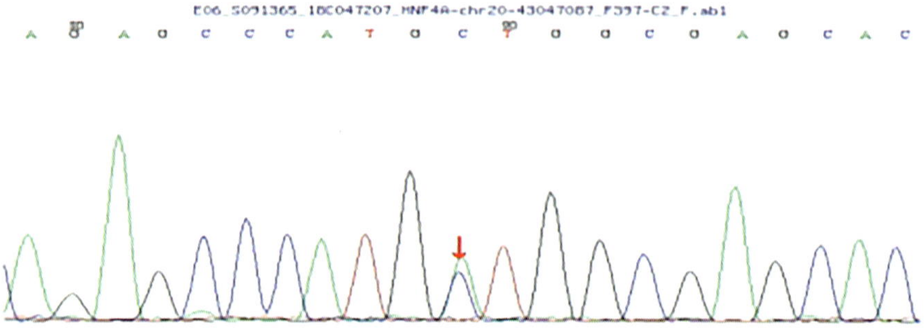

病例23图4B　患者母亲HNF4A 基因第6外显子c.671C>A杂合突变

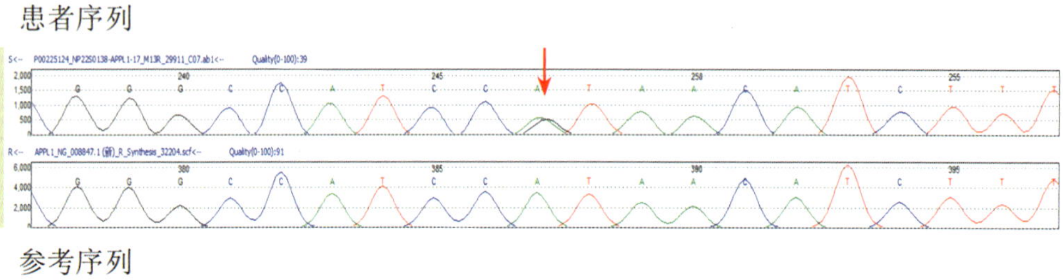

病例24图2　基因测序峰图

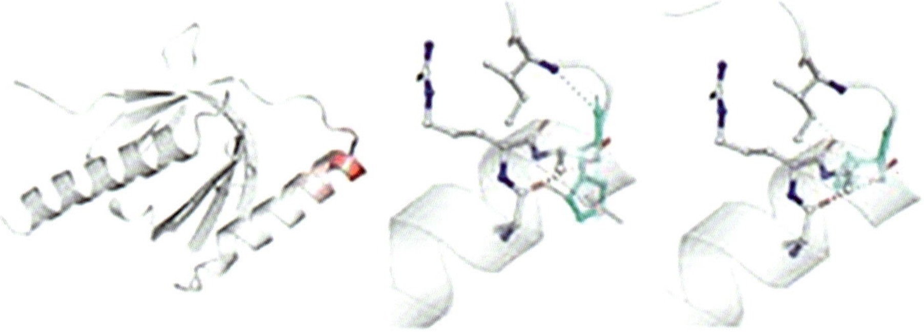

病例24图3　APPL1基因突变蛋白结构域变化

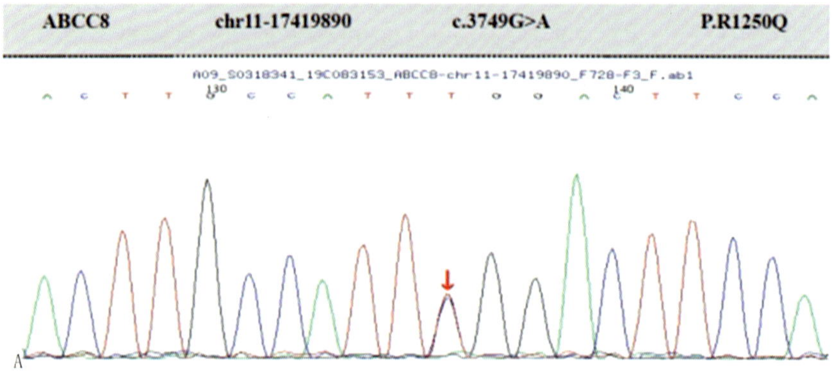

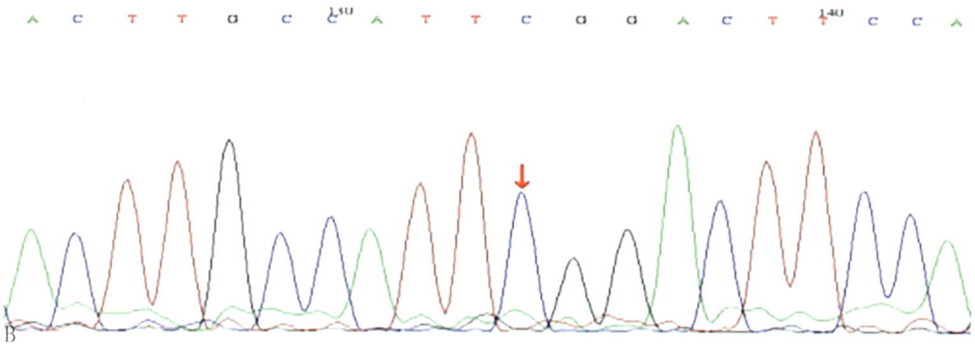

病例25图1　先证者及其儿子ABCC8基因一代测序峰图

注：A.先证者测序峰图显示c.3749G>A突变（箭头）；B.先证者儿子测序峰图未见突变。

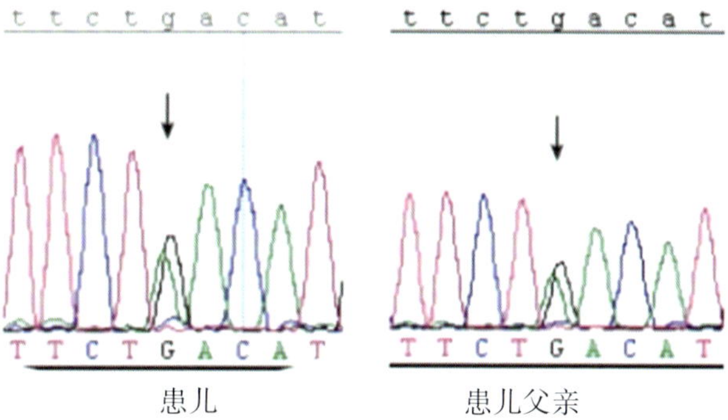

病例26图1　A型胰岛素抵抗综合征患者INSR基因测序

注：箭头所指为INSR基因杂合突变c.3652G>A。

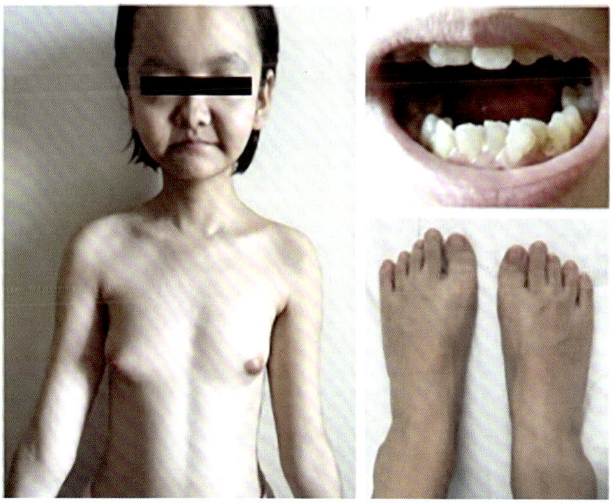

病例27图1　SHORT综合征患者临床特征

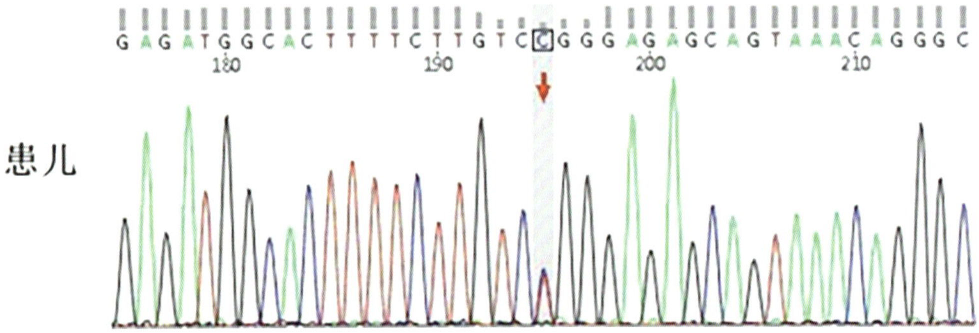

病例27图2　SHORT综合征患者PIK3R1基因测序，箭头所指为PIK3R1基因杂合突变c.1945C>T

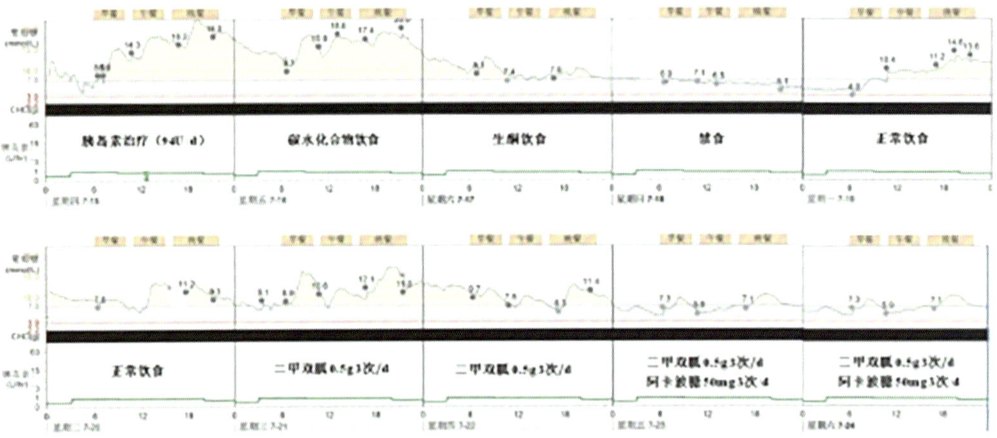

病例27图3　SHORT综合征患者血糖谱

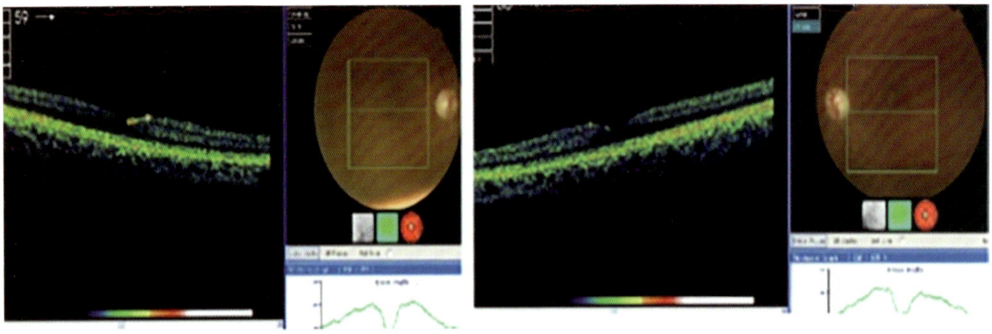

病例28图2　眼底检查

注：黄斑区未见明显异常，双眼视乳头杯盘比约0.6，视盘显苍白，缘清晰视神经纤维层变薄，考虑视神经萎缩。

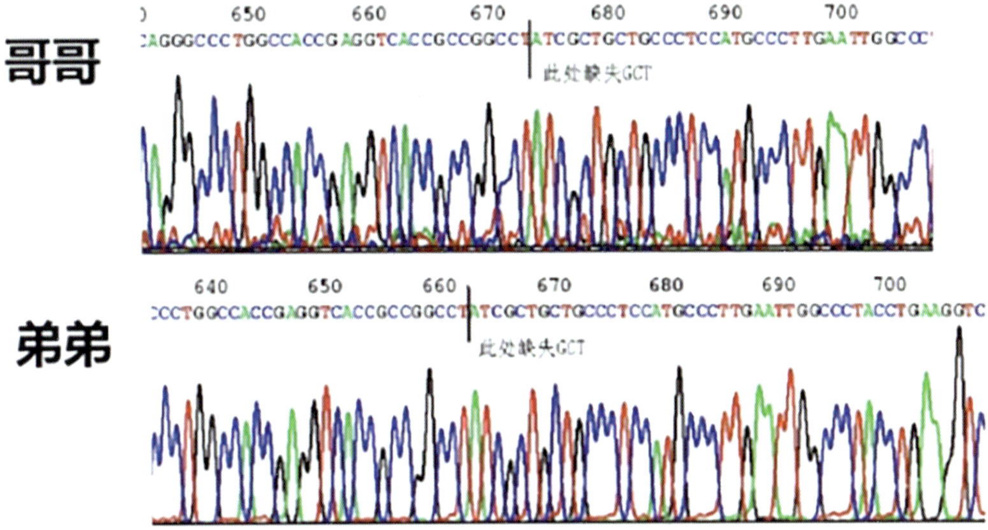

病例28图3 Wolframin基因突变检测

注：8号外显子（1401-1403）GCT碱基缺失，导致缺失突变。

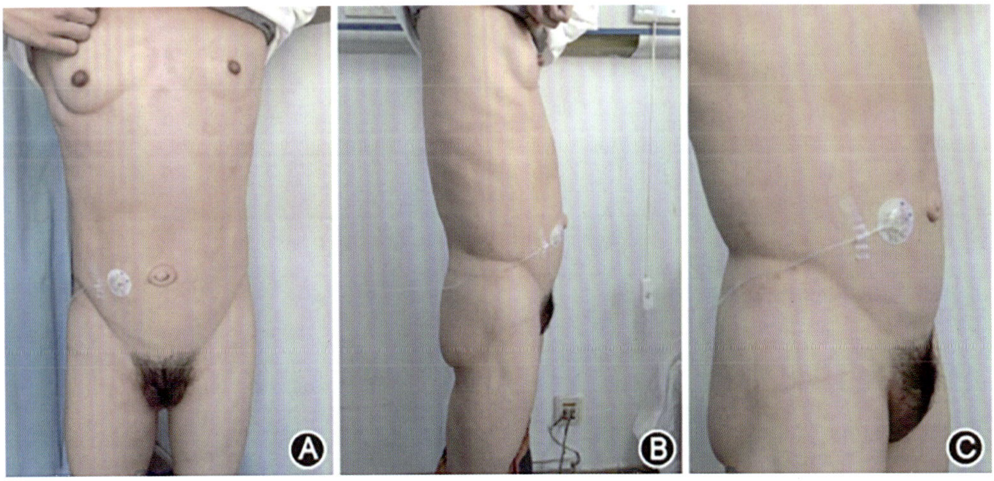

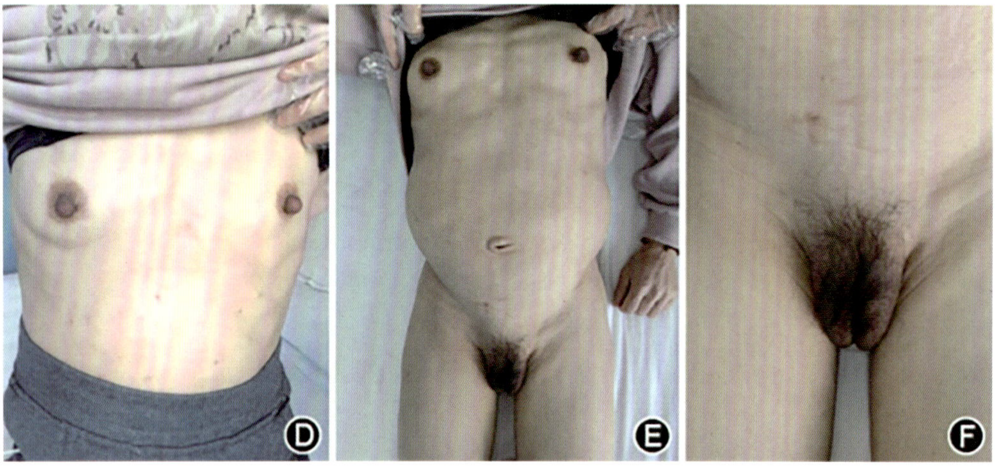

病例29图1　本例家族性局部性脂肪营养不良综合征患者及其母亲的临床体格特征

Fig.1 Clinical physical features of the proband of this familial localized lipodystrophy syndrome and his mother.

注：A. 患者全身脂肪萎缩，以胸腹部为著（正位）；B. 患者全身脂肪萎缩，臀部、腿部肌肉发达，皮下组织少，肌肉显露（侧位）；C. 患者外阴发育异常，阴唇肥大；D. 患者母亲胸部脂肪萎缩，左乳明显，两乳头间距增宽，约 23 cm；E. 患者母亲乳房、外阴发育异常，阴唇肥大，腿部肌肉发达，皮下组织少；F. 患者母亲外阴发育异常，阴唇肥大，阴蒂不突出。

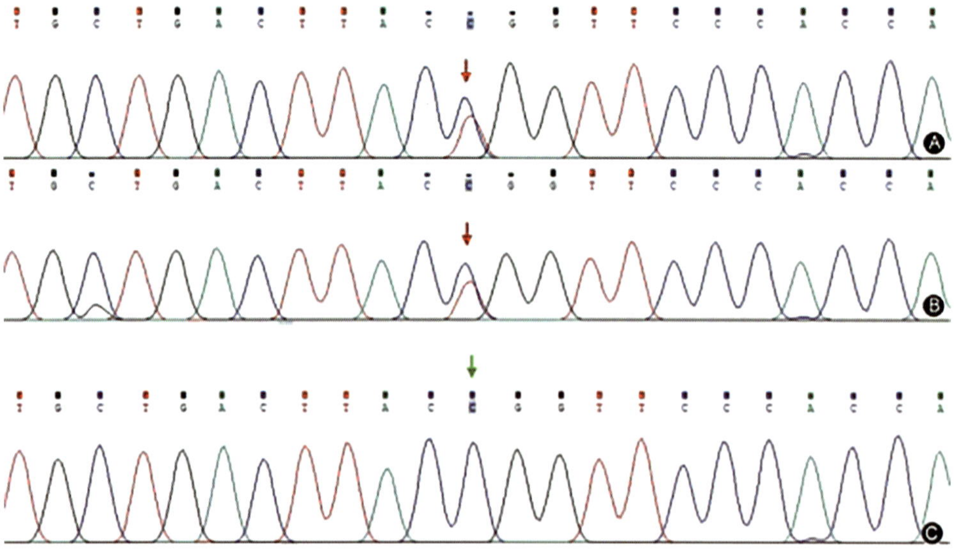

病例29图3　本例患者及父母Sanger测序峰图

Fig.3 Peak map of Sanger sequencing in the proband and parents

注：红色箭所示为患者（3A）及其母亲（3B）LMNA 基因 c.1444C ＞ T（p.R482W）突变，绿色箭头示患者父亲（3C）LMNA 基因无突变。

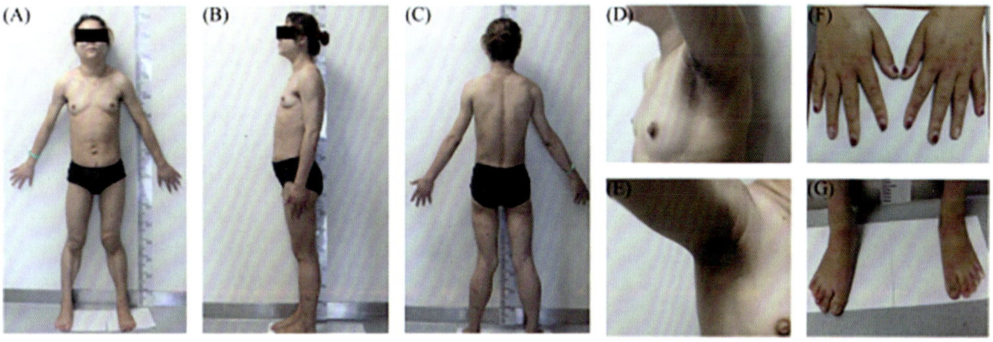

病例30图1　患者体征特点

注：A.全身正面；B.全身侧面；C.全身后面；D.左侧腋窝；E.右侧腋窝；F.双手；G.双足。

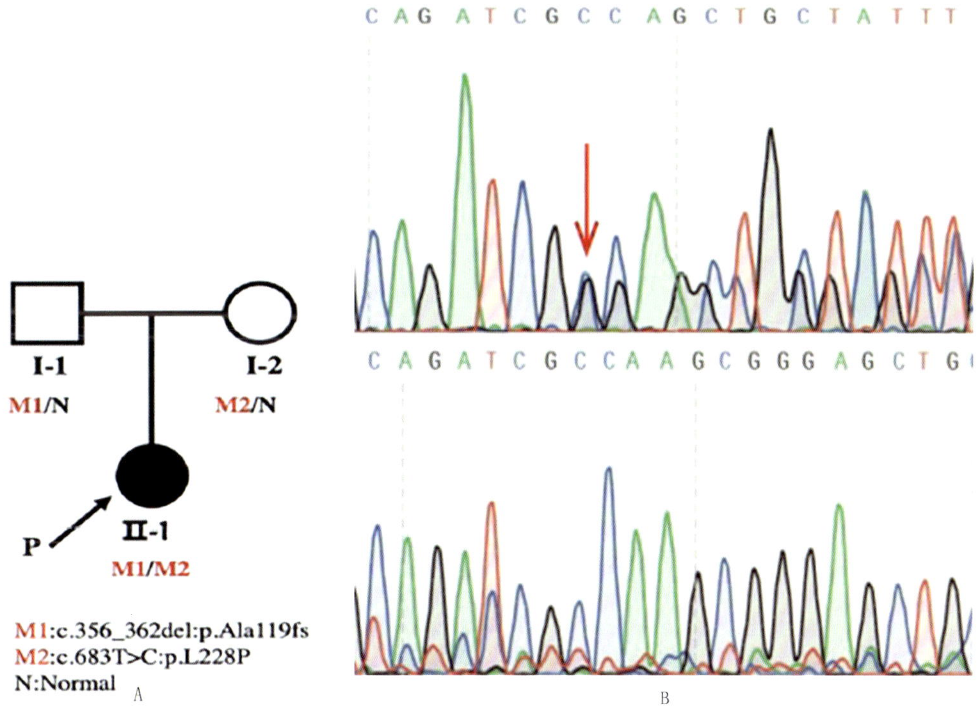

A　　B

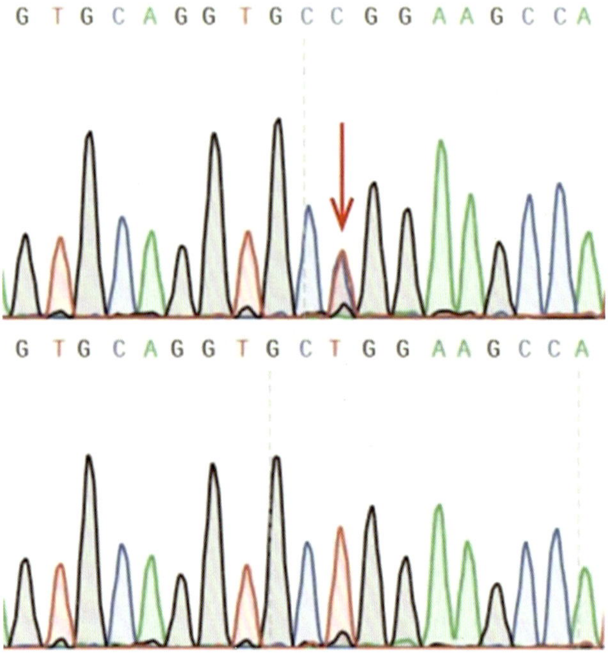

C

病例30图3　患者家系图和基因测序结果

注：A. 家系图，黑色箭头所指为患者，其父母均正常；B. 患者 AGPAT2 基因测序结果（M1 突变），红色箭头指示 cDNA 的第 356 至 362 位碱基缺失；C. 患者 AGPAT2 基因测序结果（M2 突变），红色箭头指示 c.683 位点的胸腺嘧啶（T）被胞嘧啶（C）取代。